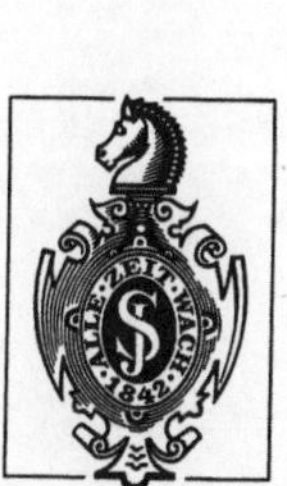

Manfred Hülse

Die zervikalen Gleichgewichtsstörungen

Mit 57 Abbildungen

Springer-Verlag
Berlin Heidelberg New York Tokyo 1983

Professor Dr. Manfred Hülse

Hals-, Nasen- und Ohrenklinik
Fakultät für klinische Medizin Mannheim
der Universität Heidelberg
Theodor-Kutzer-Ufer 1, 6800 Mannheim

ISBN-13: 978-3-540-12660-7   e-ISBN-13: 978-3-642-69285-7
DOI: 10.107/978-3-642-69285-7

CIP-Kurztitelaufnahme der Deutschen Bibliothek
Hülse, Manfred: Die zervikalen Gleichgewichtsstörungen / Manfred Hülse
Berlin ; Heidelberg ; New York ; Tokyo : Springer 1983

Satz u. Bindearbeiten: G. Appl, Wemding, Druck: aprinta, Wemding
2119/3140-543210

Meiner Frau gewidmet

Vorwort

Seit der ersten, grundlegenden, monographischen Bearbeitung der „zervikalen Syndrome in der Hals-, Nasen- und Ohren-Heilkunde" durch H. Decher (1969a) sind nunmehr 14 Jahre vergangen. Zahlreiche, zwischenzeitlich erschienene Publikationen konnten unsere Kenntnisse zu diesem Themenkreis erweitern. Neue Impulse im Verständnis der Zervikalsyndrome, die früher nicht berücksichtigt waren, wurden von der Manualmedizin beigetragen, so daß in diesem Buch eine erste Synopsis der heutigen Vorstellungen vom Zervikalsyndrom unter Berücksichtigung der Manualmedizin versucht werden soll.

Die Manualmedizin findet in den letzten Jahren ein zunehmendes Interesse in der allgemeinen Medizin. Die teilweise verblüffenden Erfolge der Manualmediziner zwingen die „Schulmedizin" zu einer Auseinandersetzung mit dieser Materie, denn nur so kann ein bleibender Gewinn für die Medizin im Ganzen erwartet werden.

Manualmedizinischen Erfolgen fehlten früher objektivierbare Kriterien; nun bietet die objektivierbare Gleichgewichtsstörung bei zervikaler Funktionsstörung die Möglichkeit, manualmedizinische Erfolge zu bestätigen oder zu widerlegen. Sie eröffnet zudem neue Einblicke in neurophysiologische und neuropathologische Zusammenhänge, die bisher nur vermutet wurden.

Da den Manualtherapeuten im allgemeinen das Rüstzeug zur Beurteilung einer Gleichgewichtsstörung fehlt, andererseits der Otoneurologe keine näheren und ausreichenden Kenntnisse und Erfahrungen im Umgang mit der Manualmedizin besitzt, soll hier der Versuch unternommen werden, die bisherigen Standpunkte abzuwägen, neu erarbeitete Fakten aufzuzeigen und den Weg für eine Synopsis vorzubereiten. Ich hoffe, daß diese Arbeit eine Hilfe für die Differentialdiagnose der Zervikalsyndrome aufzeichnet und auch einen Anhalt für die Indikation oder Kontraindikation zu manualmedizinischen „Ein-Griffen" bieten kann.

Für die manualmedizinischen Untersuchungsbefunde möchte ich Herrn Dr. H. D. Wolff (Trier) und Herrn Dr. D. Geiger (Vaihingen) danken. Desgleichen gebührt mein Dank Herrn Dr. Altenburg, Statistisches Institut der Medizinischen Fakultät Mannheim. Die jahrelange Arbeit wurde durch meinen Chef, Herrn Prof. Dr. U. Legler, Mannheim, verständnisvoll gefördert.

Mannheim, im Juli 1983   Manfred Hülse

Inhaltsverzeichnis

Abkürzungsliste

BI   basiläre Impression
BPLS   benigner paroxysmaler Lagerungsschwindel
BRN   Blickrichtungsnystagmus
COR   zervikookulärer Reflex
EPSP   erregende postsynaptische Potentiale
fKgS   funktionelle Kopfgelenksstörung
HW   Halswirbel
OKN   optokinetischer Nystagmus
PBlF   Pendelblickfolgebewegung
VBI   vertebrobasiläre Insuffizienz

1 Einleitung

Das Gefühl des Schwindels imponiert, ähnlich dem Kopfschmerz, als einer der allgemeinsten Defizienzsymptome des Gehirns, und es gehört zu den häufigsten Beschwerden des Menschen. Bei einer Befragung in Baden-Württemberg von mehr als 30000 Menschen aus der Durchschnittsbevölkerung gaben 20% der Männer und 40% der Frauen Neigung zu Schwindel an (Aschoff 1978). Schwindel kann aber auch schon eine „unlustbetonte Störung der körperlichen Situation" bezeichnen.

Im engeren Sinne ist der Schwindel das spezielle Symptom des Verlustes der Raumorientierung, also ein Signal des Gleichgewichtssystems. Das Gleichgewichtssystem muß die Konstanz des Raumbildes des sich bewegenden Individuums erhalten und es gleichzeitig über seine eigene Haltung und Stellung informieren. Die Voraussetzungen für die Aufrechterhaltung des Körpergleichgewichts sind zuverlässige und geordnete Informationen vom Labyrinth, dem optischen Organ und vom propriorezeptiven System. Falls nun von einer dieser drei Stellen pathologische Informationen abgegeben werden, bzw. plötzlich der Informationsstrom stark zu- oder abnimmt, entsteht in den Abschnitten des Zentralnervensystems, die die Informationen sammeln, eine Irritation, die adäquate Empfindungen und Reflexe verhindert und psychische Störungen auslöst. Derartige Störungen werden als Schwindel empfunden.

Die körperliche und psychische Verfassung bestimmen wesentlich das subjektive Symptom „Schwindel". Der subjektive Schwindel kann auch mit der modernsten Labortechnik nicht objektiviert werden. Patienten, die an einem „Zervikalsyndrom" leiden, geben sehr häufig „Schwindelbeschwerden" an.

In den letzten 3–4 Jahrzehnten ist das medizinische Interesse an zervikal-vertebragenen Symptomen und Syndromen sprunghaft angestiegen. Dies zeigt sich auch an einer Vielzahl neurologischer, neurochirurgischer, unfallchirurgischer, röntgenologischer, orthopädischer, internistischer, otologischer, in geringerem Maße auch ophthalmologischer und nicht zuletzt manualmedizinischer Veröffentlichungen. In seiner Monographie, die heute noch als Standardwerk bezeichnet werden kann, hat Decher (1969a) die damals verfügbare Literatur zusammengefaßt (ca. 900 Publikationen). Von 1969 bis heute konnten annähernd 1500 weitere Arbeiten gesammelt werden. Durch die bessere Kenntnis des Zervikalsyndroms wird dieses sicherlich öfter als in früheren Jahren diagnostiziert. Kasperek (1969) glaubt aber auch, daß die Zervikalsyndrome nicht nur relativ, sondern absolut zugenommen hätten. Sie würden alle Merkmale einer „Zivilisationskrankheit" besitzen. Noch weiter geht Kornhuber (1976), als er in einer Diskussionsbemerkung feststellt, „daß bei älteren Leuten das Zervikalsyndrom physiologisch ist".

So ist es letztlich nicht verwunderlich, daß das „Zervikalsyndrom" heute in der Allgemeinpraxis nach den Diagnosen „grippaler Infekt" und „Schlaflosigkeit" die dritthäufigst gestellte Diagnose ist (DDA 1978, Nr. 2, S. 16).

Der Begriff „Zervikalsyndrom" besitzt oft eine derartige Faszination und Wertigkeit, „ja manchmal Überwertigkeit" (Bronisch 1974), daß die Möglichkeit vergessen oder verdrängt wird, daß das sog. Zervikalsyndrom eben keine letzte Krankheitseinheit, kein Morbus sui generis, darstellt. Zum anderen besteht bei einer so oft gestellten Diagnose die Gefahr, daß das Zervikalsyndrom zum Sammelplatz unklarer Diagnosen wird (Decher 1969 a; Kunert 1975).

Nach rein klinischen Gesichtspunkten schlug Decher (1969 a) eine Unterteilung des Zervikalsyndroms in Etagen vor:

1. Enzephalozervikales Syndrom
2. Zervikobrachiales Syndrom
3. Pharyngoösophageales Zervikalsyndrom

Gleichzeitig wird aber betont, daß diese einzelnen Syndrome nicht Veränderungen der oberen, mittleren oder unteren HWS zugeordnet werden dürfen (s. a. Kasperek 1969).

Letztlich bedeutet diese vorgeschlagene Nomenklatur eine Zusammenfassung von verschiedenen Symptomen zu neuen, präziser definierten Syndromen, ohne daß eine pathogenetische Zuordnung möglich wäre. Es handelt sich auch hier allenfalls um eine rein topographische Feststellung. Den Otologen interessiert v. a. das enzephalozervikale Syndrom, auf das im weiteren nur noch eingegangen werden soll. In der Literatur werden folgende pathogenetische Mechanismen diskutiert:

1. Vaskuläre „Theorie"
   [In dieser Gruppe muß auch die Diskussionsbemerkung von Kornhuber (1976) eingeordnet werden, daß die vestibulären und kochleären Beschwerden im höheren Lebensalter wahrscheinlich arteriosklerotisch bedingt seien.]
2. Neurale „Theorie"
   a) neurovaskulär
   b) direkte Einwirkung des sympathischen Nervensystems auf die Sinneszellen des Hör- und Gleichgewichtsorganes und deren Kerngebiete
3. „Theorie" der Funktionseinheit von A. und N. vertebralis
4. „Theorie" der Störung des Propriorezeptorensystems

Es wurde hier bewußt von „Theorien" gesprochen, da für jeden einzelnen Punkt eine schlüssige tierexperimentelle Untermauerung immer noch aussteht.

Die Schwierigkeit, eine solche Theorie zu beweisen, hat im wesentlichen 2 Gründe: 1. In vielen Fällen sind im Bereich der HWS mehrere Strukturen zur gleichen Zeit gestört, so daß eine Einzelursache nicht bestimmt werden kann. Die zweite Ursache wird meist nicht beachtet: Das häufigste Symptom des enzephalozervikalen Syndroms ist neben dem Kopfschmerz der Schwindel. Der „Schwindel" ist ein überaus vager Begriff, der sich weder sprachlich, noch viel weniger untersuchungsmäßig fassen läßt. (Die oft gebrauchte Gleichung Nystagmus = Schwindel und umgekehrt ist nicht zulässig.)

So ähneln die häufig heftigen Diskussionen über die einzelnen pathogenetischen Möglichkeiten des enzephalozervikalen Syndroms eher Glaubensbekenntnissen (Biemond u. De Jong 1969).

Auch bei der Durchsicht der gesammelten Literatur wird dies deutlich; in jeder Arbeit wird nur eine Theorie favorisiert. Der Versuch einer Unterscheidung und Gegenüberstellung wird nicht unternommen. Dies wäre nur von akademischem Interesse, wenn die einzelnen Theorien nicht grundsätzlich verschiedene Behandlungsmethoden zur Folge hätten.

Wir müssen heute annehmen, daß dem „Zervikalsyndrom" alle oben erwähnten pathogenetischen Mechanismen zugrunde liegen können; wegen der therapeutischen Konsequenzen sollten wir jedoch nicht mehr von *dem* Zervikalsyndrom sprechen, sondern unterscheiden zwischen

1. einem vaskulären Syndrom, der vertebrobasilären Insuffizienz entsprechend,
2. einem neuralen Syndrom und
3. einem Störsyndrom des Rezeptorensystems im HWS-Bereich.

Diese Unterscheidung kann für den Patienten von großer Bedeutung sein, da die Manualbehandlung einerseits bei den Störsyndromen des Rezeptorensystems die Therapie der Wahl darstellt, andererseits aber bei den vaskulären Syndromen Zwischenfälle, z. T. sogar Todesfälle, bei falsch indizierter und mangelhaft durchgeführter Manualtherapie bekannt sind.

Bei allen enzephalozervikalen Syndromen spielt das Symptom „Schwindel" eine wichtige Rolle (Sturm u. Böck 1972). Dionne (1974) und viele andere betonen, daß der vertebragene Schwindel „ohne Zweifel" die häufigste Ursache subjektiver und objektiver Schwindelerscheinungen ist.

In diesem Buch soll nun erstmals, soweit mir bekannt, versucht werden, die charakteristischen Merkmale des Schwindelsymptoms bei einem Störsyndrom des Rezeptorensystems der HWS herauszuarbeiten. Zugrunde gelegt wurde ein Patientengut von Wolff, der als besonderer Kenner der Manualmedizin gilt, sowie von Geiger (Facharzt für Orthopädie), der sich ebenfalls besonders in der Manualmedizin engagiert hat.

Das Störsyndrom des Rezeptorensystems konnte jedoch nur im Vergleich zu einem Patientengut herausgearbeitet werden, bei dem von der Mannheimer Universitätsnervenklinik (Direktor: Prof. Dr. Hallen) die Diagnose einer „vertebrobasilären Insuffizienz" gestellt wurde. Auch dieser Klinik möchte ich für die gute Zusammenarbeit danken.

Daß der Schwindel in diesem Buch als Leitsymptom gewertet wird, ist dadurch zu erklären, daß dieses Symptom der otologische Anknüpfungspunkt zum Zervikalsyndrom ist. Nur dieses Symptom kann neben den kochleären Störungen otologischerseits beurteilt werden. Andererseits wurden in der HNO nur Patienten mit „Zervikalsyndrom" vorgestellt, wenn Schwindelbeschwerden vorlagen.

Zunächst werden die verschiedenen bekannten pathogenetischen Vorstellungen (vaskulär – neural) kurz skizziert, bevor auf die Störungen des Rezeptorenfeldes im Kopfgelenksbereich ausführlich eingegangen wird.

1.1 Vaskuläre Theorie

Nylén (1926) führte einen transitorischen Lagenystagmus, der in Rückenlage und bei seitlich nach hinten gebeugtem Kopf auftrat, auf eine lagerungsbedingte Drosselung der A. vertebralis zurück. De Kleijn u. Nieuwenhuyse (1927) fanden bei Durchströmungsversuchen an Leichen eine deutliche Strömungsbehinderung der kontralateralen A. vertebralis bei extremer Kopfdrehung mit Rückwärtsneigung. Einen weiteren bedeutsamen Beitrag zur vaskulären Theorie lieferten Krogdahl u. Torgersen (1940), die eine Vertebraliskompression auf unkovertebrale Deformierungen zurückführten.

Die vaskuläre Theorie wurde in den folgenden Jahren weiter ausgebaut und von vielen Autoren vertreten, von denen hier einige genannt sein sollen, wobei nur Veröffentlichungen berücksichtigt wurden, die nach der Arbeit von Decher (1969) erschienen sind: Aschoff (1978), Barolin (1976), Beickert (1974), Benini u. Pinkepank (1973), Bronisch (1974), Brunon u. Goutelle (1974), Dufour u. Galvane (1970), Dutton (1969), Fabijanić et al. (1978), Fasano et al. (1971), Fisher (1970), Fredrickson et al. (1969a), Gerencsér et al. (1977), Gerstenbrand et al. (1974), Guillén (1969), Gutmann (1971), Gyeney (1977), Hirschmann (1972), Huberty (1974), Jung et al. (1972b, 1975), Klausberger u. Samec (1975), Kornhuber (1969, 1974, 1976), Legent et al. (1973), Marco u. Morote (1973), Minnigerode (1971a, 1972), Perrin (1973), Pfaltz u. Richter (1958), Pfaltz (1969), Poeck (1970), Preibisch-Effenberger (1970), Schätzle (1968), Sécrétan (1971a, b), Serre et al. (1970), Stierlen u. Stierlen-Schwartz (1972), Sturm u. Böck (1972), Thiébaut et al. (1969a, c).

Der weiteren Erörterung der „vaskulären Theorie" sollen hier zwei Untersuchungen vorangestellt werden, die dieses Problem grundsätzlich beleuchten.

Nagashima et al. (1970) legten bei 25 Patienten im Alter von 19–61 Jahren in Lokalanästhesie eine A. vertebralis im Abschnitt zwischen dem Abgang aus der A. subclavia bis C6 frei und komprimierten das Gefäß zwischen 30 s und maximal 2 min lang mit dem Finger. Folgende Beobachtungen wurden berichtet:

Alle Patienten zeigten einen Nystagmus mit einer Latenz von 10–50 s; der Nystagmus war 11mal zur komprimierten Seite und 8mal zur Gegenseite gerichtet.

- 11 Patienten (44%) blieben subjektiv beschwerdefrei, d.h. ohne Schwindel.
- 3 Patienten (12%) gaben Schwindel an, davon 2 mit Brechreiz und Erbrechen.
- 8 Patienten (32%) hatten Brechreiz, in 6 Fällen trat Erbrechen auf.
- 8 Patienten (32%) hatten Augenstörungen (Verschwommensehen), 3mal wurde eine Diplopie angegeben.
- 5 Patienten (20%) gaben ein Ohnmachtsgefühl an. Tinnitus oder Schwerhörigkeit wurden nicht angegeben.

Die Autoren konnten an 25 Patienten unter experimentellen Bedingungen das vaskuläre Zervikalsyndrom oder eine vertebrobasiläre Insuffizienz (VBI) beobachten.

Einschränkend zu dieser Arbeit soll hier eine Veröffentlichung von Trevino (1970) erwähnt werden, der bei einem 65jährigen Patienten die linke A. vertebralis unterband. Trotz dieser Ligatur blieb der Patient über einen Beobachtungszeitraum von 3 Jahren beschwerdefrei.

Bei der Schilderung des Verlaufes der A. vertebralis soll der von Rosselet (1973) geschilderten topographischen Einteilung gefolgt werden, da dieser rein klinische Gesichtspunkte zugrunde liegen:

- V1: Subklaviaabgang – Foramen transversarium C6
- V2: Foramen transversarium C6–C2
- V3: Axis – Foramen magnum
- V4: Intrakranieller Verlauf

1.1.1 Vertebralisabschnitt V1

Nach dem Abgang aus der A. subclavia zieht die A. vertebralis kranialwärts im Angulus scalenovertebralis, der vom medialen Rand des M. scalenus ventralis und vom lateralen Umfang des M. longus colli gebildet wird. So gelangt die A. vertebralis zu ihrem Eintritt in das Foramen costotransversarium des 6. Halswirbels.

Die Segmente V1 und V2 zeigen viele Variationen im Durchmesser (mit der Dominanz einer Seite). In wenigen Fällen entspringt die A. vertebralis links direkt aus der Aorta (4%, Argenson et al. 1980).

Stenosen und Verschlüsse am Abgang der A. vertebralis stellen neben der Karotisgabel die zweithäufigste Lokalisation supraaortaler extrakranieller Gefäßveränderungen dar (Trede u. Laubach 1974). Die häufigste Ursache ist hierbei die Arteriosklerose. Auch Poeck (1970) weist auf die Häufigkeit der Abgangsstenose der Arterie aus der A. subclavia hin. Poeck nimmt dagegen nur „in wenigen Fällen" eine Vertebraliskompression durch unkovertebrale Exostosen an.

Von Nagler (1973) wird dagegen eine Einengung der A. vertebralis durch die lange Halsmuskulatur und den M. scalenus am Foramen transversarium des 6. Halswirbels (HW) vermutet. (Die Muskulatur wird bei Kopfseitneigung und Kopfretroflexion kontrahiert.)

Preibisch-Effenberger (1970) beschreibt bei 5 Patienten mit einem angiographisch dargestellten isolateralen Vertebralisstopp 4mal die Stenose 1–2,5 cm oberhalb des Abganges aus der A. subclavia. Die beobachteten Schwindelbeschwerden hätten sich nach einer operativen Sanierung deutlich gebessert. Jung et al. (1970) führten zwischen 1962 und 1969 80mal eine A.-vertebralis-Dekompression durch. 10mal erfolgte sie im Bereich der Mm. scaleni.

1.1.2 Vertebralisabschnitt V2

Die A. vertebralis verläuft vom 6. (manchmal vom 7. oder 5.) bis zum 2. Halswirbel in den Foramina costotransversaria geradlinig nach oben. Der Durchmesser dieser Foramina verringert sich links von C6 bis C3 von 6,5 auf 5,7 mm, während er rechts konstant 7 mm groß ist (Argenson et al. 1980).

Dagegen glauben Jung et al. (1972b), daß die A. vertebralis in den Foramina transversaria ständig an der Schwelle der Irritation oder Kompression stehe. Der Durchmesser der Foramina liege zwischen 4,6 und 5 mm, der angiographisch ermittelte Durchmesser der A. vertebralis wird mit 4,9 mm angegeben. Durch dorsale unkovertebrale Exostosen könne nun sehr schnell eine Kompression der A. vertebralis verursacht werden. Diese Beobachtung wird durch die postoperativen Erfolge der Autoren wie auch von Nagashima (1982) (Vertebralisdekompression) bestätigt. Eine solche Operation wird von den Autoren seit 1962 durchgeführt (Jung et al. 1970). 1976 wiesen Jung et al. daraufhin, daß in derartigen Fällen die angiographischen Bilder sogar einen unauffälligen Befund ergeben können.

Histologische Untersuchungen am Foramen transversarium von Kunert (1961) konnten die Befunde von Jung et al. nicht bestätigen: Die A. vertebralis habe, umgeben von lockerem Bindegewebe, einen genügenden Spielraum im Foramen. Eine Fixierung an den Knochen besteht nicht.

Deak et al. (1971) haben über angiographisch gesicherte Vertebralisstenosen in Höhe von C4–C6 berichtet, die auf eine „Unkovertebralarthrose" zurückgeführt werden. Ähnliche Ergebnisse zeigten die Untersuchungen von Braakman u. Penning (1971), Causse et al. (1979 a, b), Ricci u. Santoni (1979).

Die Untersuchungen von Sandström (1961) haben gezeigt, daß durch Kopfdrehung die A. vertebralis im Bereich der unteren und mittleren HWS auf der *gleichen* Seite komprimiert wird, d.h. Rechtsrotation führt zur Stenosierung der rechten A. vertebralis. Ähnliche Befunde werden auch von Pfaltz (1969) berichtet.

Einschränkend soll hier jedoch Hinz u. Tamaska (1968) angeführt werden, die in der unteren HWS bei nicht vorgeschädigten Bewegungssegmenten auch bei Extrembewegungen keine Vertebraliskompression hervorrufen konnten. Bei 151 angiographischen Funktionsuntersuchungen konnte Herrschaft (1971) im mittleren und unteren HWS-Bereich keine „nennenswerten" Lumenveränderungen nachweisen. Töndury (1958, zit. nach Kunert 1975) konnte an 120 Leichen mit arthrotisch schwer veränderten Unkovertebralgelenken nur 5mal eine hochgradige Stenosierung der Lichtung der A. vertebralis feststellen. Die Störanfälligkeit der A. vertebralis gegenüber der raumbeengenden Wirkung von Unkovertebral„arthrosen" kann also nicht ausgeschlossen werden, sie darf aber auch nicht überschätzt werden.

1.1.3 Vertebralisabschnitt V 3

Innerhalb des Axis biegt die A. vertebralis etwa um 45° nach außen ab (1. Knickung). Schräg lateralwärts aufstrebend erreicht sie dann das Foramen transversarium atlantis. Ihre Durchgangsstelle im Atlas liegt wesentlich seitlicher als in dem Axis. Sofort nach dem Austritt aus dem Foramen transversarium atlantis zieht die A. vertebralis nach innen und hinten (2. Knickung). In diesem Verlauf tangiert sie den hinteren Abschnitt der Gelenkkapsel des seitlichen Atlantoaxialgelenkes, mit der sie durch Bindegewebszüge fest verhaftet ist (Kunert 1975). Anschließend tritt sie in enge Beziehung zum hinteren Atlasbogen (Sulcus arteriae vertebralis). Durch diesen Verlauf nähert sich die Arterie der Membrana atlantooccipitalis und perforiert diese. Hier kommt es zur 3. Knickung: die A. vertebralis zieht nach zuerst senkrechtem Verlauf nach vorn an die Vorderseite des Hirnstamms und vereinigt sich auf der Höhe des Clivus mit der gegenseitigen Arterie zur A. basilaris (Brocher 1955).

Bei Durchsicht der Literatur scheint der Vertebralisabschnitt V 3 die größte Störanfälligkeit gegenüber Kopfrotation und -retroflexion zu haben. In neuerer Zeit wiesen u. a. darauf hin: Hinz u. Tamaska (1968), Dieckmann (1969), Kasperek

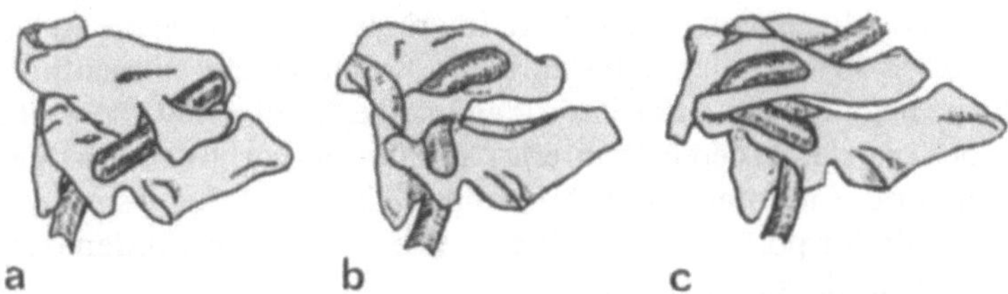

Abb. 1. a–c Streckung und Krümmung der linken A. vertebralis bei einer normalen Rotation des Atlas. (Dvorak u. Orelli 1982)

(1969), Roesner (1969), Braakman u. Penning (1971), Herrschaft (1971), Lazorthes et al. (1971), Geissinger et al. (1972), Beickert (1974), Huberty (1974), Barton u. Margolis (1975), Kunert (1975) und Dvorak (1982).

Fielding (zit. bei Dvorak u. Orelli 1982) wies nach, daß bei einer Rotation im unteren Kopfgelenk (C 1–C 2) von 35°–45° der Blutstrom der kontralateralen A. vertebralis mechanisch weitgehend gedrosselt wird (Abb. 1).

Übereinstimmend ergaben angiographische Befunde in vivo wie auch an Leichen eine Vertebraliskompression bei Kopfrotation zur Gegenseite, d. h. z. B. Rotation nach rechts führt zur Kompression der A. vertebralis links (Herrschaft 1971; Kunert 1961). Dies steht im Gegensatz zur ipsilateralen Kompression im Vertebralisabschnitt V 2. Die Kompression der A. vertebralis im Abschnitt V 3 kann bis zum kompletten Verschluß führen (Barton u. Margolis 1975). Beickert (1974) spricht von einem physiologischen Drosselmechanismus.

Interessant erscheint hier die Beobachtung von Hinz u. Tamaska (1968), die feststellen konnten, daß die Einengung des Vertebralislumens bei Jugendlichen deutlich ausgeprägter ist als bei älteren Menschen. Als Erklärung wurden die im Alter eingeschränkte Beweglichkeit der Gelenke sowie eine arteriosklerotisch bedingte Wandstarre, die gegen komprimierende Wirkungen widerstandsfähiger sei, diskutiert.

Neben diesem pathophysiologischen Mechanismus kann auch ein morphologisches Korrelat bestehen, auf das Klausberger u. Samec (1975) hingewiesen haben. Die Autoren untersuchten 380 Patienten mit Verdacht auf „Zervikalsyndrom" und fanden in 13,4% ein inkomplettes und in 10,8% (zusammen 24,2%) ein komplettes Foramen retroarticulare atlantis: eine Überbrückung des Sulcus arteriae vertebralis durch knöcherne Spiculae, die entweder vom kranialen Gelenkfortsatz oder vom hinteren Atlasbogen ausgehen. Es kann eine schmale Brücke, aber auch eine ganze knöcherne Platte bestehen. Durch dieses Foramen ziehen A. und N. vertebralis, N. suboccipitalis und der venöse Plexus vertebralis.

1.1.4 Vertebralisabschnitt V 4

Meist geht noch vor Vereinigung der beiden Aa. vertebrales die A. cerebelli inferior posterior ab. Diese Arterien scheinen in erster Linie für die Versorgung des gesamten dorsolateralen Oblongatagebietes mit dem kochleovestibulären Kerngebiet verantwortlich zu sein (Decher 1969a; Moser 1974).

Für den Otologen von besonderem Interesse ist nun noch die A. labyrinthi. Diese entspringt in 20% aus der A. basilaris, v. a. wenn der Zusammenfluß der Aa. vertebrales tief liegt und die A. basilaris lang ist. Weit häufiger (75%) geht die A. labyrinthi jedoch aus der A. cerebelli inferior anterior hervor. In 4,9% ist die Herkunft der Labyrintharterie asymmetrisch. Ausnahmsweise (0,2%) kann sie einseitig aus der A. cerebelli inferior posterior entspringen. Diese Angaben wurden der ausführlichen Arbeit von Beickert (1974) entnommen.

1.1.5 Einfluß der verschiedenen Kopfbewegungen auf die Vertebralisdurchströmung

Bisher wurde nur auf die Kopfrotation eingegangen. Die kritischste Bewegung für die Vertebralisdurchblutung ist die Rotation des Kopfes nach einer Seite, die mit einer Seitwärtsneigung nach der entgegengesetzten Seite verbunden ist (Bronisch 1970). Die Vertebralis, zu der das Gesicht zeigt, wird nur unbedeutend komprimiert; in der anderen sinkt der Durchfluß dagegen auf 1–2% seines Ausgangswertes (Voigt u. Chrást 1971).

Die kombinierte Bewegung von Retroflexion und gleichzeitiger Rotation führt ebenfalls zu einer erheblichen Durchblutungsminderung. In „der überwiegenden Mehrzahl" kommt es dabei zum vollständigen Sistieren des Blutstromes in der A. vertebralis (Voigt u. Chrást 1971).

Die Durchströmung der A. vertebralis wurde rheographisch von Kunert (1961) und Celestino et al. (1968) gemessen. Bei der reinen Kopfrotation (keine Angabe des Winkels!) wurde eine Minderung des Blutflusses von ca. 80%, bei der Kopfrückneigung eine Minderung von ebenfalls 80% angegeben.

Am wenigsten wird die Vertebralisdurchblutung durch die reine Kopfanteflexion beeinflußt (Celestino et al. 1968; Voigt u. Chrást 1971).

Wenn auch die Drosselmechanismen der A. vertebralis in unterschiedlichem Ausmaß physiologisch sind, so zeigen doch viele beschwerdefreie Menschen, daß zur Ausbildung einer VBI zusätzliche Faktoren hinzukommen müssen.

Krayenbühl u. Yasargil (1957) messen den arteriosklerotischen Gefäßveränderungen im Vertebralisgebiet eine Bedeutung zu. Soyka (1972) gibt an Hand einer Literaturübersicht an, daß bei 80% der extrakraniellen Verschlußprozesse eine Arteriosklerose zugrunde liegt. Symptome einer VBI würden schon bei einer Lumeneinengung von 50% auftreten. Prädilektionsstellen der arteriosklerotischen Affektionen der Vertebralis scheinen der Abgang aus der Subklavia und die gewundene Verlaufsstrecke im Bereich des 1. und 2. Halswirbels zu sein (Stötzner 1969). Pfaltz u. Richter (1959) weisen darüber hinaus auf entzündliche Gefäßveränderungen hin (s. a. Kovacs u. Duus, zit. bei Zukschwerdt et al. 1960). Bei zusätzlichen Veränderungen der HWS könne es leicht zu einer Mangeldurchblutung im Vertebralisgebiet kommen. Wieweit nun jedoch eine arteriosklerotisch bedingte VBI von einer vorwiegend spondylotisch bedingten VBI getrennt werden kann, wie es Fasano et al. (1971) vorschlugen, ist sehr fraglich.

Neben den Veränderungen im Bereich der Gefäßwand können sicherlich auch die im Vertebralisbereich häufig auftretenden Formvarianten zu einer pathogenetischen Bedeutung gelangen. Krayenbühl u. Yasargil (1957) sowie Serre et al. (1970)

geben eine seitengleiche, unauffällige A. vertebralis mit einer Häufigkeit von 26% an. In 42% ist die linke und in 32% die rechte Arterie stärker ausgeprägt. In 10% ist eine A. vertebralis nur fadenförmig ausgebildet, eine Zahl, die auch Perrin (1973) angab. In ca. 3% fehlt eine A. vertebralis (Serre et al. 1970; Jung et al. 1970).

Daß bei der VBI der Schwindel zu den häufigsten Ausdrucksformen gehört, wird mit einer besonderen Empfindlichkeit der vestibulären Kerngebiete auf Mangeldurchblutungen bzw. Hypoxydosen erklärt (Pfaltz 1969; Thiébaut et al. 1969a; Bosch 1970; Broser 1970; Hirschmann 1972; Moser 1974).

Für die Diagnostik ist die Beobachtung wichtig, daß die vestibulären Kerngebiete leichter und schneller auf Mangeldurchblutung reagieren als Cochlea und Vestibulum (Pfaltz 1969; Moser 1974).

Rieger et al. (1979) warnen vor einer Überbewertung der vaskulären Theorie: bei Untersuchungen an 49 Patienten zeigte sich, „daß ältere Patienten mit Schwindel bei Kopfdrehung oder auch mit vestibulärer Symptomatik nicht häufiger irgendeine Form von Vertebraliseinengungen zeigen, als (gleichalte) Patienten ohne Schwindel bzw. ohne vestibuläre Symptomatik ... Das eingangs erwähnte Syndrom des vertebralisabhängigen Schwindels ist bei Patienten in der zweiten Lebenshälfte selten und erklärt in der Mehrzahl der Fälle von Halsdrehschwindel nicht die Ursache dieses Schwindels."

1.2 Neurale Theorie (vegetative Form)

Die A. vertebralis ist von einem sympathischen Nervengeflecht umgeben, das von dem Pariser Physiologen François-Franck (zit. bei Kunert 1975) eingehend untersucht wurde, weshalb dieser N. vertebralis den Namen N. Franck erhielt.

Der N. vertebralis geht aus dem Ganglion cervicale inferius hervor und verbindet sich mit dem 5.–7. Zervikalnerv. Gleichzeitig ziehen Rr. communicantes von den 3 Halsganglien zu C8–C4 und umgreifen teilweise die A. vertebralis (Laux u. Guerrier 1947). An den Arterienabschnitt tritt in Höhe von C4–C5 ein Nerv, der entweder vom Ganglion cervicale medialis oder vom Grenzstrang 1–2 cm oberhalb des Tuberculum caroticum ausgeht. Die Arterienstrecke des N. Franck von C4 bis Atlas wird in einem unteren Teil durch ein Fädchen aus C3 und in einem oberen Teil aus einer Schlinge gebildet, die aus Wurzeln des Sympathikus, Vagus und Hypoglossus entsteht (Laux u. Guerrier 1947). Während des geschlängelten Verlaufs der A. vertebralis im Atlasbereich werden vom 1. und 2., sowie 2. und 3. Spinalnerv eine „anse interne de l'atlas et une anse interne de l'axis" abgezweigt (Lazorthes 1949; Kunert 1961, 1975), welche auf- und absteigend die Arterie begleiten und sich mit zahlreichen Fäserchen in der Adventitia des Gefäßes aufteilen. Zur intrakraniellen Verlaufsstrecke der Arterie schickt der N. cervicalis I Äste. Der XII. Hirnnerv kann zur Innervation der Arterie durch Anastomosenbildung beitragen (Kunert 1975) (Abb. 2).

Beickert (1962) wies mittels fermentativer Darstellung nach, daß die sympathischen Vertebralplexus beider Seiten erst in der Mitte des Basilarisverlaufes miteinander kommunizieren. Bis zur A. cerebelli inferior anterior erfolgt die vegetative Innervation fast ausschließlich von der homolateralen A. vertebralis. Dies trifft also auch für die A. labyrinthi zu, so daß ein vegetativer Reiz im Atlas-Axis-Bereich sich

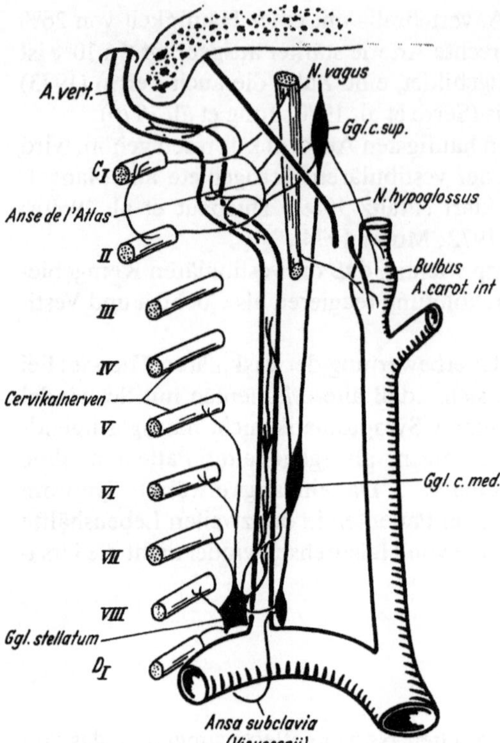

Abb. 2. Die Innervation der A. vertebralis A. c (Aus Kunert 1961)

auch in diesem Versorgungsgebiet einseitig auswirken kann. In keinem Abschnitt der Wirbelsäule besteht eine so enge Verknüpfung mit dem vegetativen Nervensystem und damit auch eine vertebragene Störanfälligkeit wie im Zervikalbereich (Delank 1976).

Die weiteren sympathischen Verbindungen zum Innenohr konnten histochemisch und elektronenmikroskopisch an allen untersuchten Vestibularnerven von Fischen, Vögeln und Säugetieren nachgewiesen werden (Wersäll u. Bagger-Sjöbäck 1974). Andrzejewski (1955) zeigte, daß das vegetative System in allen Abschnitten des Labyrinths entwickelt ist. Terayama et al. (1973) konnten mit der fluoreszenzmikroskopischen Methode nach Falck und Hillarp 3 Gruppen adrenerger Fasern im Labyrinth unterscheiden:

1. Perivaskuläre Fasern, denen eine vasomotorische Funktion beigemessen wird (Schätzle 1971).
2. Fasern am Nervenstamm, die bis zur Makula und den Cristae ampullares sowie zum Cochleaapparat ziehen. Spoendlin u. Lichtensteiger (1965, 1967) vermuten, daß durch sie die Reizschwelle der Rezeptoren beeinflußt wird.
3. Eine „independente" Gruppe, die am Makularand in der Kapsel der Ampulle und im Bogengang nachzuweisen war. Bei dieser Gruppe wird ein regulierender Einfluß auf die Sekretion oder Absorption der Endo- oder Perilymphe diskutiert.

Da die adrenergen Fasern im Vestibularorgan nur sehr dünn und weniger häufig anzutreffen sind als in der Iris, mißt ihnen Terayama nur eine schwache Kontrolle über das Labyrinth bei.

Die adrenergen Fasern des Vestibulums und der Cochlea entstammen aus dem homolateralen Ganglion cervicale superius, wohingegen Fasern vom kontralateralen Ganglion bis zur Labyrintharterie und zur A. cochlearis communis ziehen (Terayama et al. 1973).

Schließlich ist auch eine sympathische Verbindung zum Kerngebiet des N. vestibulocochlearis am Boden des 4. Ventrikels als sicher zu unterstellen (Decher 1969 a).

Eine Ablehnung vegetativ auslösbarer Phänomene am Innenohr sind nach den heutigen Kenntnissen nicht mehr berechtigt (Beickert 1974).

Auf Grund dieser Gegebenheiten kann durch eine Irritation des Halssympathikus eine Beeinflussung sowohl des peripheren als auch des zentralen Hör- und Gleichgewichtsapparates angenommen werden.

Ein Teil der Autoren verweist besonders auf die vasomotorische Wirkung im Bereich der Kerngebiete (Maggio u. Perella 1957), andere stellen die sympathische Wirkung auf das Innenohr allein in den Vordergrund (Müller 1963).

Beickert (1962) betont v. a. den direkten Einfluß auf das Innenohr. Für das empfindliche Hör- und Gleichgewichtsorgan genüge unter besonderen Umständen schon ein gezielter, vegetativer, durckmechanisch ausgelöster Reiz, um durch eine relative Hypoxämie bzw. enzymatische Blockierung der Zellen zu Reaktionen oder Schwellenveränderungen zu führen. Seymour (1954) konnte durch Exzitation des Halsympathikus eine Verringerung der Microphonics erzielen und nach einer prolongierten Reizung sogar mikroskopische Veränderungen der Haarzellen nachweisen.

Wenn auch bei der bisherigen Skizzierung der neural-vegetativen Theorie der Entstehung des Zervikalsyndroms die Bedeutung des Ganglion cervicale superior und des N. Franck im Kopfgelenkbereich hervorgehoben wurde, so lassen die Befunde von Decher et al. (1959) erkennen, daß auch der kaudale Abschnitt des N. vertebralis Einfluß auf das Gleichgewichtssystem nehmen kann. Die Autoren beschrieben 10 Fälle mit einseitigen traumatischen intraduralen Wurzelausrissen im Zervikalbereich zwischen C4 bis Th1. Sie konnten hierbei Hör- und Gleichgewichtsstörungen beobachten, die in ihrer Ausprägung auffälligerweise mit zunehmender Segmenttiefe der Wurzelschädigungen zunahmen.

Bei den 2 von Näf (1978) beschriebenen posttraumatischen Horner-Syndromen (nach einer Verletzung, d. h. Zerrung, des Ganglion cervicale mediale) ist eine Ohrsymptomatik nicht beschrieben worden. Nach der Literaturübersicht von Näf (1978) ist das traumatisch bedingte Horner-Syndrom eher selten. Bei 216 Fällen von Horner-Syndrom war in 13% ein Trauma die Ursache, bzw. in 7,5%, wenn man von Geburtstraumen absieht, die 5,5% ausmachen.

Es ist das Verdienst des Neurologen Barré (1926a, b), als erster Schwindel und Hörstörungen bei dem von ihm als „syndrome sympathique cervical postérieur" benannten Syndrom beschrieben zu haben.

Zusammen mit Lieou beschrieb er 1928 ausführlicher dieses Krankheitsbild, das er auf eine Irritation des hinteren Halssympathikus durch „arthritische" Veränderungen, vorwiegend der unteren HWS, zurückführte. Aus den zahlreichen Publikationen über das Barré-Lieou-Syndrom soll die Arbeit von Moritz (1953a, b) hervor-

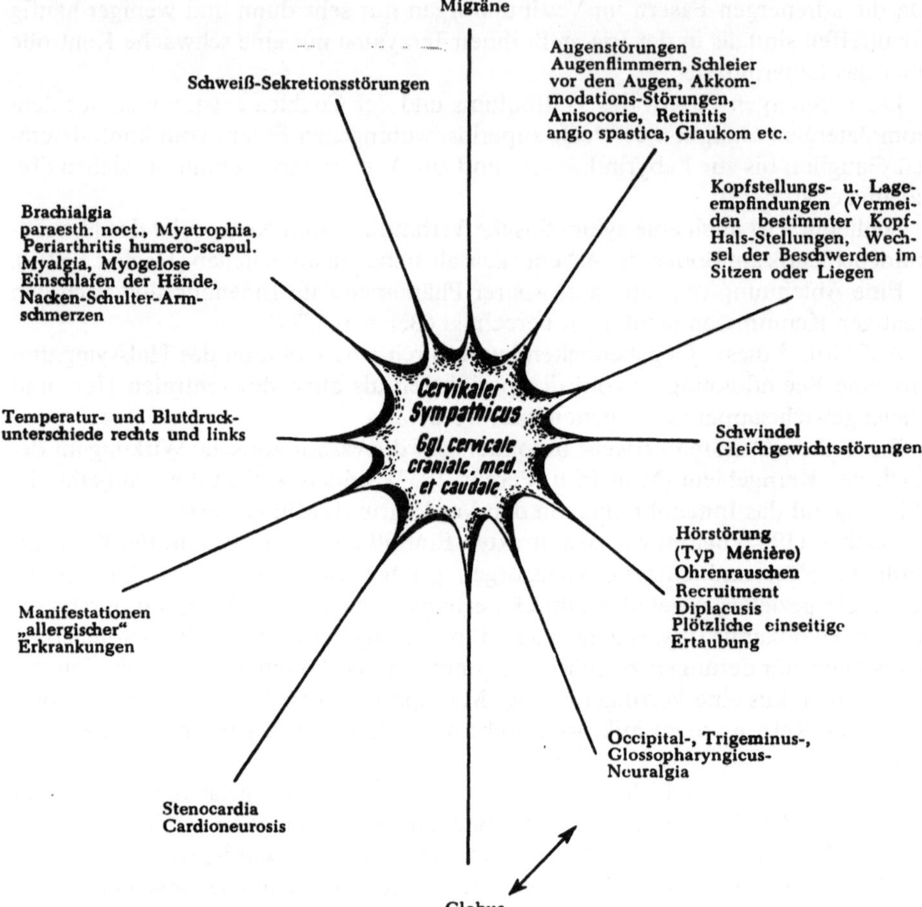

Abb.3. Die Symptomatik bei Störung des zervikalen Sympathikus. (Aus Moritz 1953 a)

gehoben werden, da er an einem größeren Patientengut (55 Patienten) die vielfältige Symptomatik eindrucksvoll in dem nachfolgenden Bild zusammengestellt hat (Abb.3).

Die Häufigkeit der Sympathikusgenese darf aber sicherlich nicht überbewertet werden, weil das Horner-Syndrom im Vergleich zur weiteren Symptomatik (Abb. 3) selten ist, und auch die Stellatumblockaden die in sie gesetzten Hoffnungen bei der Therapie von Hör- und Gleichgewichtsstörungen nicht erfüllen konnten.

1.3 Theorie der Funktionseinheit von A. und N. vertebralis

Diese Theorie geht auf Bärtschi-Rochaix (1949) zurück, der anführt, daß sowohl gegen die vaskuläre als auch gegen die neurale Theorie manche Argumente vorgebracht werden könnten. Bärtschi-Rochaix sieht in der Funktionseinheit von Gefäß und Gefäßnerv ein fortwährendes Spiel von Wirkung und Gegenwirkung, wobei die Frage, ob der primäre Reiz zuerst an der Gefäßwand oder am periarteriellen sympathischen Nervengeflecht angreife, nicht zu entscheiden sei.

In neuerer Zeit haben u. a. Pecker et al. (1973), Kunert (1975) und Delank (1976) wieder auf diese Funktionseinheit hingewiesen.

1.4 Störung des Propriorezeptorensystems im Kopfgelenksbereich

Rossberg führt in seinem Handbuchartikel 1966 lediglich die sog. vaskuläre Theorie über die A. vertebralis, die neurale Theorie von Barré-Lieou und das Syndrom von Bärtschi-Rochaix an. Auch Kunert (1975) betont, daß dann, wenn eine Schädigungsmöglichkeit der A. und des N. vertebralis nicht in Betracht kommt, „große Zurückhaltung bei der Beurteilung fraglicher Zusammenhänge" zwischen HWS und Hör- und Gleichgewichtsstörungen am Platz sei.

In dieser Arbeit soll jedoch auf eine weitere und bisher allgemein sicherlich zu wenig beachtete Form des „oberen Zervikalsyndroms" eingegangen werden.

Initiiert wurden unsere Untersuchungen durch einen 35jährigen Patienten, der 1974 aus voller Gesundheit heraus morgens mit so starkem Drehschwindel aufwachte, daß er nicht in der Lage war, in den Nachbarraum zu gehen. Unter der Frenzel-Brille wie auch elektronystagmographisch zeigte sich bei Kopfdrehung nach rechts oder links ein frequenter grobschlägiger Horizontalnystagmus. Der röntgenologische HWS-Befund war unauffällig.

Wolff erreichte nach einer einmaligen Manualuntersuchung und -behandlung die Beschwerdefreiheit des Patienten. Am folgenden Tag stellte sich der Patient wieder bei uns vor, so daß wir uns persönlich auch elektronystagmographisch von der nun bestehenden Symptomfreiheit überzeugen konnten (Hülse et al. 1975).

Bei diesem Patienten konnte weder neurologisch noch internistisch noch otorhinolaryngologisch ein Anhalt für eine Störung im Bereich der A. oder des N. vertebralis gefunden werden. Die einfache, jedoch erfolgreiche Manualbehandlung forderte zu einem weiteren Studium dieses Phänomens heraus.

Wie die weiter oben geschilderten Untersuchungen zu den vaskulären und vegetativ-neuralen Zervikalsyndromen zeigen, waren diese letztlich immer darauf gerichtet, eine Störung im Labyrinth oder in den kochleovestibulären Kerngebieten nachzuweisen und so die Hör- und Gleichgewichtssymptomatik zu erklären.

Bei dieser Betrachtungsweise wird unser Gleichgewichtssystem zu eng gesehen, das Afferenzen nicht nur aus dem Labyrinth und dem vestibulären Kerngebiet sondern auch aus dem somatosensiblen, optischen und geringfügig auch aus dem akustischen System erhält. Vor allem die holländische Schule um Jongkees, Biemond und Philipszoon hat die Bedeutung des Propriorezeptorensystems im HWS- und Nackenmuskulaturbereich für die Entstehung des Zervikalsyndroms betont. Jongkees (1969a) hält eine Störung in diesem Bereich für eine „wahrscheinlichere Erklärung für viele Fälle des zervikalen Syndroms". „Diese Erklärung ist jedoch merkwürdigerweise von Anfang an von der vaskulären Hypothese verdrängt worden."

1.4.1 Physiologische Bedeutung der Propriorezeptoren bei der Aufrechterhaltung des Gleichgewichtssystems

Die 3 Funktionen des vestibulären Systems sind:

1. die Regelung der Körperstellung,
2. die Blickregelung und
3. die bewußte Raumorientierung.

Hierbei funktioniert der Vestibularapparat nicht isoliert, er muß vielmehr mit anderen Regelsystemen zusammenarbeiten. Man kann das vestibuläre System nicht verstehen, wenn man nur die Labyrinthfunktion kennt (Kornhuber 1969).

Nur bei den Fischen vermag allein der Vestibularapparat die Regelung der Körperstellung zu übernehmen.

Sobald aber über die Entwicklung eines Halses der Kopf mit dem peripheren Gleichgewichtsorgan frei beweglich wird, muß die Kopfstellung in ihrem Verhältnis zum Körper in der vestibulären Regelung berücksichtigt werden. Dies erfolgt in einer somatosensiblen Integration. „Bei Primaten ist der somatosensible Beitrag zur Stützmotorik und subjektiven Raumorientierung wichtiger als der vestibuläre" (Kornhuber 1966). Guedry (1974) faßt die Bedeutung der somatosensiblen Afferenzen folgendermaßen zusammen: „Sensorische Daten vom Vestibularorgan werden für das Gleichgewicht erst dann brauchbar, wenn diese mit afferenten Informationen von Muskeln und Gelenken integriert werden."

Dies bedeutet sicher nicht, daß das Propriorezeptorensystem im Halsbereich allein eine Gleichgewichtsorientierung ermöglicht, wie Versuche am schwebenden Körper im Wasser beweisen (Kornhuber u. Frederickson 1970). Auch zeigen Patienten mit einem beidseitigen Vestibularisausfall nach Streptomycin in Dunkelheit, besonders auf unebenem Grund, beim Gehen eine erhebliche Unsicherheit, die auch subjektiv als solche empfunden wird.

Tonische Halsreflexe können als unabhängige Phänomene bei einem gesunden Kind im ersten Lebensjahr beobachtet werden.

Bei Kopfdrehung nach der einen Seite erfolgt eine Streckung des Armes, zu dem der Kopf rotiert ist, während der andere Arm gebeugt wird. Gleichzeitig erfolgt eine Schwenkung des Beckens zur Gegenseite (Seifert 1974). Im Gegensatz dazu zeigt sich beim gesunden, größeren Kind und Erwachsenen bei Kippung der Unterlage

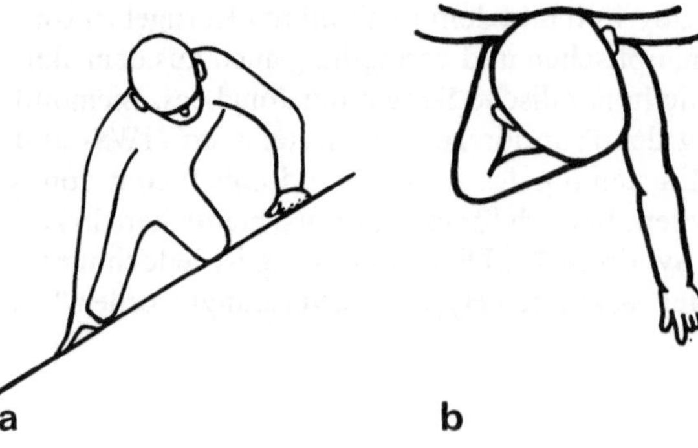

a   b

Abb. 4. a Labyrinthkippreflex bei Kippung um die Longitudinalachse und **b** Halsreflex. (Aus Kornhuber 1969, S. 112)

nach einer Seite und auch entsprechender Kopfneigung der Labyrinthreflex (Kornhuber 1969, 1974), der eine Beugung des Armes bewirkt, zu dem der Körper und der Kopf geneigt ist (Abb. 4).

Analoges gilt für die Kippung um die bitemporale Achse: Kippung des ganzen Körpers nach hinten führt durch Labyrinthreflex zur Streckung der Hinter- und Beugung der Vorderextremitäten (Abb. 5). Hingegen bewirkt die Kopfhebung allein beim Labyrinthlosen eine Streckung der Vorder- und Beugung der Hinterextremitäten. Dieser Halsreflex ist regelmäßig beim Sport zu erkennen: Auch ein hervorragender Turner ist kaum in der Lage, einen Handstand ohne Dorsalflexion des Kopfes auszuführen (Fukuda 1961). Das Abrollen aus dem Handstand erfolgt durch einfache Anteflexion des Kopfes, wodurch die Arme reflektorisch abknicken.

Aus der von Kornhuber geschilderten Versuchsanordnung kann gefolgert werden, daß bei den Kippreflexen die Halsreflexe und die Labyrinthreflexe *antagonistisch* wirken. Wie Kornhuber (1974) ausführt, sind diese tonischen Nackenreflexe vom Cerebellum unabhängig.

Beim Säugling, aber auch beim Erwachsenen, kann der Einfluß der Afferenzen aus dem Hals-Nacken-Bereich auf die Stützmotorik leicht nachgewiesen werden.

1.4.2 Physiologische Bedeutung der Propriorezeptoren für die Blickregelung

Die eingangs erwähnte 2. Funktion des vestibulären Systems ist die Blickregelung. Schon 1918 hat Barany beobachtet, daß eine Halstorsion bei Neugeborenen in den ersten 2 Lebenstagen horizontale Augenbewegungen, oft von Nystagmusschlägen unterbrochen, bewirkt. Die kompensatorische Augenstellung wird so lange bewahrt, wie die Halsdrehung aufrecht erhalten bleibt.

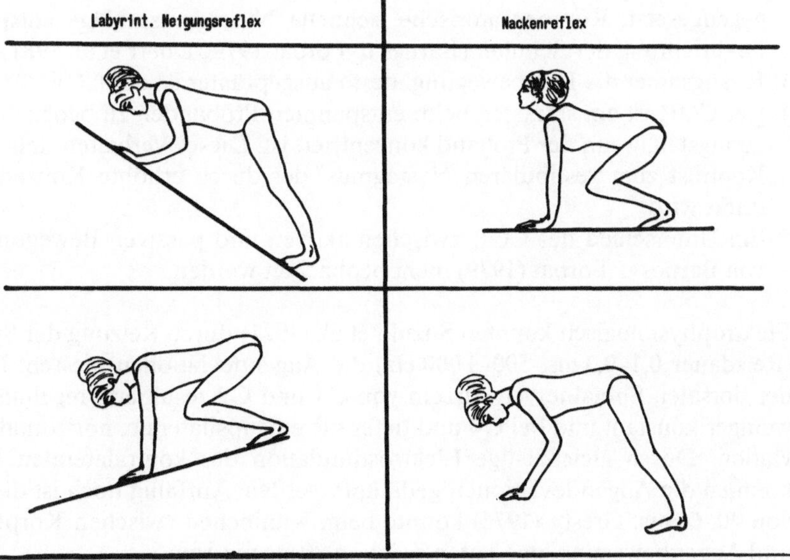

Abb. 5. Labyrinth- und Nackenreflex bei Kippung um die bitemporale Achse

Die Augenstellung wurde eingehend von De Kleijn (1921) unter besonderer Berücksichtigung der tonischen Halsreflexe untersucht. Nach Ausschaltung der Labyrinthe stellt der Autor für jede Stellung des Kopfes in bezug auf den Rumpf eine entsprechende Augenstellung in der Orbita fest. Durch Ausschaltung der Spinalnerven C1 und C2, bzw. auch von C3, konnte De Kleijn die Bedeutung der sensiblen Anteile der ersten beiden, und in geringerem Ausmaß auch des 3. Zervikalnervs für dieses Phänomen nachweisen. Takemori u. Suzuki (1969) haben mit photographischen Meßmethoden versucht, beim Kaninchen die durch Halsseitneigung induzierten Augendeviationen in Winkelgraden zu erfassen. Bei fixiertem Kopf und Pendelbewegung des Körpers (60° und 0,25 Hz) zeigten die Augendeviationen eine mittlere Amplitude von ca. 5° [Nelson u. Cope (1971) und Nelson u. House (1971) geben bei 50° Kopfseitneigung 5,4 ± 2,1° Augendrehung an]. Diese Werte wurden jedoch nur in einem abgedunkelten Raum, nicht aber bei geschlossenen Augen erhalten. Die Intensität der Augendeviation erreicht nicht das Ausmaß des Neugeborenen (Bos u. Philipszoon 1963). Nach beidseitiger Labyrinthektomie steigt die Amplitude des zervikookulären Reflexes wesentlich an (Dichgans et al. 1973). Einer Körperhaltung nach links entsprach eine Augenbewegung nach links. Wird diese Bewegung auf den Kopf übertragen – d.h. in unserem Beispiel Kopf nach rechts –, kann gefolgert werden, daß die Augen bestrebt sind, ihre Stellung im Raum beizubehalten. Im Gegensatz zu den Halsreflexen bei der Körperstellung zeigt sich bei der *Blickregelung ein synergistisches* Verhalten von zervikalen und labyrinthären Einflüssen (Kornhuber 1969). Darüber hinaus ist ein Zusammenwirken mit dem optokinetischen Reflex zu erkennen.

Zusammenfassend gilt für den zervikookulären Reflex (COR):

1. Die Größe der langsamen Augenbewegung ist kleiner (2% bis maximal 22%) als die Halsbewegung.
2. Die Richtung der langsamen Phase der Augen ist der Richtung der Schultern entgegengesetzt. Kompensatorische, schnelle Nystagmusschläge entsprechen der Drehrichtung der Schulter (Barnes u. Forbat 1979; Doerr et al. 1981).
3. Je langsamer die Halsbewegung, desto ausgeprägter ist der COR.
4. Der COR ist am stärksten beim entspannten Probanden zu beobachten und am geringsten, wenn der Proband konzentriert ist. Dieses Verhalten steht in direktem Kontrast zum vestibulären Nystagmus, der durch erhöhte Konzentration verstärkt wird.
5. Ein Unterschied des COR zwischen aktiven und passiven Bewegungen konnte von Barnes u. Forbat (1979) nicht beobachtet werden.

Elektrophysiologisch konnten Suzuki et al. (1971) durch Reizung der Spinalnerven (Reizdauer 0,1–0,3 ms, 500–1000 Hz) die Augendeviationen messen. Bei Reizung der dorsalen Spinalnervenwurzeln von C1 und C2 resultierte regelmäßig, bei C3 weniger konstant und bei C4 und tiefer nie eine ipsilaterale, horizontale Augendeviation. Durch gleichzeitige Elektrostimulation des kontralateralen Labyrinthes konnten die Augendeviationen gedämpft werden. Auffällig hoch ist die Latenzzeit von 40–60 ms. Gresty (1976) konnte beim Kaninchen zwischen Körperbewegung und Augenbewegung eine Latenzzeit von 80 ms messen.
Der Einfluß des Propriorezeptorenbereiches auf die Blickregulation kann also

nachgewiesen werden, ohne daß jedoch die Bedeutung überschätzt werden darf (Kornhuber 1969; Barlow u. Freedman 1980).

Während in den bisher angeführten Arbeiten die für die Halsreflexe entscheidenden Segmente mit C1 und C2, weniger ausgeprägt C3, angegeben wurden, zeigen Anästhesieversuche mit Procain in die paravertebrale Lendenmuskulatur [Komendantow (1945), zit. n. Lewit (1977a): am Kaninchen; Ushio u. Hinoki (1974) und Hinoki u. Ushio (1975): am Menschen], daß auch die Afferenzen aus den tiefergelegenen Segmenten nicht vollständig vernachlässigt werden dürfen.

1.4.3 Lokalisation der Rezeptoren

Nach den bisher genannten Versuchsanordnungen ist das Hauptrezeptorenfeld, von dem die afferenten Informationen zum Gleichgewichtssystem ausgehen, in dem Versorgungsbereich der 3 oberen Zervikalnerven zu suchen.

Daß der Zervikalnystagmus und die Halsreflexe nicht vom Stammhirn oder den Vestibulariskernen selbst induziert werden, konnte Philipszoon (1970) am Kaninchen schlüssig nachweisen. Nach Durchtrennung des Rückenmarkes knapp unterhalb des Foramen magnum wurde ein Zervikalnystagmus, nicht aber der rotatorische Nystagmus aufgehoben. Eine Entscheidung, ob die Rezeptoren in den Muskeln, Gelenken oder in beiden verteilt sind, ist nicht möglich. McCouch et al. (1951) haben diese Frage an labyrinthektomierten Katzen zu lösen versucht. Sie stellten 2 Versuchsserien auf:

Bei der Gruppe A wurden alle Nackenmuskeln durchtrennt, die von den oberen 3 Zervikalnerven innerviert wurden. Die Stellreflexe der Extremitäten auf passive Kopfbewegung in allen 3 Richtungen blieben unverändert erhalten.

Bei der Gruppe B wurden die Fasern, die von den Ganglien zu den Gelenken zurückziehen und diese versorgen (Nn. recurrentes), mit einem Iridektomiemesser durchtrennt. Diese Operation wurde unter weitgehender Schonung der Muskulatur und Muskelnerven vorgenommen. Bei einseitiger Durchtrennung zeigten sich nun die ipsilateralen Reflexe erloschen, bei beidseitiger Durchtrennung waren die Reflexe in allen 4 Extremitäten nicht mehr nachweisbar. Die alleinige Durchtrennung der von C2 ausgehenden Gelenkfasern reichte aus, um die homolateralen Stellreflexe zum Erlöschen zu bringen.

Die Befunde sprechen dafür, daß die Rezeptoren v.a. in den Kopfgelenken liegen. Diese Annahme wird auch v.a. von der Schule von Kornhuber vertreten (Kornhuber 1969).

Fredrickson et al. (1965) konnten bei Einzelzellableitungen im Vestibulariskerngebiet afferente Impulse aus dem Halsbereich registrieren, die durch Bewegungen im Kopfgelenkabereich deutlich moduliert wurden. Bei dieser Versuchsanordnung ist jedoch nicht eine Afferenz aus der tiefen Nackenmuskulatur auszuschließen.

Bei der gleichen Untersuchung stellten die Autoren auch zahlreiche Afferenzen aus den großen Extremitätengelenken fest, wobei die von den oberen Extremitäten ausgehenden Impulse ausgeprägter waren als die von den unteren Extremitäten.

Zelenka (1970) lokalisiert die Rezeptoren in die Gelenkkapsel und interpretiert so seine Untersuchungsergebnisse nach Instillation von Procain neben die ersten

3 Intervertebralgelenke. Jedoch kann auch hier eine Anästhesie der tiefen, paravertebralen Muskulatur nicht ausgeschlossen werden.

Die Untersuchungsergebnisse von McCouch et al. (1951) wurden in neuerer Zeit oft bestätigt. Bei Einzelzellableitungen in den Vestibulariskernen konnten Hikosaka u. Maeda (1973) sowie Wilson et al. (1976) durch Reizung der Gelenkkapseln von C1/2 und C2/3 deutliche Afferenzen nachweisen, kaum aber durch Reizung der Muskulatur. Überdies konnte die Stimulusantwort durch Aufträufeln von Procain auf die Gelenkkapseln zum Verschwinden und durch Abwaschen mit Ringer-Lösung wieder zum Erscheinen gebracht werden.

Die Rezeptoren können aber auch in den die Wirbelgelenke umgebenden Ligamenta gefunden werden (Brink et al. 1980).

Jongkees (1969a) und Richmond et al. (1977) glauben auf Grund ihrer mntersuchungen, daß die Rezeptoren in der tiefen Nackenmuskulatur zu suchen seien. Auch Pompeiano u. Barnes (1971) beschreiben Muskelafferenzen, die direkte Lageinformationen zu den mittleren und unteren Vestibulariskernen weiterleiten. Im Gegensatz zu den Ergebnissen von McCouch et al. (1951) konnte Jongkees (1969) durch Lösung der Muskulatur vom Okziput und vom Atlas einen Lagenystagmus provozieren.

Die Rezeptoren dürfen weder ausschließlich in den Intervertebralgelenken noch ausschließlich in der tiefen Nackenmuskulatur gesucht werden. Sowohl die Untersuchungen von McCouch wie auch die von der Jongkees-Schule stimmen jedoch darin überein, daß die sensiblen Rezeptoren im Hautbereich für die Afferenzen zum Gleichgewichtssystem keine Rolle spielen.

1.4.4 Elektrophysiologische Untersuchungen der Verbindungen des Rezeptorensystems

1965 führten Fredrickson et al. Einzelzellableitungen an 128 Neuronen der vestibulären Kerne durch. Meist handelte es sich um Zellen im Bereich des Nucleus vestibularis medialis et descendens, weniger im Nucleus vestibularis lateralis. Von den Neuronen reagierten 126 auf vestibuläre Reize, von denen wiederum 104 auf somatische und vestibuläre Reize antworteten. 2 Neurone reagierten ausschließlich auf somatische Reize. Der somatische Einfluß sei nahezu „gelenkspezifisch" gewesen. Bei den 106 somatischen Antworten wurden 103 auf Gelenkbewegungen und nur 3 auf Hautreize zurückgeführt. 40% der Neurone reagierten nur auf Wirbelsäulenbewegung, 40% auf Wirbelsäulen- und Extremitätenbewegung, und 20% nur auf Extremitätenbewegung. 45–50% der Neurone wurden allein durch Halsbewegungen beeinflußt.

Die Untersuchungen bei gleichzeitiger Zerebellektomie oder bei Barbituratanästhesie lassen direkte somatosensorische Einflüsse auf die vestibulären Kerne vermuten.

In einer weiteren Untersuchungsreihe wurden Einzelzellableitungen in der Formatio reticularis durchgeführt. Hier zeigten sich weit weniger Reizantworten als in den vestibulären Kernen.

Die Gelenkafferenzen scheinen also direkter Natur zu sein und nicht über das Cerebellum oder die Formatio reticularis zu laufen (Kornhuber u. Fredrickson

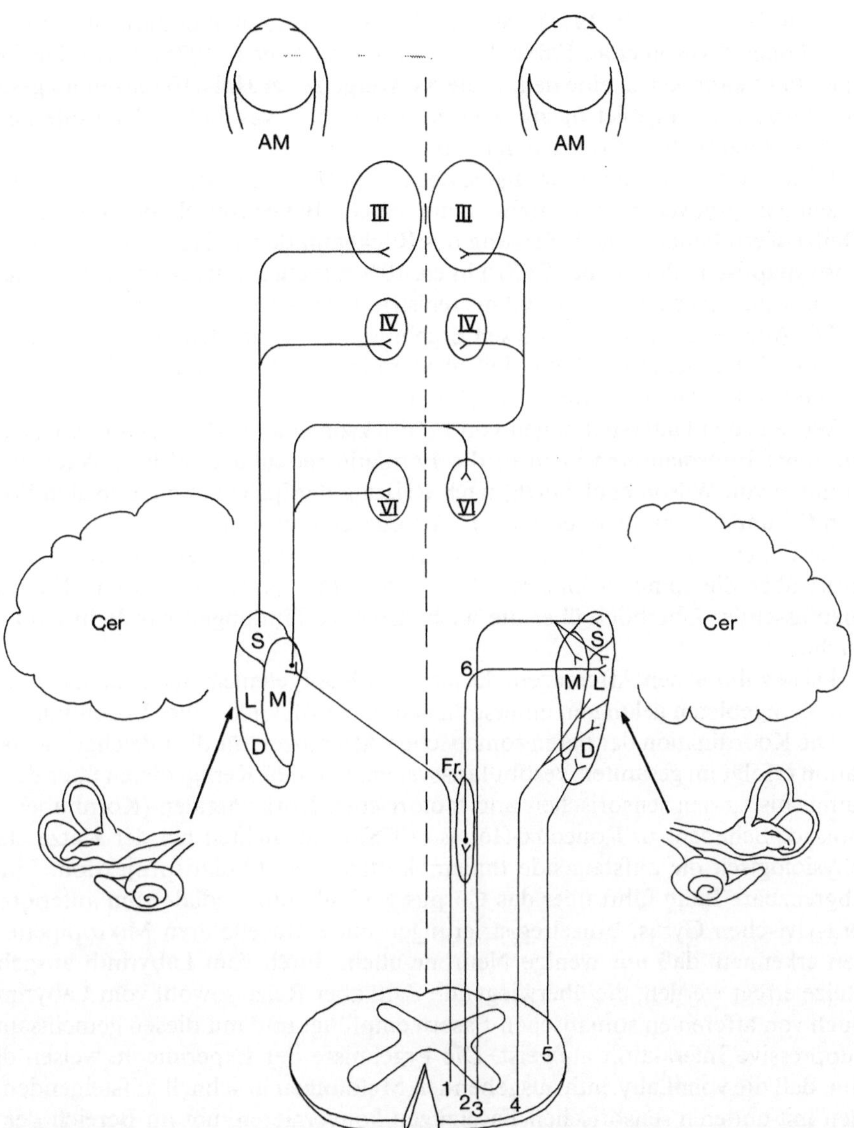

Abb. 6. Elektrophysiologisch gesicherte spinovestibuläre Bahnen. *AM*, Augenmuskelkerne III, IV, VI; *S*, Nucleus vestibularis superior Bechterew; *M*, Nucleus vestibularis medialis Schwalbe; *L*, Nucleus vestibularis lateralis Deiters; *D*, Nucleus vestibularis descendens Roller; *Cer*, Cerebellum; *F.r.*, Formatio reticularis. Bahnen: *1*, Hikosaka et al. 1973; Thoden et al. 1979; *2*, Wilson et al. 1966, Ito et al. 1964, Fredrickson et al. 1966, Thoden et al. 1975, Kaspar et al. 1981; *3*, Kaspar et al. 1981; *4*, Ito et al. 1964; *5*, Brodal 1974; *6*, ten Bruggencate et al. 1975

1970; Rubin et al. 1975, 1977), wenn auch die Afferenzen über diese Strukturen laufen können (Wilson et al. 1966a, b; ten Bruggencate et al. 1975). Nach den zahlreichen Publikationen ist eine neuronale Konvergenz der Halsafferenzen im gesamten vestibulären Kerngebiet nachgewiesen, wobei viele vestibuläre Neurone auf ipsi- und auf kontralaterale Reize reagieren.

In den Arbeiten von ten Bruggencate et al. (1972a, b, c) wurde die Frage der Synapsen der spinovestibulären Bahnen untersucht. Bei Einzelzellableitungen aus dem Deiter-Kern konnten nach Reizung des Rückenmarkes in Höhe von C2 erregende postsynaptische Potentiale (EPSP) in ca. 10% mit einer Latenz von 0,7–1,2 ms, und ca. 90% mit einer Latenz von 1,3 ms registriert werden.

Die Autoren folgerten aus diesen Ergebnissen, daß ein kleinerer Teil monosynaptisch und der weitaus größere Teil disynaptisch weitergeleitet wird. Zu ähnlichen Ergebnissen gelangten Brink et al. (1980).

Wie aus den Untersuchungen von Fredrickson et al. (1965) hervorgeht, gelangen afferente Informationen auch in die Formatio reticularis. Weitere Aktivierungen konnten von Wilson et al. (1976) nach Reizung der ipsilateralen, dorsalen Wurzeln von C2 und C3 im rostralen Flocculus aufgezeigt werden.

Besonders durch die Einzelzellableitungen sind in den letzten Jahren die Kenntnisse über die spinovestibulären Afferenzen stark erweitert worden. Ein zusammenfassender Überblick über die wichtigsten Verbindungen wurde in Abb.6 versucht.

Diese zahlreichen Afferenzen, die aus dem Kopfgelenksbereich zu den vestibulären Kerngebieten gelangen, unterstreichen nachdrücklichst ihre Bedeutung.

Die Koordination der tiefen somatischen Afferenzen für die Gleichgewichtsregulation erfolgt im gesamten Vestibularissystem, von den Kerngebieten über den Thalamus bis zu den sensorischen und motorischen Kortexarealen (Kornhuber 1974). Boisacq-Schepens u. Roucoux-Hanus (1978) untersuchten bei der Katze elektrophysiologisch die aufsteigende thalamokortikale Vestibularisprojektion. Eine gut abgrenzbare Bahn führt über das Corpus geniculatum mediale zum anterioren suprasylvischen Gyrus. Einzelregistrierungen mit extrazellulären Mikropipetten lassen erkennen, daß nur wenige Neurone allein durch vom Labyrinth ausgehende Reize erregt werden, die überwiegende Zahl aber Reize sowohl vom Labyrinth als auch von afferenten somatischen Fasern empfängt und mit diesen gemeinsam eine suppressive Interaktion aufweist. Die Ergebnisse der Experimente weisen darauf hin, daß die vom Labyrinth ausgehenden Meldungen in schnell aufsteigenden Bahnen mit anderen sensorischen Faserzügen konvergieren, um im Bereich der Area parietalis ein Projektionsschema der Raumdarstellung zu bilden.

1.4.5 Spinovestibuläre Bahnen

Brodal (1974) wies mit der Nauta-Methode bei der Katze direkte, streng ipsilateral verlaufende Projektionen nach. Die Fasern steigen in der dorsalen Hälfte des Funiculus lateralis auf. Degenerationsherde konnten im kaudalen Anteil des Nucleus vestibularis descendens und medialis sowie im dorsalen und kaudalen Teil des Deiter-Kernes gefunden werden. Deutlich betroffen waren v.a. die Zellgruppen X und Z. Entgegen der Auffassung, daß die spinovestibulären Fasern mit dem Tractus spinocerebellaris dorsalis aufsteigen (Igarashi et al. 1969), betont Brodal (1974) die Eigenständigkeit des Tractus spinovestibularis; ein großer Teil der spinovestibulären Afferenzen scheint nicht aus kollateralen Fasern des dorsalen Tractus spinocerebellaris zu bestehen. Die deutliche Afferenz in der Zellgruppe X, von der Fasern zum Cerebellum ausgehen, läßt einen spinozerebellaren Tractus via Vestibulariskern vermuten, dem bisher nur wenig Beachtung geschenkt wurde (Brodal 1974).

Im Gegensatz zu Brodal (1974) konnten Hikosaka u. Maeda (1973) eindeutig über Einzelzellableitung eine Kreuzung der spinalen Afferenz nachweisen. Die von Hikosaka u. Maeda (1973) nachgewiesene Bahn steigt von den Wirbelgelenken zunächst im Rückenmark ipsilateral auf und kreuzt im Hirnstamm zur Gegenseite. Die Kreuzung liegt in Höhe oder kaudal vom rostralen Ende der unteren Olive. Die von den Autoren nachgewiesene, kürzeste Latenzzeit zwischen Reiz bei C 2 und Abduzenskern betrug 2,0 ms.

Nach den Untersuchungen von Wilson et al. (1966a) und Ito et al. (1964, zit. bei Precht 1964) gelangen spinale Afferenzen zu einem nicht unwesentlichen Teil zur Formatio reticularis und erreichen die vestibulären Kerne über Kollaterale.

Da Wilson et al. (1966a) ihre Versuche an dezerebellierten Katzen durchgeführt haben, kann angenommen werden, daß dem Cerebellum für die Weiterleitung spinaler Afferenzen zum vestibulären Kerngebiet keine wesentliche Bedeutung zukommt.

Moser (1974) und Fabbri (1978) haben auf die Möglichkeit hingewiesen, daß die propriorezeptiven Reize aus dem HWS- und Nackenbereich auch über den Fasciculus spinothalamicus anterior zum Nucleus vestibularis inferior gelangen können.

Die Einzelzellableitungen von Brink et al. (1980) haben gezeigt, daß die Neurone im Deiters-Kern ohne klare rostrokaudale oder dorsoventrale Betonung und im rostralen Anteil des Nucleus descendens verstreut sind.

1.4.6 Gelenkrezeptoren

Die Gelenkkapseln werden von den dorsalen Ästen der Spinalnerven versorgt. Die Rami articulares einer Nervenwurzel versorgen nicht nur die segmental zugehörige Gelenkkapsel, sondern entsenden auch kollaterale Äste zu den 1–2 nächst höher und tiefer liegenden Gelenken. Nach den Ausführungen von Dvorak u. Dvorak (1982) befinden sich in den Wirbelgelenkkapseln und in den gelenknahen Sehnenansätzen zahlreiche Mechanorezeptoren (3 verschieden große „Typen") sowie die Nozizeptoren. Während es sich bei den Mechanorezeptoren um eingekapselte Korpuskel handelt, bestehen die Nozizeptoren aus freien, dünn myelinisierten, plexiformen Nervenendigungen. Die Nozizeptoren sind ubiquitär im fibrösen Anteil der Gelenkkapseln, der Ligamente und der subsynovialen Kapsel verteilt.

Die Informationen, die über die spinovestibulären Bahnen zu den Kerngebieten gelangen, geben Hinweise auf den Charakter der Rezeptoren im Kopfgelenksbereich. Die Vestibulariskerne werden v. a. durch Halsbewegungen und weniger durch die Halsstellung beeinflußt. So konnten Rubin et al. (1975, 1977) bei den von ihnen abgeleiteten Vestibularisneuronen in 94% eine Beeinflussung durch eine Nacken*be*-

wegung und in nur 6% eine Beeinflussung durch die Kopf*stellung* registrieren. Darüber hinaus wiesen Boyle u. Pompeiano (1980) nach, daß hierbei die Körperdrehung um die Longitudinalachse (beim Menschen entspricht dies einer reinen Körperrotation bei fixiertem Kopf) eine wesentlich größere Rolle spielt als die Drehung des Körpers in horizontaler Ebene (einer Seitneigung entsprechend).

Nach diesen Befunden gehen also die spinovestibulären Afferenzen in erster Linie von kinästhetischen Rezeptoren aus.

2 Tierexperimentelle Untersuchungen zur Klinik einer Störung des Rezeptorensystems im Kopfgelenksbereich

2.1 A.-vertebralis-Unterbindung

Wie in den vorangegangenen Abschnitten dargelegt wurde, gibt es im Propriorezeptorenfeld der HWS und der Nackenmuskulatur kein isoliert faßbares, einzelnes „Sinnesorgan", das unter experimentellen Bedingungen untersucht werden kann. Um eine Störung der afferenten Informationen vom Nackenbereich zu simulieren, wurden daher in den Versuchen von Biemond (1961), Bos u. Philipszoon (1963), Jongkees u. Philipszoon (1964), Biemond u. de Jong (1969, zitiert nach Philipszoon 1970) und vielen anderen die dorsalen Wurzeln der Spinalnerven von C1–C4 durchtrennt. Ein nun entstehender Nystagmus und eine Gleichgewichtsstörung wurden von den Autoren auf die Unterbrechung der Information vom Nackenbereich her zurückgeführt.

Als Einwand kann angeführt werden, daß bei der Präparation der oberen Zervikalnerven beim Kaninchen wie auch bei der Katze die A. vertebralis unterbunden werden muß, und so die vaskuläre Genese der Befunde nicht auszuschließen sei. Minnigerode (1972) glaubt der Propriorezeptorentheorie deshalb nicht folgen zu können, weil die oben angeführten Autoren folgende, besonders beim Kaninchen ausgeprägte Gegebenheit nicht beachtet hatten. Beim Kaninchen besteht ein selbständiger N. aorticus an der Aortenwand, der Informationen über Blutdruckschwankungen in das Rautenhirn weiterleitet. Durch Kopfrotation würde nun reflektorisch ein Absinken des arteriellen Blutdruckes einsetzen und deshalb würde es zu einer ebenfalls plötzlich ausgelösten Verlangsamung der Blutzirkulation im vertebralen Stromgebiet kommen. Die aus diesen Einwänden logische Konsequenz ist eine Versuchsreihe, bei der das Verhalten der Tiere nach Unterbindung der A. vertebralis aufgezeichnet wird. Diese Versuche sind sicherlich bereits früher mehrfach durchgeführt worden, ohne daß sie veröffentlicht wurden. Lediglich Kunert (1961) beschreibt die Abklemmung beider Aa. vertebralis. Sein Interesse war aber auf die Kreislaufregulation gerichtet. (Er konnte eine mäßige Systemblutdrucksenkung verifizieren; dieser Befund kann allerdings auch bei Abklemmung aller großen Extremitätengefäße beobachtet werden, ist also nicht vertebralisspezifisch.) Nystagmus oder Gleichgewichtsstörung wurden nicht beschrieben.

Sears et al. (1974) zerstörten beim Kaninchen das Ganglion cervicale superius, wodurch ein Horner-Syndrom hervorgerufen wurde. In einer weiteren Serie wurden alle zuführenden Gefäße des Ganglions, von der Karotis und der A. pharyngea ascendens kommend, unterbunden. Bei allen 8 Versuchstieren trat nach 24–72 h das Horner-Syndrom auf. Nystagmus oder Gleichgewichtsstörungen wurden wiederum nicht beschrieben, was evtl. dadurch zu erklären ist, daß die Autoren aus einer ophthalmologischen und radiologischen Abteilung stammen.

Um die eingangs erwähnten tierexperimentellen Einwände zu erhärten oder zu entkräften, wurde bei 10 gesunden, 2,5 kg schweren Kaninchen in Nembutalnarkose die Unterbindung der A. vertebralis durchgeführt. Die Aa. vertebrales, die rechts aus dem Truncus cervicovertebralis und links aus der A. subclavia abgehen, wurden beidseitig in ihrem Verlauf bis zum 6. Halswirbel freipräpariert und zunächst linksseitig unterbunden. Da während der ersten 30 min auch unter Provokationsmaßnahmen (Halstorsion, Seitneigung) kein Nystagmus zu registrieren war, wurde anschließend auch die rechtsseitige A. vertebralis unterbunden. Auch jetzt zeigte sich kein Provokationsnystagmus. Ca. 10–40 min nach der zweiten A.-vertebralis-Unterbindung wachten alle Kaninchen wieder auf. Eine Auffälligkeit war nicht zu registrieren. Um sicher jeden Einfluß durch die Narkose ausschließen zu können, wurden nach 24 h alle Tiere erneut untersucht. In keinem Fall war elektronystagmographisch ein Provokationsnystagmus zu registrieren oder eine Gleichgewichtsstörung im Allgemeinverhalten der Tiere zu beobachten. Ähnliche Beobachtungen machte Stenger bei Katzen (Symposium über das obere Zervikalsyndrom in Mannheim). Nach dem Ergebnis dieser Versuche ist es nur schwer möglich, die eingangs erwähnten Einwände (d. h. beim Kaninchen oder bei der Katze die vaskuläre oder neurovaskuläre Genese des Zervikalsyndroms) gegen die Versuche der holländischen Schule um Bos, Biemond und Jongkees aufrecht zu erhalten.

Diese Versuche zeigen andererseits, daß sowohl Kaninchen als auch Katzen für experimentelle Studien über die Störungen der Halsafferenzen zum Gleichgewichtssystem in besonderem Maße geeignet sind, da bei ihnen der vaskuläre wie auch der neurovaskuläre Faktor vernachlässigt werden darf.

2.2 Ausschaltung und Reizung des Rezeptorensystems im Nackenbereich

Eine Ausschaltung des Propriorezeptorenbereiches im Nackenbereich durch Lokalanästhesie, meist mit Procain, wurde bereits mehrmals beschrieben, so von Barré (1926a, b), Biemond (1939, 1940, zit. bei Philipszoon 1970), Cohen (1961), de

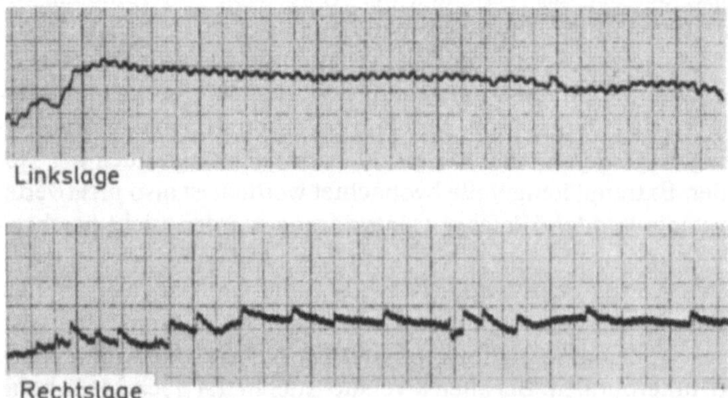

Abb. 7. Anästhesie links in Höhe von C0/1 und C1/2 (unter Röntgenkontrolle gesetzt) mit je 0,5 cm³ 1%igem Procain. Man beachte auch den Dekreszendocharakter des Nystagmus

Jong (1967, zit. bei Jongkees 1974), Biemond u. de Jong (1969), Jongkees (1969 a, b), Igarashi et al. (1972) und Abrahams (1972). Von den meisten Autoren wurde eine Gleichgewichtsstörung und/oder ein Nystagmus beschrieben. Der Nystagmus war, wenn er exakt angegeben worden war, zur nichtinjizierten Seite gerichtet (Jongkees 1969).

Eigene Untersuchungen zeigen, daß dieser Nystagmus nach 30 s bis 10 min auftritt (Abb. 7). Wie aus den Versuchen von McCouch et al. (1951) und von Biemond u. de Jong (1969) hervorgeht, liegt der entscheidende Propriorezeptorenbereich in Höhe von C 1–C 3 in den HWS-Gelenken oder in der tiefen Nackenmuskulatur.

Unter der Annahme, daß das Gleichgewichtssystem einen ständigen Informationszustrom aus dem Propriorezeptorensystem des Kopfgelenksbereiches erhält, muß gefordert werden, daß durch eine Reizung dieses Systems die umgekehrte Wirkung einer Lokalanästhesie erzielt wird. Es wurde der gleiche Versuch, wie bei der Anästhesierung, jedoch mit 0,5 ml Campher und mit Aluminiumhydroxyd durchgeführt. Erwartungsgemäß schlug der resultierende Nystagmus immer zur injizierten Seite.

2.3 Gleichgewichtsstörung

Während Biemond (1961), Biemond u. de Jong (1969), Barré (1926 a, b), De Jong (1967, zit. bei Jongkees 1974) und Jongkees (1969 a) nach Ausschaltung des Propriorezeptorensystems einen Lagenystagmus verbunden mit einer Gleichgewichtsstörung beschrieben haben, wurden von anderen Autoren unter gleichen Versuchsbedingungen Gleichgewichtsstörungen ohne Nystagmus von Igarashi et al. (1972) und Cohen (1961) beim Affen und von Abrahams (1972) bei der Katze beschrieben.

Im folgenden sollen die Versuchsergebnisse von Biemond u. de Jong (1969) denen von Cohen (1961) gegenübergestellt werden.

1. Biemond u. de Jong (1969) zerstörten bei Kaninchen einseitig die hinteren Spinalnervenwurzeln C 1–C 4. Das klinische Bild entsprach dem einer gleichseitigen Labyrinthektomie vor 1–2 Wochen: Muskelhypotonie auch im Bereich der Extremitäten auf der operierten Seite; gleichsinnige Torsion um die nasookzipitale Achse; wenn das Tier zum Laufen angetrieben wird, Drehung in Richtung der operierten Seite. Anfänglich Fallneigung des gesamten Körpers zur operierten Seite; Nystagmus bei Lage auf der nicht operierten Seite.
2. Cohen (1961) hat von vornherein *beidseitig* die afferenten Informationen von C 1–C 3 ausgeschaltet. Hier zeigte sich eine wesentlich geringere Gleichgewichtsstörung, die keine Seitenbetonung aufwies. Durch Beobachtung des Kletterverhaltens an einer Sprossenwand konnte jedoch eine deutliche Einschränkung der Geschicklichkeit und des Einschätzungsvermögens von Entfernungen beim Affen festgestellt werden. Die Versuchstiere stürzten sogar mehrmals beim Versuch, die Wand hochzuklettern, ab.

Diese beiden geschilderten Untersuchungsserien unterscheiden sich dadurch, daß von Biemond u. de Jong (1969) die Ausschaltung der Afferenzen von C 1–C 3 einseitig, von Cohen (1961) dagegen beidseitig durchgeführt wurden. Der Vergleich der Untersuchungsergebnisse zeigt, daß die einseitige Ausschaltung der Afferenzen zu wesentlich deutlicheren Gleichgewichtsstörungen führt als die beidseitige Ausschaltung.

Dieses Verhalten entspricht dem einer ein- und beidseitigen Labyrinthausschaltung. Wie beim peripheren Gleichgewichtsorgan kommt im Zentrum dem *Zusammenspiel* der afferenten Informationen vom Kopfgelenksbereich die wesentliche Bedeutung zu.

2.4 Einfluß der afferenten Informationen aus dem Kopfgelenksbereich auf das periphere Labyrinth

Decher (1969 a) berichtet über 209 Patienten mit Zervikalsyndrom, die über Schwindelbeschwerden klagten. Bei 116 Patienten war der Schwindel objektivierbar. Von ihnen wiesen 49 (42,2%) eine einseitige kalorische Unter- oder Unerregbarkeit auf. Lediglich 4mal (3,5%) konnte eine Hyperreflexie beobachtet werden. Ein Richtungsüberwiegen bestand 11mal (9,5%). In Verbindung mit der kochleären Symptomatik diagnostizierte Decher bei 67 Patienten (57,8%) eine peripher-vestibuläre Erkrankung, bei 22 Patienten (18,9%) zentrale Gleichgewichtsstörungen und in den übrigen Fällen eine kombinierte peripher-zentrale Gleichgewichtsstörung.

Collard u. Conraux (1970) konnten bei Patienten mit angiographisch gesicherter VBI in „über der Hälfte" eine kalorische Untererregbarkeit, meist beidseitig, feststellen. Wenn auch hier die Schädigung im Bereich der Vestibulariskerne als Ursache nicht ausgeschlossen werden kann, so muß bei der Neuronitis vestibularis per definitionem eine periphere Gleichgewichtsstörung angenommen werden. Eine Neuronitis vestibularis wurde von Decher 10mal auf eine zervikale Genese zurückgeführt (ebenso Moritz 1953 a, b; Haas u. Becker 1958; Ganz 1961; Mehmke 1963; Falkenau 1976; Lewit 1977 a).

Faßt man die Vorstellungen dieser Autoren zusammen, muß angenommen werden, daß bei dem „Zervikalsyndrom" (allgemein gesehen) die periphere Gleichgewichtsstörung mit experimenteller Unter- oder Unerregbarkeit ein wesentliches Symptom darstellen kann. Wenn versucht wird, die Eigenständigkeit der zervikalen Gleichgewichtsstörung bei einer Störung des Rezeptorenbereiches im Kopfgelenksbereich herauszuarbeiten, muß experimentell wie auch klinisch eine Beeinflussung der Labyrinthe durch den Kopfgelenksbereich untersucht werden.

Eine Einflußnahme des Propriorezeptorensystems im Kopfgelenksbereich auf das periphere Gleichgewichtsorgan ist nur über das efferente periphere Labyrinthsystem (Gacek 1960) denkbar.

Die efferenten Nervenzellen werden im kaudalen Anteil des Deiter-Kernes vermutet. Höhere efferente Neurone konnten bisher nicht nachgewiesen werden (Gacek 1974). Es gibt gekreuzte (Petroff 1955) und ungekreuzte (Gacek 1960) efferente Nervenfasern. Diese Fasern treten in die vestibulären Nerven im Hirnstamm ein, wo auch die Konvergenz mit den efferenten kochleären Fasern stattfindet. Im N. vestibularis sind alle efferenten Fasern im Bündel in den zentralen Anteilen lokalisiert. Die efferenten Fasern haben eine 2–3 µ dicke Myelinscheide. Ihre Anzahl wird mit ca. 300 angegeben. Precht (1974) betont, daß der Einfluß des efferenten Systems auf das afferente System „ziemlich schwach" sei. Da die Entladungen der afferenten Fasern nach tetanischer Reizung des kontralateralen Deiter-Kernes abnehmen, wird dem efferenten vestibulären System ein inhibitorischer Charakter zugeschrieben (Precht 1974). Schmidt (1963) durchtrennte am Leopardenfrosch die Nerven von Ampulle, Sacculus, Utriculus und Lagena ab und führte Einzelzellableitungen durch. Da die Rezeptorenfelder abgetrennt waren, wurden nur noch die efferenten Impulse registriert.

Eine Spontanaktivität bestand nicht. Efferente Spikes zeigten keine Differenzen zwischen den einzelnen Nerven, was darauf hindeutet, daß alle Impulse von einem gemeinsamen Zentrum ausgehen. Eine Stimulation des efferenten Systems erfolgte durch Reizung einer Ampulle, nicht aber durch Reizung des Otolithenapparates. Eine Stimulation des efferenten Systems konnte v. a. aber auch durch „nicht identifizierte" extralabyrinthäre Propriorezeptoren erreicht werden. Zur Reizung dieser Propriorezeptoren genügte die aktive oder passive Bewegung der Extremitäten (v. a. Flexion) oder der Druck auf den Magen oder das Ganglion Gasseri. Eine Bestätigung dieser Befunde am Frosch erbrachten die Untersuchungen am Kaninchen von Bertrand u. Veenhof (1964), die noch weitergingen und die von extralabyrinthären Propriorezeptoren ausgelösten efferenten Vestibularisimpulse durch eine Rückenmarksdurchtrennung in Höhe von C 2 zu einem großen Teil ausschalten konnten.

Die Versuche von Schmidt (1963) wurden am Kaninchen wiederholt. Von dem vor dem Labyrinth durchtrennten N. vestibularis wurden die Summenaktionspotentiale der efferenten Teile des Nervs abgeleitet. Nach Freipräparation der tiefen Nackenmuskulatur und der Gelenkkapseln von C 1/2 erfolgte eine Stimulation von 0,1 ms Dauer. Die vom N. vestibularis erhaltenen efferenten Potentiale waren mit einer Latenzzeit von 18–20 ms nachweisbar. Dieser Wert entspricht exakt dem von Sala (1965) bei Katzen gefundenen Wert, der die Aktionspotentiale des efferenten vestibulären Systems bei Reizung des kontralateralen Deiters-Kernes untersuchte.

Die von uns ermittelte Latenzzeit von 18–20 ms läßt eine direkte Verbindung vom Rezeptorenfeld im Kopfgelenkbereich zum peripheren Labyrinth unwahrscheinlich erscheinen. Ein Einfluß via Vestibulariskerne und efferentes, vestibuläres System ist aber gegeben.

Weiter wurde nun untersucht, ob dieser Einfluß beim experimentellen Nystagmus (kalorisch, rotatorisch, galvanisch) zum Tragen kommt. Der Nystagmus wurde nach jeweils einseitiger Ausschaltung der afferenten Informationen aus dem Kopfgelenksbereich durch Rhizotomie von C 1, C 2 und C 3 beim Kaninchen und bei der Katze untersucht. Nur dieser experimentelle Nystagmus erlaubt in der Klinik eine Beurteilung des Funktionszustandes des peripheren Gleichgewichtsorgans. In keiner Untersuchung konnte eine Änderung der experimentellen Erregbarkeit (Über- oder Untererregbarkeit, ein- oder beidseitig) der peripheren Labyrinthe nachgewiesen werden.

Die Unter- und Unerregbarkeit des peripheren Gleichgewichtsorgans bei den „zervikalen Syndromen" kann also nicht auf eine Störung im Rezeptorenfeld des Nackens und Kopfgelenkes zurückgeführt werden; die Untererregbarkeit bietet so ein differentialdiagnostisches Kriterium bei der ätiologischen Aufgliederung der „zervikalen Syndrome".

Die periphere Gleichgewichtsstörung (der HNO-Arzt versteht darunter eine Störung der Labyrinthfunktion) gehört nicht zum Kopfgelenkssyndrom. Die Schwindelbeschwerden wie auch die Gleichgewichtsstörungen bei der funktionellen Kopfgelenksstörung sind nicht auf eine periphere Labyrinthstörung zurückzuführen.

3 Klinische Untersuchungen

Die tierexperimentellen Untersuchungen haben nicht nur gezeigt, daß das Propriorezeptorensystem ein Teil des Gleichgewichtssystems darstellt, sondern daß eine Störung dieses somatosensiblen Informationssystems aus dem oberen Nackenbereich beim Tier zu einem äquivalenten Krankheitsbild, einer Gleichgewichtsstörung, führen kann. Von großer Bedeutung ist nun die Frage, ob diese Versuchsergebnisse auf den Menschen übertragen werden dürfen. Von vielen Seiten wird diese Frage verneint. Die Anwendung auf die Humanmedizin muß kritisch betrachtet werden, weil der Gleichgewichtsapparat ein zusammenfassendes System der verschiedensten Afferenzen darstellt. Wie ein einseitiger, aber auch beidseitiger Labyrinthverlust zeigt, kann eine solche Störung binnen kurzer Zeit vom übrigen Gleichgewichtssystem kompensiert werden; ein einseitiger Labyrinthausfall ist sogar nach wenigen Monaten bei voller Beschwerdefreiheit nur noch mit experimentellen Methoden nachweisbar. Kann also bei einer guten Kompensationsfähigkeit des Gleichgewichtssystems eine Störung des afferenten Systems im Hals-Nacken-Bereich zu einem subjektiven Krankheitsbild beim Menschen führen?

Eindeutige Gleichgewichtsstörungen erhalten wir beim Tier nach einer einseitigen Ausschaltung oder Reizung der obersten 2–3 Spinalnerven.

Diese „Versuchsbedingungen" konnten einige Male auch beim Menschen beschrieben werden. Biemond (zit. bei Philipszoon 1970) hat 3 Patienten mit einer zervikalen Radikulitis beobachtet, bei denen ein Lageschwindel und bei Seitlagerung ein Nystagmus auftraten. Biemond (1961) untersuchte 2 Patienten, bei denen im Rahmen einer Tortikollisoperation in Lokalanästhesie intradural die hinteren Nervenwurzeln von C 2 und C 3 durchtrennt wurden. Beide Patienten zeigten einen Lagenystagmus zur operierten Seite.

Lieou (zit. bei Biemond u. de Jong 1969) injizierte bei 4 Patienten 10 ml 1% Procain einseitig in das tiefe paravertebrale Gewebe. Nach wenigen Minuten traten ca. 50 min lang Drehschwindel, Fallneigung zur gleichen Seite und Horizontalnystagmus I° zur Gegenseite auf. Diese Symptome können durch Anästhesie der Gegenseite unterbrochen werden. Heimburger et al. (1973) führten bei 15 Patienten mit zentraler Lähmung und Spastik eine beidseitige posteriore Rhizotomie bei C 1, C 2 und C 3 in Vollnarkose durch. Als Komplikation oder Begleiterscheinung wurden weder Nystagmus noch subjektive Schwindelbeschwerden erwähnt. Dies kann jedoch auch die experimentellen Erfahrungen bestätigen, daß eine beidseitige Ausschaltung der Afferenzen aus dem Halsbereich zum Verschwinden der Schwindelerscheinungen führt. Entscheidend scheint, wie bei der Labyrinthstörung, die *Seitendifferenz* zu sein.

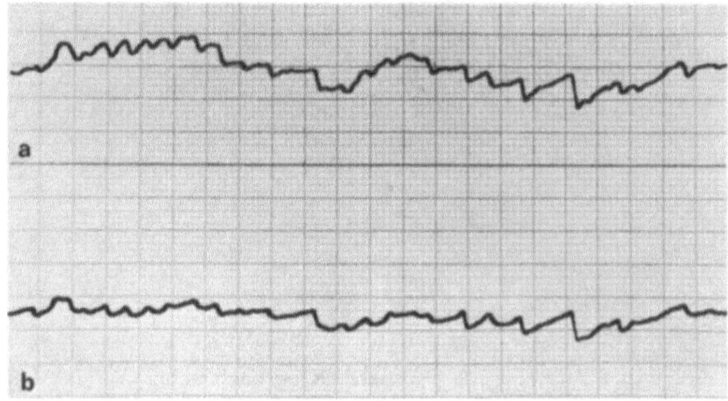

Abb. 8a, b. Spontannystagmus 1 Woche nach Durchtrennung der dorsalen Wurzeln von C2 und C3. a Rechtes Auge, b linkes Auge

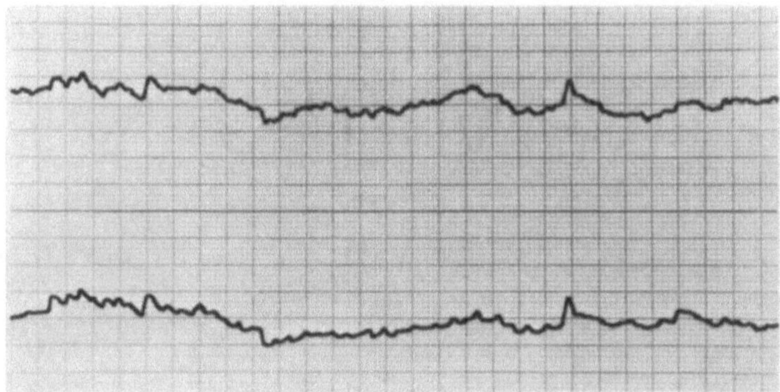

Abb. 9. Zervikalnystagmus III° nach rechts, 1 Woche nach Operation bei Körperdrehung nach links

Hier soll eine eigene Kasuistik (Hülse 1981) angeführt werden, die alle experimentellen Bedingungen erfüllt.

Bei einem 48jährigen Patienten wurden (Neurochirurgische Klinik Mannheim, Dir. Prof. Dr. W. Piotrowski) wegen zweier Neurinome die dorsalen Wurzeln der Spinalnerven C2 und C3 rechts durchtrennt. Der Patient konnte prä- und postoperativ wiederholt untersucht werden.

Der subjektive und objektive präoperative Befund waren otologischerseits unauffällig. Sofort postoperativ wurden deutliche Drehschwindelbeschwerden und Unsicherheitsgefühl angegeben, die sich durch Lagerungswechsel verstärkten. Nach 1 Woche war der Patient transportfähig und wurde in unserer Klinik vorgestellt. Es zeigte sich nun bei Lidschluß ein Spontannystagmus nach links (nichtoperierte Seite) mit einer Frequenz von 132 Schlägen/min (Abb. 8).

Die Prüfung des Blickrichtungsnystagmus und die Untersuchung der Pendelblickfolgebewegung und des optokinetischen Nystagmus zeigten keine Besonder-

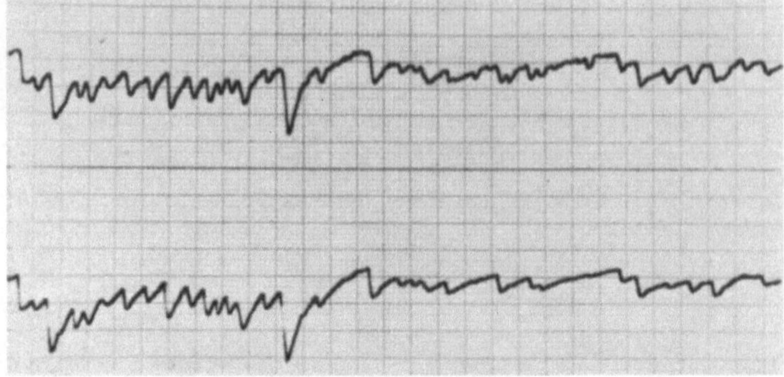

Abb. 10. Zervikalnystagmus III° nach links, 1 Woche nach Operation bei Körperdrehung nach rechts

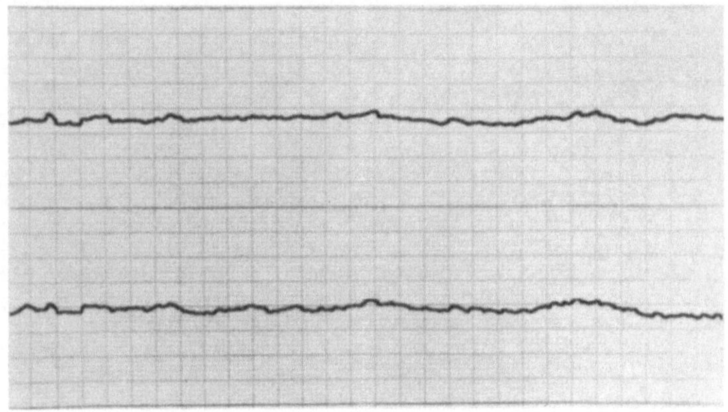

Abb. 11. Spontannystagmus ist nach 5 Wochen verschwunden (gleiche Untersuchungsbedingungen wie Abb. 8)

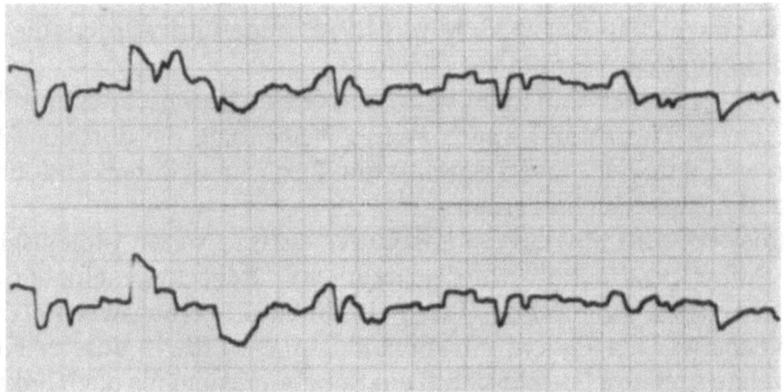

Abb. 12. 5 Wochen nach Operation ist auch der Zervikalnystagmus (entsprechend Abb. 10) nicht mehr eindeutig

heiten. Bei der Untersuchung auf Zervikalnystagmus wurde ein Zervikalnystagmus III° auf beiden Seiten, nach links stärker als nach rechts, registriert, obwohl die Kopfdrehung nur um 45° möglich war (Abb. 9 u. 10).

Bei einer Kontrolluntersuchung 4 Wochen später gab der Patient an, daß die Schwindelbeschwerden sich seit der letzten Untersuchung ständig zurückgebildet hätten und daß er seit 1 Woche beschwerdefrei sei (Abb. 11). Dies konnte elektronystagmographisch bestätigt werden: der Spontannystagmus war nicht mehr nachweisbar und der Zervikalnystagmus nur noch andeutungsweise zu erkennen (Abb. 12).

Das subjektive Beschwerdebild sowie der Spontannystagmus gleichen also auch beim Menschen dem Krankheitsbild eines Labyrinthausfalles, wenn auch, ähnlich wie im Tierversuch, die Symptomatik nach Ausschaltung von C 2 und C 3 sich deutlich schneller zurückbildet.

Die kalorische Prüfung, die beidseitig mit 50 cm³ warmem Wasser (30° und 44°) in 30 s appliziert, durchgeführt wurde, zeigte keinen auffälligen Befund.

Das subjektive Beschwerdebild wie auch der Spontannystagmus bei einseitiger Ausschaltung der Propriorezeptoren bei C 1 bis C 3 ähneln dem Bild der Neuronopathia vestibularis; der experimentelle Nystagmus ermöglicht jedoch eine Unterscheidung dieser beiden Krankheitsbilder.

Die tierexperimentellen Erfahrungen dokumentieren, daß eine subjektive und objektive Gleichgewichtsstörung, hervorgerufen durch eine Störung im Rezeptorenfeld des Kopfgelenkes, nicht nur theoretisch denkbar, sondern auch in praxi nachweisbar ist. Die geschilderte Kasuistik läßt darüber hinaus folgende Schlüsse zu:

1. Die tierexperimentellen Erfahrungen können, wenigstens teilweise, auf den Menschen übertragen werden.
2. Eine „zervikale Gleichgewichtsstörung" muß nicht immer auf eine Durchblutungsstörung der A. vertebralis zurückgeführt werden.

Die Schilderung des obengenannten Falles ist für die Beschreibung des Krankheitsbildes einer Störung im Rezeptorenfeld des Kopfgelenksbereiches von grundsätzlicher Bedeutung, wenn auch in der täglichen Praxis nicht eine Ausschaltung, sondern eine Reizung der Rezeptoren im Rahmen einer reversiblen, funktionellen Kopfgelenksstörung (fKgS) zu beobachten ist. Analog zu den peripheren Gleichgewichtsorganen, den Labyrinthen, bildet sich erst durch die Seitendifferenz der Afferenzen das klinische Beschwerdebild aus, so daß die Krankheitsbilder durch Reizung und durch Ausschaltung des Rezeptorenfeldes einander entsprechen.

Daß eine Gleichgewichtsstörung, hervorgerufen durch eine funktionelle Kopfgelenkstörung, beim Menschen auch tatsächlich existiert, findet seine Bestätigung ex juvantibus in der Praxis, wenn ein Patient mit schweren subjektiven und auch objektiven Gleichgewichtsstörungen nach einer einmaligen manualtherapeutischen Behandlung dauerhaft subjektiv wie auch objektiv beschwerdefrei wird (Domnick 1956; Falkenau 1976; Gutmann 1968a; Hülse et al. 1975; Krausova et al. 1968; Lewit 1977a und viele andere).

Die Manipulationsbehandlung ist lediglich in der Lage, eine funktionelle Störung im HWS-Bereich zu beheben. Eine Beeinflussung der A.-vertebralis-Durchströmung bei einer morphologisch unauffälligen HWS durch einen manualtherapeutischen Handgriff ist nicht denkbar.

3.1 Gelenkblockierung

Der Ausdruck „Blockierung" ist nicht wissenschaftlich, „aber er hat den Vorteil, im Sprachgebrauch zu sein. Er wurde aus der Erfahrung gewonnen" (Michel et al. 1973). „Blockierung" bedeutet eine funktionelle und manualtherapeutisch beeinflußbare, reversible Störung im Bereich der Gelenke (Lewit 1977a). Es handelt sich um ein reversibles Funktionsdefizit ohne bisher allgemein anerkanntes morphologisches Substrat (Wolff 1982).

Auch bei Durchsicht der neueren wissenschaftlichen Literatur ist eine klare Definition nicht zu finden. Besonders durch reichlichen Mißbrauch im paramedizinischen Bereich ist dieses Wort in Mißkredit geraten.

Zukschwerdt et al. (1960) haben sich um eine Abklärung dieses Begriffes bemüht. Sie zitieren den Chiropraktiker Kimmel (S. 276), der die Auffassung vertritt, daß bei der Blockierung ein Wirbel an der Grenze normaler Beweglichkeit fixiert bleibt und nicht spontan zum Ruhepunkt zurückkehrt. (Ähnlich argumentieren Schuler 1966; Decher 1969a.) Im Gegensatz dazu betont Wolff (1982), daß die Wirbel keineswegs in einer Endstellung fixiert seien. Nach Jirout (1976) entsteht und besteht die Blockierung im Gegensatz zu Luxation oder Subluxation innerhalb der Grenzen des normalen Bewegungsausmaßes. Auch Giebel (1971) und Neumann (1977a) sprechen sich dafür aus, daß die Beweglichkeit niemals ganz aufgehoben, sondern nur in einer oder in mehreren Richtungen eingeschränkt sei. Die Bewegung kann in anderen Richtungen normal oder sogar übermäßig vorhanden sein. Für Wolff (1972b) und Falkenau (1976) bedeutet die Gelenkblockierung den Verlust des freien Gelenkspieles und somit ein pathologisches Funktionsdefizit ohne nachweisbares anatomisches Substrat. Bei der Untersuchung zeigt sich die Blockierung am ehesten in einer deutlichen Einschränkung des „joint play" (Bewegungen, die keine Funktionsbewegungen sind) (Menell 1964; Wolff 1972b; Lewit 1977a; Eder u. Tilscher 1978).

Das gestörte „joint play" wird im Rahmen des normalen Bewegungsraumes bei passiver Prüfung der Beweglichkeit erkennbar. Es werden also hierbei nicht nur die gelenkspezifischen Hauptbewegungsmuster (Beugen bzw. Strecken eines Scharniergelenkes), sondern auch alle nur passiv erreichbaren und teilweise minimalen Bewegungsausschläge, wie Extension, Rotation und Parallelverschiebung, miteinbezogen. Jensen (1970), Wolff (1972), Kaiser (1973) und Falkenau (1978) vergleichen die Blockierung mit einer verklemmten Schublade. Wie bei der verklemmten Schublade ist das freie Gelenkspiel eine Voraussetzung für die normale Gelenkfunktion.

Der Ausdruck der Chiropraktiker „Subluxation" darf für die Wirbelblockierung nicht angewandt werden (Zukschwerdt et al. 1960; Kasperek 1969; Giebel 1971; Kunert 1975; Eder u. Tilscher 1978).

Nach Zukschwerdt et al. (1960), Emminger (1971) und Kaiser (1973) finden sich in allen kleinen Wirbelgelenken, besonders auch im Atlas-Axis-Bereich, oft nur hauchdünne meniskoide Strukturen. Am ventralen, dorsalen und lateralen Rand des Gelenkspaltes konnten Ausfüllungen der aus funktionellen Gründen sehr weiten Spalten und Buchten bis zum Ansatz der haubenförmigen, die Gelenkfortsätze umgreifenden Kapsel nachgewiesen werden, die aus Fettzotten oder Kapselausstülpungen bestanden. Ein Zusammenhang mit dem Ligamentum flavum (ventrale Begrenzung des Gelenkes) läßt sich gelegentlich deutlich darstellen (Zukschwerdt et al. 1960).

Bei der Wirbelgelenkblockierung komme es nun zur Einklemmung dieser „Gelenkmenisci“. Wesentliche Veränderungen dieser „Menisci“ sind hierzu nicht erforderlich, wie Blockierungen an der HWS im Kindesalter beweisen sollen (Zukschwerdt et al. 1960).

De Sèze (1959) führt eine Wirbelblockierung auf eine Blockierung eines Teiles des Nucleus pulposus der Bandscheibe zurück, die jedoch von Zukschwerdt et al. (1960) auch im Myelogramm nie nachgewiesen werden konnte. Für eine Blockierung im Kopfgelenksbereich ist diese Erklärung irrelevant, da es hier keine Bandscheiben gibt.

Auf die verschiedenen Theorien der Blockierung soll hier nicht weiter eingegangen werden, da sie eher ein orthopädisches Problem darstellen.

Zur Pathogenese der Blockierung zählt Lewit (1977a):
1. Überlastung und Fehlbelastung
2. Trauma
3. Blockierung an einem anderen WS-Abschnitt kann über eine kompensatorische Überbelastung ebenfalls zu einer Blockierung führen
4. Auf eine plötzlich „ungeschickte Bewegung“ als Ursache weisen besonders Zukschwerdt et al. (1960) hin
5. Ein reflektorischer Vorgang spielt sicher bei der Aufrechterhaltung einer Blockierung eine Rolle (Jensen 1970; Wolff 1972b; Lewit 1977a; Dvorak u. Dvorak 1982).

Eder u. Tilscher (1978) führen neben den statisch-dynamischen auch extraartikuläre Faktoren auf, wie muskuläre Dysbalance, Tendinopathien, reflektorisch-segmentale Einflüsse sowie traumatische und entzündliche Gelenksreaktionen. Die Wirbelgelenkkapsel ist dicht mit Rezeptoren besetzt. Ihr Afferenzstrom läuft über den R. dorsalis bzw. den N. sinuvertebralis (N. recurrens Luschkae) (Struppler 1977b). Bei diesen Rezeptoren handelt es sich, wie in Abschn. 4.6 beschrieben, um Mechanorezeptoren und Noziceptoren.

Eine Irritation dieser Rezeptoren, z.B. durch eine Blockierung, kann reflektorisch (über eine „Nozireaktion“: Wolff 1983) u.a. zu einem segmentalen Muskelspasmus führen, der evtl. die Blockierung des Wirbelgelenkes weiterfixiert (Pia u. Tönnis 1953; Stuck 1961; Jensen 1970; Emminger 1971, Kunert 1975; Schlegel 1976; Brügger 1977). Der Muskelspasmus kann nicht nur Ausdruck und Folge einer Blockierung sein, er kann auch eine Blockierung auslösen (Zukschwerdt et al. 1960; Kasperek 1969; Jensen 1970). Daß die Muskelverspannung keineswegs die einzige Ursache einer Blockierung ist, zeigen die Beobachtungen, daß die Blockierung am narkotisierten und relaxierten Patienten sogar verstärkt vorzufinden ist.

Die Gelenksblockierung muß streng vom „hypermobilen Gelenk“ unterschieden werden, besonders, da die Hypermobilität nicht durch einfache manualtherapeutische Handgriffe zu beheben ist. Die Hypermobilität ist auf einen konstitutionellen Faktor zurückzuführen. Zeichen von allgemeiner Hypermobilität, wie Hyperextensionsfähigkeit der Fingergrundgelenke und der Handgelenke, sind sehr häufig gleichzeitig zu beobachten. Wie der Schulkopfschmerz (Gutmann 1968b) erkennen läßt, kommt auch dieser Funktionsstörung ein pathogenetischer Faktor zu.

Hypermobilität und Gelenkblockierung schließen sich keineswegs gegenseitig aus, so daß kompensatorische Hypermobilität neben Blockierungen, bzw. vice versa, gemeinsam bestehen können. Verstärkt wird die gemeinsame Instabilität durch eine begleitende Dysbalance der Stammuskulatur.

Der nozizeptive Reiz hat die biologische Rolle eines Warnsignals bei gestörter Funktion. Die Nozireaktion wird schon bei einer Funktionsstörung und nicht erst bei einer morphologischen, irreversiblen Veränderung ausgelöst. Der Reiz ruft regelmäßig reflektorische Muskelspannung hervor, selbst wenn er noch unterschwellig ist und noch nicht als „Schmerz" empfunden wird (Lewit 1977 a; Wolff 1983).

Nackenschmerzen können nicht nur vertebragener, sondern auch muskulärer Herkunft sein (Brocher 1973). In der Praxis ist dann meist ein „muskulärer Hartspann" zu beobachten. Dieser muskuläre Hartspann (der auch bei einer Blockierung zu beobachten ist) wird von Fassbender (1980) mit einer erhöhten Konsistenz, einer vermehrten Resistenz und einer verminderten Plastizität charakterisiert.

Bei einer muskulären Hypertonie kann es infolge der nur spärlichen kinetischen Veränderungen des Muskelquerschnittes zur Stagnierung des venösen Rückflusses kommen, die über Stoffwechselveränderungen (besonders O_2-Mangel) zu Gelosen führt. Auch die Ansatzstellen der Sehnen und Bänder unterliegen ähnlichen Veränderungen, die sich klinisch in Tendinosen und Periostosen äußern (Scheibe 1957; Zukschwerdt et al. 1960). Kasperek (1969) mißt der Tonusveränderung der Paravertebralmuskulatur bei der Entstehung der Nackenschmerzen und der Wirbelgelenkblockierung die Hauptbedeutung zu. Auslösende Momente für die Muskelverspannung stellen unkoordinierte Bewegungen, langzeitige, einseitige Belastungen, Dauererschütterungen und auch Kältereize dar (Zukschwerdt et al. 1960).

Zusammenfassend kann gesagt werden, daß ein Circulus vitiosus zwischen Wirbelgelenkblockierung und Muskelhartspann besteht, wobei oft nicht entschieden werden kann, welches Element zuerst geschädigt wurde (Struppler 1977 a). Hieraus wird aber auch ersichtlich, warum die örtlichen Muskelsymptome bei den Kopfgelenksstörungen „nahezu regelmäßig" (Zukschwerdt et al. 1960) vertreten sind.

Wenn auch bei der Blockierung die Nozizeptoren eine wesentliche Rolle spielen, scheinen sie für die Gleichgewichtsstörung nur von sekundärer Bedeutung zu sein. Fredrickson et al. (1965) erhielten bei Einzelzellableitungen im Gegensatz zu den vestibulären Kernen in der Formatio reticularis kaum Reizantworten. Die Nozizeptoren müssen von den für das Gleichgewichtssystem bedeutsamen Propriorezeptoren unterschieden werden.

Auch die Tonusänderung der paravertebralen Muskulatur kann nur teilweise mit der ursächlichen Entstehung der Gleichgewichtsstörung in Verbindung gebracht werden, da die Muskulatur ihrerseits über vestibulospinale Bahnen über Labyrinthreflexe beeinflußt wird (Huizinga 1955; Wilson et al. 1966 b; Wilson u. Maeda 1974; Jongkees 1969 a; Strobel 1971; Emami-Nouri 1973; Löwenstein 1974; Kornhuber 1974).

Eine beidseitige Labyrinthektomie führt beim Kaninchen zu einer elektromyographisch noch nach 3 Monaten nachweisbaren Hypertonie des M. rectus capitis posterius, weshalb der Kopf reflektiert gehalten wird (Tokita et al. 1972).

Die Gelenkblockierung und die Tonusänderung der paravertebralen Muskulatur können eine Störung der Propriorezeptorenfelder des Gleichgewichtssystems bewirken, müssen es aber nicht. Die Blockierung sowie der Muskelhartspann können isoliert ohne Gleichgewichtsstörung auftreten. Welche zusätzliche Faktoren erst zum Schwindel führen, ist unbekannt.

3.2 Manuelle Untersuchung

Da es sich bei der Wirbelgelenksblockierung und dem Muskelspasmus der paravertebralen Muskulatur um eine reversible, funktionelle Störung handelt, muß der manualmedizinische Untersuchungsbefund allen weiteren Untersuchungsmethoden vorangestellt werden (Hinz u. Plaue 1972; Wolff 1972b; Erdmann 1973).

Die Untersuchung der HWS und des Kopfgelenkbereiches umfaßt 3 Elemente:

3.2.1 Gesamtbeweglichkeit der Halswirbelsäule

Eine grob orientierende Prüfung stellt die Untersuchung der HWS-Beweglichkeit dar. Hierbei bietet die Rotation nach rechts und links die zuverlässigste Information (im Gegensatz zur Vor- und Rückwärtsbeugung) (Aubry et al. 1969; Erdmann 1973). Hinz u. Erdmann (1967) und Krämer (1980) gaben folgende Normalbefunde für die Kopfdrehung an:

- in Kopfvorbeuge   45°   nach rechts und links
- in Mittelstellung   60°–90°   nach rechts und links
- in Reklination   40°–60°   nach rechts und links
- Seitwärtsneigung   45°
- Flexion: Kinn – Sternum – Abstand unter 2 cm
- Reklination: Kinn – Sternum – Abstand über 20 cm

Bei maximaler Kopfvorbeuge kommt es zu einer Anspannung der dorsal gelegenen und überwiegend longitudinal ausgerichteten Bandmassen, wodurch in den unteren Segmenten die bei Kopfdrehung erforderliche Mischbewegung von Rotation und gleichzeitiger Seitneigung erheblich eingeschränkt („gesperrt") wird. Dies bedeutet, daß bei einer funktionellen Störung im Bereich der Kopfgelenke die Ausschläge der Rotation bei Kopfvorneigung besonders stark vermindert sind.

Bei Kopfrückneigung ist der Drehverlust im Bereich der Gelenke C2/3–C6/7 geringer, so daß hierbei die Kopfdrehung um 60° möglich ist.

Durch diese Untersuchung erhält man bereits einen Anhalt dafür, ob eine funktionelle Störung im Kopfgelenksbereich oder eher in der mittleren und unteren HWS zu suchen ist.

3.2.2 Segmentale Wirbelsäulenuntersuchung von Hand

Die segmentale Untersuchung der HWS von Hand, die auch eine Blockierung und Verringerung des „joint play" im Bereich von Okziput zu Atlas, von C1/2 und C2/3 erkennen läßt, ist von Lewit (1977a) ausführlich beschrieben worden und soll hier nicht wiederholt werden.

Die manuellen Untersuchungsbefunde wurden in unserem Patientengut, soweit möglich, von Manualtherapeuten erhoben, da hierzu große Erfahrung nötig ist.

3.2.3 Palpation der Nackenmuskulatur und der Druckschmerzpunkte

Palpation der Nackenmuskulatur: Hier ist darauf zu achten, daß im Kopfgelenksbereich die tiefe paravertebrale Muskulatur von Bindegewebe, M. trapezius, M. splenius capitis, M. semispinalis capitis und M. longissimus capitis bedeckt ist.

Besonders bei funktionellen Wirbelsäulenstörungen ist im Bereich der entsprechenden Dermatome eine Änderung der Sensibilität und häufig auch eine Verquellung des subkutanen Bindegewebes zu beobachten. Die Haut ist hier überempfindlich und das subkutane Gewebe derber als in der Umgebung (Lewit 1977 a; Kibler-Hautfalten). Lewit konnte überdies eine Verringerung der Hauttemperatur in dem entsprechenden Dermatom nachweisen. Ein Hartspann des M. trapezius ist für unsere Fragestellung bedeutungslos, ebenso eine Verspannung des M. levator scapulae, der von den hinteren Höckern der Querfortsätze des 1.–4. Halswirbels entspringt. Eine Tendomyose des M. levator scapulae ist bei den „mittleren" Zervicalsyndromen „ungemein häufig" (Wolff 1963). Der Autor bringt sie mit einer Funktionsstörung im Wirbelgelenk C 2/3 in Zusammenhang.

Wie die tierexperimentellen Untersuchungen und die klinischen Beobachtungen zeigen, dürfen diesen „oberflächlichen" Nackenmuskeln bei der Entstehung der Gleichgewichtsstörung keine Bedeutung beigemessen werden. Entscheidend sind nur die kurzen Muskeln im Kopfgelenksbereich (Mm. obliqui capitis superior et inferior sowie Mm. recti capitis posterior major et minor et lateralis und evtl. noch der M. semispinalis capitis). Es muß also ein Befund der tiefen Nackenmuskulatur erhoben werden. Gleichzeitig wird nach einem Druckschmerz am Processus transversus atlantis gefahndet, auf dessen „pathognomonische Bedeutung" Scalabrino (1971) hinwies.

In unmittelbarer Nähe funktionsgestörter Gelenke, oft auch paravertebral, sind äußerst dolente Schmerzpunkte, sog. „tender points", zu palpieren.

3.3 Röntgenbefund

Zu der Frage, wie weit mit röntgenologischen Mitteln wissenschaftliche oder klinische Aussagen zu unserer Problematik möglich sind, kann otologischerseits nicht Stellung genommen werden. Die Literatur ist kaum zu übersehen und zu interpretieren, da diese erkennen läßt, daß sich zwei Denkrichtungen fast unvereinbar gegenüberstehen: eine mehr statisch-morphologisch ausgerichtete und eine mehr dynamisch-funktionelle Position. Hier seien einerseits Namen wie Brocher, Erdmann, Junghanns, von Torklus genannt, denen Autoren wie Gutmann, Jirout, Lewit und Arlen gegenüberstehen. Die letztere Gruppe geht von der klinischen Erfahrung aus, daß es v.a. Funktionsabläufe sind, die die vertebragene Klinik auslösen, und versucht, durch „funktionelle Röntgenmethoden" diesem funktionellen Befund beizukommen. Einem Außenstehenden drängt sich der Eindruck auf, daß die Röntgenuntersuchungsmethoden vom Wesen her nur einen begrenzten Aussagewert zur

Analyse der uns interessierenden Probleme haben. Diese Bemerkung darf auf keinen Fall den Eindruck vermitteln, daß auf den Einsatz des Röntgenbildes in der Klinik und in der Wissenschaft verzichtet werden könnte. Es bleibt aber bestehen, daß die Pathomorphologien im Range den Funktionen unterzuordnen sind (Eder u. Tilscher 1978). Auf das Problem der Objektivierung des Schwindels wurde in der Einleitung eingegangen. Bei der funktionellen Kopfgelenksstörung ist röntgenologisch diesem Problem sicher nicht beizukommen. Sind auch jahrelang die HWS-Röntgenbefunde bei der Diagnose der „Zervikalsyndrome" überstrapaziert worden, so ist es doch ein Unding, daß ein Schwindel zervikaler Genese von röntgenologischer Seite als unwahrscheinlich abgelehnt wird, wie es unlängst in einem strittigen Sozialgerichtsgutachten geschehen ist.

Bei allen unseren Patienten wurde vor der manuellen Untersuchung eine Röntgenaufnahme der HWS in 4 Ebenen und eine A.-p.-Aufnahme des atlantoaxialen Bereiches angefertigt. In keinem Fall zeigte sich eine sichere pathologische Auffälligkeit.

3.4 Symptomatik

In den Jahren 1974–1978 konnten 120 Patienten mit funktionellen Kopfgelenksstörungen, verbunden mit Gleichgewichtsstörungen, untersucht werden. Bei 79 Patienten wurde der Manualbefund und die -behandlung durch einen Manualtherapeuten (Wolff, Geiger) vorgenommen. 41mal standen mir diese erfahrenen Ärzte nicht zur Seite, so daß ich hier selbst den Manualbefund erheben mußte.

Es muß einleitend hervorgehoben werden, daß dieses Patientenkollektiv für die funktionellen Kopfgelenksstörungen nicht repräsentativ sein kann, da einem Otologen nur Patienten mit subjektivem Schwindelgefühl vorgestellt wurden.

Zum Vergleich wurde teilweise ein Kollektiv von 50 Patienten mit einer VBI herangezogen; die Diagnose wurde zuvor in der hiesigen neurologischen Klinik gestellt.

3.4.1 Alter

Bei der funktionellen Kopfgelenksstörung war der jüngste Patient 16 Jahre, der älteste 64 Jahre alt. Das Durchschnittsalter betrug 42,6 Jahre. Diese Altersangaben entsprechen den Angaben anderer Autoren. Jensen (1970) gibt eine Häufung der Erkrankung mit Wirbelblockierung zwischen dem 30. und 60. Lebensjahr an, mit einem Maximum nach dem 40. Lebensjahr. Zülch (1974) findet ein Maximum in der 2. Hälfte der 4. Lebensdekade; die Patienten von Kuhlendahl (1964) waren meist jünger als 40 Jahre. Das Durchschnittsalter wurde von Krausová et al. (1968) mit 39,8 Jahren, von Wiesner u. Mumenthaler (1975) mit 39,2 Jahren, und von Moser (1974) mit 48 Jahren angegeben.

Die Patienten von Krausová et al. (1968) und Moser (1974) waren manualtherapeutisch erfolgreich behandelt worden. Der jüngste Patient war 7 Jahre, der älteste 61 Jahre alt. Über manualtherapeutisch behandelte Patienten, die zwischen 28 und 43 Jahre alt sind, berichtet auch Michel et al. (1973).

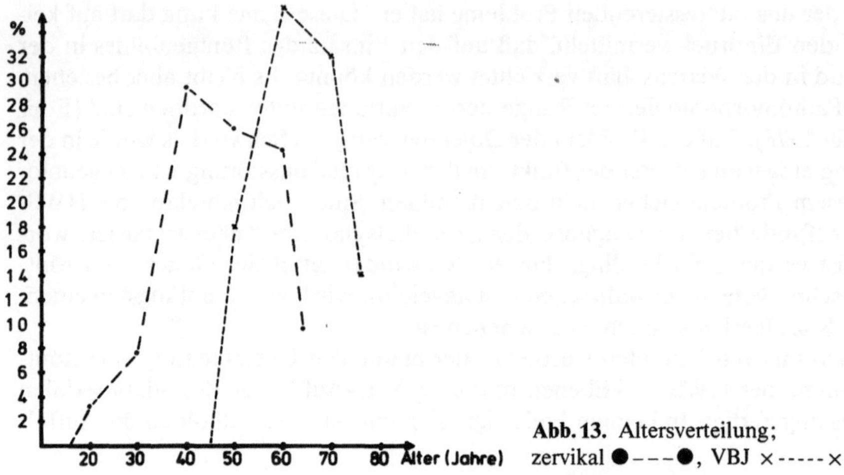

Abb. 13. Altersverteilung;
zervikal ●---●, VBJ ×-----×

Die Altersverteilung läßt bereits zwei Besonderheiten des enzephalen Kopfgelenkssyndroms erkennen:

1. Unser jüngster Patient war 16 Jahre alt. Krausová et al. (1968) beschrieben einen noch jüngeren Patienten. Seifert berichtete 1974, daß sie bei 1093 Säuglingen im 1. Lebensjahr 173mal eine Kopfgelenksblockierung beobachten konnten. Lewit (1977b), sicherlich einer der international führenden Manualtherapeuten, untersuchte 459 Schulkinder und fand 73mal (15,9%) eine Blockierung im HWS-Bereich.
   Bei Kindern im Vorschulalter (3–7 Jahre) fand er in 4,4% eine Blockierung.
   Mit diesen Untersuchungen soll gezeigt werden, daß auch vor dem 16. Lebensjahr funktionelle Kopfgelenksstörungen auftreten, ohne daß hierbei Schwindelbeschwerden angegeben werden. Die subjektiv empfundene Gleichgewichtsstörung bei diesem Krankheitsbild scheint bis auf wenige Ausnahmen erst nach der Pubertät aufzutreten.
2. Die obere Altersgrenze für manualtherapeutisch zu diagnostizierende und behandelbare Gleichgewichtsstörungen scheint kurz oberhalb des 60. Lebensjahres zu liegen. Für die Diagnostik ist von Bedeutung, daß die Veränderungen der zerebralen Gefäße und der HWS im Alter mehr und mehr das klinische Bild bestimmen. Möglicherweise wird aber auch die Neigung einer Halswirbelsäule zu Blockierungen durch eine degenerativ bedingte Einschränkung der Beweglichkeit vermindert. Therapeutische Konsequenzen entstehen dadurch, daß die stark degenerativ veränderte Wirbelsäule zur Zurückhaltung bei allen Manipulationen Anlaß geben muß.

Interessant ist ein Vergleich der Alterskurven der Patienten mit einer fKgS und mit einer VBI (Abb. 13). Das Durchschnittsalter liegt bei 59,38 Jahren und schwankt zwischen 45 und 76 Jahren. Lediglich bei Moser (1974) fanden wir einen Altersvergleich zwischen chirotherapeutisch behandelbarem Zervikalsyndrom und VBI. Das Durchschnittsalter der VBI-Patienten wurde von Moser mit 61 Jahren angegeben.

Beim Vergleich der Alterskurven beider Patientenkollektive ist zu erkennen, daß es in nur 47% der Patienten mit enzephaler Kopfgelenksstörung zu einer Überschneidung mit den VBI-Patienten kommt. In gut 50% kann das Alter als differentialdiagnostisches Merkmal herangezogen werden.

3.4.2 Geschlechtsspezifische Konstitution

Decher (1969 a) berichtet, daß unter 446 Patienten mit Zervikalsyndrom 164 Männer und 282 Frauen waren. Das entspricht einem Verhältnis von $m:f=36,7:63,3$. Leider wird nicht angegeben, wie das Verhältnis bei den Patienten mit Schwindelbeschwerden ist (denn nur 209 von den 446 Patienten gaben Schwindel an!). In der weiteren Literatur schwanken die Angaben von $m:f=1:9$ (Kasperek 1969) bis zu „kein signifikanter Geschlechtsunterschied" (Jensen 1970). Vorherrschend ist aber doch die Meinung, daß Frauen häufiger betroffen sind (Falkenau 1977). [Bei Krausová et al. (1968) $m:f=30:70$; Kunert (1975) $m:f=40:60$.] Pia u. Tönnis (1953) präzisieren weiter, daß bei Vorherrschen der vegetativen Symptome, wie Kopfschmerz, Schwindel und Hörstörungen, die Frauen mit 61,7% (von 147 Patienten) dominieren würden.

Bei unserem Patientengut (120) mit einer funktionellen Kopfgelenksstörung beträgt das Verhältnis $m:f=46,7\%:53,3\%$. Werden jedoch nur die Patienten ohne Trauma in der Anamnese berücksichtigt (73 Patienten), verschiebt sich das Verhältnis $m:f=43,8\%:56,2\%$; bei den Patienten mit Trauma zeigt sich ein Verhältnis von $49\%:51\%$. Entsprechend geben Wiesner u. Mumenthaler (1975) und Toglia et al. (1970) an, daß nach Schleudertraumen Frauen und Männer gleich häufig vertreten seien. Während, zusammenfassend, bei den posttraumatischen, enzephalen Kopfgelenksstörungen eine geschlechtsspezifische Prädominanz nicht gegeben scheint, werden bei den „spontanen" enzephalen Kopfgelenksstörungen Frauen etwas häufiger betroffen als Männer. Nach den Untersuchungen von Afzelius et al. (1980) scheint jedoch das Überwiegen der Frauen kein Spezifikum der funktionellen Kopfgelenksstörung mit Schwindelbeschwerden zu sein. Die Autoren stellten bei einer Untersuchung an einem nicht ausgewählten Patientengut (338 neurootologische Routinepatienten – also keine Beschränkung auf „zervikale Syndrome") eine Dominanz der weiblichen Patienten von 60% fest.

3.4.3 Anamnestische Angaben zum Beginn der Schwindelbeschwerden

Die 120 Patienten mit funktioneller Kopfgelenksstörung wurden eingehend nach den Umständen befragt, die den ersten Schwindelbeschwerden vorausgegangen waren. Besonders wenn der Beschwerdebeginn lange zurücklag, waren die Angaben unpräzise oder es konnten keine Auskünfte mehr gegeben werden (40mal). Von ⅔ der Patienten wurden verwertbare Angaben erhalten (Tabelle 1).

Tabelle 1. Auslösende Faktoren der Schwindelbeschwerden (n = 80)

Nicht traumatisch	
Aus dem Schlaf heraus	16
Nach einer Operation mit Narkose	7
Nach plötzlichen, unerwarteten Kopfbewegungen	7
Nach langer Autofahrt	1
	31
Traumatisch	
HWS-Schleudertrauma	20
Schädeltrauma	18
Unfall ohne offensichtliche HWS- oder Schädelbeteiligung	5
Schlag in Nacken- oder Hinterkopfbereich	3
	46
HWS-Manipulation	3
	80

3.4.3.1 Nichttraumatische Auslösungsmechanismen

Lewit (1977a, b) unterscheidet bei den Zervikalsyndromen zwei pathologische Gruppen: Bei der ersten Gruppe treten die Beschwerden erst bei längerer Belastung, Anstrengung oder Ermüdung auf. Nach Lewit spielt hier eine muskuläre oder ligamentäre Insuffizienz die wesentliche Rolle. Wie die Untersuchungen v. a. von Gutmann (1968b) zeigen, stellt diese Pathogenese keine Rarität dar, obwohl statistische Zahlen fehlen. Dennoch kann aus unserem Patientengut nur ein Patient hier eingeordnet werden, dessen Schwindelbeschwerden nach einer längeren Autofahrt (ca. 6h) auftraten. Da bei der Autofahrt neben einer verkrampften Haltung auch zusätzlich die anhaltenden Erschütterungen nicht vernachlässigt werden dürfen, scheint diese muskuläre oder ligamentäre Insuffizienz für die Entstehung der Schwindelbeschwerden nur von untergeordneter Bedeutung zu sein.

In der zweiten Gruppe faßt Lewit (1977a) die Patienten zusammen, bei denen die Beschwerden stärker nach dem Schlaf auftreten. Hier treten die Wirbelgelenkblokkierungen in den Vordergrund.

Daß ein tiefer, fester Schlaf häufig einem Zervikalsyndrom, auch mit Schwindelbeschwerden, vorausgeht, wurde von Zukschwerdt et al. (1960), Kaiser (1974), Schwarz (1974), Hülse et al. (1975), Tilscher u. Kotscher (1975) und Sautier (1977) betont. Von allen Autoren wird die maximale Muskelerschlaffung als Ursache angeführt, die über ein „Sich-verlegen" zu einer falschen Beanspruchung der Wirbel und Kopfgelenke (z. B. Dehnung) und damit zu einer Blockierung besonders der Kopfgelenke (Kaiser 1974; Kunert 1975) führen kann. Elektrophysiologisch wurde diese Hypothese durch die Untersuchungen von Jouvet (1967) untermauert, der in der Tiefschlafphase eine „erhebliche" Minderung der tonischen, elektromyographischen Aktivität der tiefen Nackenmuskulatur registrierte.

Bei 16 Patienten (13%) ging tiefer Schlaf den Schwindelbeschwerden beim Aufwachen voraus. „Unruhiger" Schlaf vor den Schwindelbeschwerden wurde nicht berichtet. Als zusätzliche Faktoren wurden von Zukschwerdt et al. (1960) größerer Alkoholkonsum oder auch kühler Windzug (Kaiser 1973) erwähnt. Beide Faktoren ließen sich in unserem Patientengut nicht mehr sicher eruieren.

3.4.3.2 Schwindelbeschwerden nach Narkose

Bei 6 unserer Patienten traten die Schwindelbeschwerden nach Intubationsnarkose auf, einmal nach einer Entbindung. Daß diese Fälle keine Einzelbeobachtungen sind, zeigen die Publikationen von Michel et al. (1973) und Dionne (1974). Bei unseren Patienten, wie auch bei denen der anderen Autoren, erfolgte die Narkose für abdominelle Eingriffe, so daß die Gleichgewichtssymptomatik nicht auf die Operation zurückgeführt werden kann. Daß auch die Größe des Eingriffes keine Rolle spielt, zeigt das Auftreten der Beschwerden nach Appendektomie (bei 2 unserer Patienten). Neben einer Fehlbelastung der Wirbelsäule in ungünstiger Lage bei relaxiertem Zustand können auch die Bewegungen mit der HWS während der Intubation und zu brüskes Hantieren beim Umlagern und Transport des Patienten, der noch nicht bei vollem Bewußtsein ist, als Ursachen angeschuldigt werden.

Hier sei auch auf die abrupten, passiven Bewegungen im Grenzbereich (Hyperextension) hingewiesen, die fast regelmäßig beim bewußtlosen Patienten am Unfallort während der Notfallintubation durchgeführt werden.

3.4.3.3 Schwindel nach plötzlichen Kopfbewegungen

7mal wurde von unseren Patienten eine plötzliche, unverhoffte Kopfbewegung als Ursache der Schwindelbeschwerden angegeben. Als reflexartige Reaktion auf ein Ereignis in der Umgebung, häufig beim Sport (Michel et al. 1973; Moser u. Simon 1977), erfolgte diese Bewegung weniger „bewußt" und daher unkontrolliert.

In dieser Gruppe müssen auch die 5 Patienten (Tabelle 1) aufgeführt werden, die einen Unfall ohne offensichtliche HWS- oder Schädelbeteiligung erlitten hatten. 2mal wurde ein Sturz auf das Gesäß, 2mal ein Sturz wegen Fußverletzung und einmal ein Sturz nur auf die Hand angegeben (s. a. Tilscher u. Kotscher 1975).

3.4.3.4 Traumatische Genese

46 Patienten (38%) führten ihre Schwindelbeschwerden auf ein Trauma zurück. Bei dieser anamnestischen Angabe müssen drei zahlenmäßig nicht zu erfassende, aber sicherlich nicht unerhebliche Unsicherheitsfaktoren berücksichtigt werden.

1. Häufig wird ein Trauma angeführt, allein um das persönliche Kausalitätsbedürfnis zu stillen.
2. Ein Trauma kann aus versicherungstechnischen Gründen angeschuldigt werden. Besonders in dieser Situation kommt der Objektivierung der „Schwindelbeschwerden" eine besondere Bedeutung zu.
3. Demgegenüber stehen eine Reihe von Patienten, die sich an die oft banalen Traumen nicht mehr erinnern. Gerade diese können jedoch funktionelle Störungen im Kopfgelenksbereich verursachen (Lewit 1977 a).

Moser u. Simon (1977) sprechen sogar davon, daß Verkehrsunfälle in der Vorgeschichte typisch seien (ebenso Barré u. Lieou 1928; Bärtschi-Rochaix 1949; Serre et al. 1970; Lewit 1977 a).

3.4.3.5 Die Schleuderverletzungen der HWS

Dieser Unfallmechanismus wurde als Ursache von unseren Patienten 20mal (16,7%) angegeben. Die Schleuderverletzung ist somit der häufigste erkennbare ätiologische Faktor in unserem Patientengut. In der heute kaum mehr zu übersehenden Literatur über das HWS-Schleudertrauma werden der Schwindel und die Gleichgewichtsstörung neben dem Kopfschmerz als das zweithäufigste Symptom angeführt.

Als Otologe möchte ich hier nicht in die noch immer offene Diskussion über die Begriffsbestimmung des HWS-Schleudertraumas eingreifen. Bei der Einordnung des Unfallmechanismus haben wir uns nicht an die sehr strenge Definition von Erdmann (1973) gehalten, sondern faßten unter Schleuderverletzung der HWS alle diejenigen Unfallhergänge zusammen, die zu plötzlichen, extremen Bewegungen des Kopfes und der HWS („offene kinetische Kette") führen, ohne daß eine Gewalteinwirkung unmittelbar angreift (Meinecke 1970; Kuhlendahl 1964; Junghanns 1971; Herrmann 1970; H. Moser 1970; Clemens u. Burow 1972; Hinz u. Plaue 1972; Wirsching 1972; Schmitt u. Gladisch 1977).

Unser Patientengut mit Gleichgewichtsstörungen nach HWS-Schleudertrauma ist zu klein, als daß wir eine weitere Untergliederung nach verschiedenen Unfallmechanismen vornehmen könnten. Die Untersuchungen von Clemens u. Burow (1972) haben gezeigt, daß in Abhängigkeit vom Unfall verschiedene HWS-Abschnitte bevorzugt betroffen scheinen. Aus der Grundlagenforschung (s. Kap. 1) ist andererseits abzuleiten, daß die Gleichgewichtsbeschwerden v. a. bei Störungen im Kopfgelenksbereich und im Gebiet der Spinalnerven C 1–C 3 zu erwarten sind, so daß die Mechanismen, die eine Kopfgelenksschädigung bewirken, bevorzugt Schwindelbeschwerden zur Folge haben müßten. Clemens u. Burow (1972) wiesen nun bei Versuchen mit menschlichen Torsen nach, daß beim Frontalaufprall der Kopfgelenksbereich mit Bevorzugung von C 1/2 in 21,2% betroffen war, und daß beim reinen Auffahrunfall dieser Bereich weitgehend unbeteiligt ist. Dagegen beschreiben Hinz u. Plaue (1972) beim Vergleich von Ante- und Retroreflexionsverletzungen v. a. bei letzteren die Schädigung der oberen HWS (26%). Braakman u. Penning (1968) fanden beim Hyperflexionstrauma kaum neurologische Symptome und keinen Vertigo.

Wenn auch die Zweiphasigkeit des Schleudervorganges beim Auffahrunfall (Kopfante- und -retroflexion: Dagrada 1965; Wirsching 1972; Wiesner u. Mumenthaler 1974) von Kuhlendahl (1966), und Hinz (1970) bestritten wird, so ist durch sie eine funktionelle Kopfgelenksstörung doch denkbar.

Für die einzelnen Unfallmechanismen finden sich in der Literatur differierende „typische" Höhenlokalisationen der Schädigungsbereiche der HWS. In der Praxis ist es jedoch kaum möglich, die Stoßrichtung, Stärke des traumatischen Impulses und besonders die davon abhängige Winkelgeschwindigkeit der ausgelösten Schleuderung genau zu rekonstruieren (Herrmann 1970; Hinz 1970). Ob und wieweit eine Gleichgewichtsstörung einem bestimmten Schleudermechanismus bevorzugt zugeordnet werden kann, ist z. Z. nicht zu erkennen.

Für die Unfallchirurgie steht beim „leichten" Schleudertrauma eine „Distorsion" im Vordergrund (Herrmann 1970, Hinz u. Plaue 1972; Hinz u. Junghanns 1972; Erdmann 1973). Frakturen sind bei der jugendlichen HWS selten. Pathologischanatomisch kommt es durch Überdehnung der Gelenke zu Hämatomen in der Kapsel (Aufdermauer 1975), im Bindegewebe und Fettgewebe der Zwischenwirbelkanäle, evtl. auch im Wirbelgelenk (Herrmann 1970).

Nach Delank (1976) müssen zwei grundsätzliche pathologische Mechanismen der neurologischen Symptomatik beim HWS-Trauma unterschieden werden:

1. die unmittelbare, d.h. primär am Ort der Gewalteinwirkung gesetzte Nervengewebsläsion,
2. die sekundäre, mittelbare Schädigung durch funktionelle Beeinträchtigung der im Halsbereich verlaufenden Gefäße und ihrer sympathischen Geflechte (N. vertebralis Frank), z.B. Verletzung des auf dem M. longus colli verlaufenden zervikalen Sympathikus (Näf 1978; Krämer 1980).

In der Literatur über HWS-Trauma-Folgen, die von der Commotio spinalis bis zur kompletten Querschnittslähmung reichen, wird auch vielfach über eine medulläre Symptomatik berichtet (Herrmann 1976). Es ist auffällig, daß bei keiner derartigen Beschreibung eine vestibuläre Symptomatik erwähnt wurde. Ist aber dann die Gleichgewichtsstörung nach HWS-Trauma auf eine mittelbare Schädigung (Delank 1976), d.h. eine Schädigung von A. und N. vertebralis zurückzuführen? Während Gay u. Abbott (1953), Lewin (1965), Scherzer (1966), Bell (1969), Picard et al. (1969), Herrschaft (1971) und Jung et al. (1975) diesen Pathomechanismus weitgehend in den Vordergrund stellen, konnte Janzen (1966) trotz nachgewiesener Gleichgewichtsstörungen keinen Anhalt für eine VBI finden. Daß es eine unfallbedingte Irritation und auch Obstruktion der A. vertebralis gibt, kann nicht bezweifelt werden. Hinz (1970) und Erdmann (1973) haben jedoch wiederholt betont, daß die Beteiligung der A. vertebralis beim HWS-Schleudertrauma nur zu den selteneren und schwereren Vorkommnissen gezählt werden darf, so daß die Mehrzahl der Gleichgewichtsstörungen, die besonders nach leichten Traumen auftreten, nicht „vaskulär" erklärt werden können. Wie unser Patientengut erkennen läßt, können Gleichgewichtsstörungen besonders nach „Bagatelltraumen" der HWS auf eine funktionelle Kopfgelenksstörung zurückgeführt werden.

Die „enzephalen" Symptome nach reinen HWS-Beschleunigungstraumen können aber auch auf direkte zerebrale Veränderungen zurückgeführt werden (Ommaya et al. 1968; Krämer 1980). 30% der untersuchten Rhesusaffen hatten nach Traumatisierung mit einem Beschleunigungsschlitten autoptisch makroskopisch erkennbare Veränderungen am Gehirn in Form kontusioneller Schäden sowie subarachnoidaler oder subduraler Blutungen. Die parasagittale Parietalregion, die Frontal- und Temporallappenpole, die Pons und die Medulla im Hirnstammbereich und auch das zervikale Spinalmark waren bevorzugt betroffen.

3.4.3.6 Das Schädeltrauma

Nach Schädeltraumen mit einer Amnesie von weniger als 3 h Dauer wurden in 34% über Schwindelbeschwerden geklagt. Nach Traumen mit einer Amnesie von über 3 h Dauer liegt diese Zahl bei 50% (Berman u. Fredrickson 1978). Diese Zahlen unterstreichen die Häufigkeit der „Schwindelbeschwerden" nach Schädeltraumen.

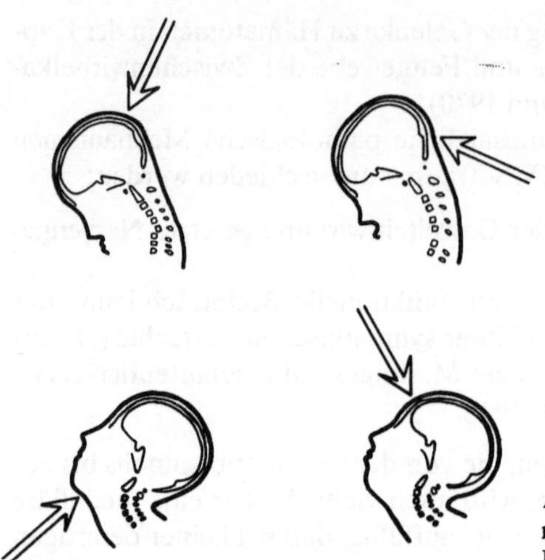

Abb. 14. Beteiligung der HWS bei verschiedenen Schädeltraumen. (Nach Braakmann u. Penning 1971)

Der Literatur folgend haben auch wir bei unserem Patientengut mit „zervikalen Gleichgewichtsstörungen" zwischen der Schleuderverletzung der HWS und dem Schädeltrauma mit HWS-Beteiligung unterschieden. Daß die Wirbelsäule, besonders die HWS, bei fast jedem Schädeltrauma in Mitleidenschaft gezogen wird (Abb. 14) ist von vielen Seiten betont worden (Lewit 1977 a; Lausberg 1978; H. Moser 1970; Probst 1972; Shrago 1973; Müller 1971; Penning 1970; Aubry et al. 1969; Davis et al. 1971; Braakman u. Penning 1973; Weil 1968; Erdmann 1973; Wanke u. Bues 1953; Säker 1954; Zukschwerdt et al. 1960). Da die auf den Schädel auftreffende Gewalteinwirkung auf die HWS weitergeleitet und zu einem erheblichen Teil von dieser aufgefangen wird, ist eine Beteiligung besonders der Halswirbelgelenke verständlich. Wanke u. Bues (1953) und Laubichler (1973) führten sogar einen erheblichen Teil der sog. postkommotionellen Beschwerden auf die HWS zurück. Zur Unterscheidung von der HWS-Schleuderverletzung, bei der pathomechanisch eine Scherung im Vordergrund steht (Erdmann 1973), wird bei der Gewalteinwirkung am Schädel von einer Abknickverletzung der HWS gesprochen (Junghanns 1971, 1973 b; Braakman u. Penning 1971; Erdmann 1976; Hinz u. Junghanns 1972). Bei der Abknickverletzung finden sich im Vergleich zur Schleuderverletzung am Kopf eine polysegmentale Verstauchung der HWS und häufiger verschiedene Mitverletzungen von knöchernen Elementen (Erdmann 1976). Während bei der Schleuderverletzung das Röntgenbild meist stumm bleibt, zeigen sich bei der Abknickverletzung häufiger Luxationen, Luxationsfrakturen oder auch Kompressionsfrakturen. Kommt es beim Schädeltrauma nicht zu einer knöchernen Verletzung oder zu einer Luxation, so gibt uns die manuelle Untersuchung einen guten Hinweis auf die Höhenlokalisation der Wirbelsäulenläsion. Shrago (1973) untersuchte 50 Patienten mit Schädeltraumen und fand eine Blockierung bei C 1/2 in 56%, bei C 5/6 in 34% und bei C 3/4 in 10%. Bei 95 von Lewit (1977 a) untersuchten Schädeltraumen zeigten nur 4 Patienten *keine* Wirbelgelenkblockierung. Diese Blockierungen machen sich häufig erst später bemerkbar. Lewit nimmt an, daß der Unfall zunächst eine Bänderzerrung und einen Muskelspasmus bewirkt.

In unserem Patientengut wurde ein Schädeltrauma 18mal (15%) als Ursache der Blockierung im Kopfgelenksbereich mit Gleichgewichtsstörung angegeben. Nur 4mal war eine kommotionelle Symptomatik (Bewußtlosigkeit) nicht zu erfragen. Bei 12 Patienten lagen die Unfälle länger als 2 Monate zurück, da in den ersten 2 Monaten eine Gleichgewichtsstörung vom Hausarzt meist als spontan sich zurückbildendes Kommotiosymptom angesehen wurde.

3.4.3.7 Auslösung durch Manipulation an der HWS

Bei 3 unserer Patienten traten erhebliche Schwindelbeschwerden und Gleichgewichtsstörungen auf. 2mal wurde hier gegen den Grundsatz verstoßen, daß in der Regel in den ersten 4 Wochen nach einem Unfall wegen des Verdachts der Lockerung des Bandapparates an der HWS nicht manipuliert werden darf.

Schwindelbeschwerden *nach* Manipulation der HWS sind keine Rarität. Während einer Umfrage bei 203 manualtherapeutisch tätigen Ärzten in der Schweiz (Dvorak u. Orelli 1982) wurde über 1255 Komplikationsfälle nach Manipulation berichtet. 1218mal handelte es sich bei diesen Komplikationen um Schwindelbeschwerden!

3.5 Das subjektive Beschwerdebild

3.5.1 *Kopfschmerz* (Abb. 15 u. 16)

Der Schmerz im Nacken- und Kopfbereich ist das häufigste subjektive Symptom einer funktionellen Kopfgelenksstörung (Gerstenbrand et al. 1974; Falkenau 1978). Charakteristisch ist der halbseitige oder einseitig betonte, anfallsweise auftretende oder sich verstärkende Nackenhinterkopfschmerz (Decher 1969a; Kaiser 1974; Jongkees 1969a; Schwarz 1974).

Die Lokalisation der Kopfschmerzen ist kein Kriterium für die Diagnose des *„blockierungsbedingten Kopfschmerzes"* (Eder u. Tilscher 1978). Sowohl Hinterhauptschmerzen als auch Manifestationen in Stirn-, Schläfen- oder Scheitelbereich (Onkelinx 1972) werden angegeben. Ein vertebragener Kopfschmerz darf nur diagnostiziert werden, wenn neurologische, ophthalmologische und otolaryngologische Untersuchungen negativ verlaufen, auch wenn die Manualuntersuchung Funktionsstörungen im Kopfgelenksbereich aufdeckt.

Eine Seitenbetonung ist fast immer feststellbar, wenn auch eine reine Einseitigkeit nur bei ca. jedem 5. Patienten zu beobachten ist (Eder u. Tilscher 1978). Die Beschwerden sind lage- bzw. haltungsabhängig, beginnen v.a. nachts und in den frühen Morgenstunden und weisen einen paroxysmalen Charakter auf (Moritz 1953a, b; Zukschwerdt et al. 1960; Gutmann 1975). Der Schmerzcharakter kann wechseln (Sandström 1961).

Objektiv zeigt sich meist eine Blockierung im Bereich von C2/3 mit reflektorischen Veränderungen im zugehörigen Dermatom und Myotom. Abschließend sei erwähnt, daß nach dem HWS-Schleudertrauma innerhalb von 48 h fast ausnahmslos (Erdmann 1973; Dreyfus u. Dorfmann 1972) Kopf- und Nackenschmerzen auftreten.

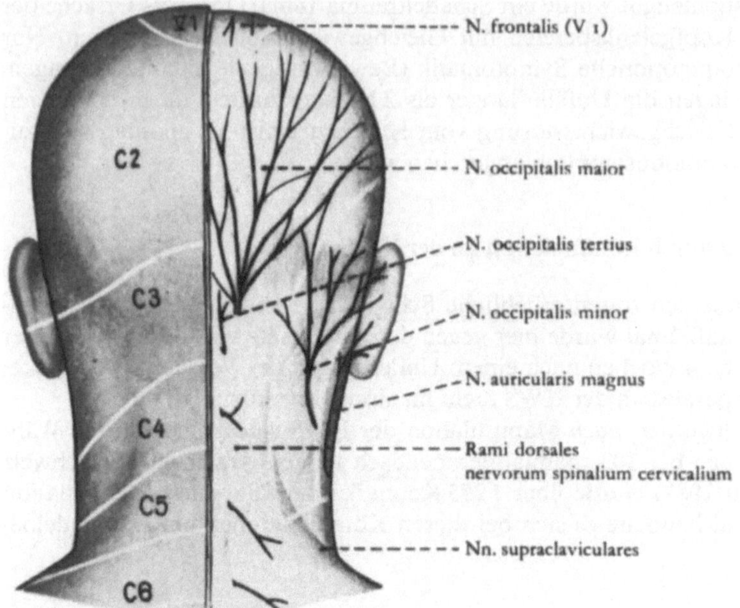

Abb. 15. Die sensible Versorgung der Kopfhaut (Hinterkopf). (Aus Zukschwerdt et al. 1960)

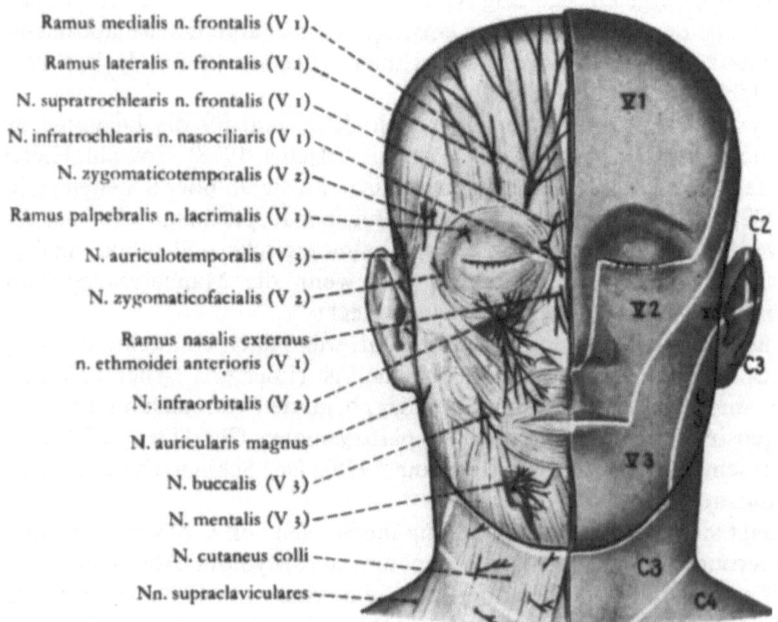

Abb. 16. Die sensible Versorgung der Kopfhaut (Gesichtsschädel). (Aus Zukschwerdt et al. 1960)

Tabelle 2. Topographie des vertebralen Kopfschmerzes (n = 50). (Tilscher 1978)

Schädel und Hals		Gesicht	
Okziput	44	Stirn	19
Nacken	39	Schläfe	12
Trapezius	35	Orbita	9
Scheitel	24	Oberkiefer	6
Hals	2	Unterkiefer	3
	144		49

Tilscher (1978) analysierte die Topographie des vertebragenen Kopfschmerzes von 50 Patienten. Da die Patienten in der Regel mehrere Schmerzlokalisationen angaben, ergibt die Summe deutlich mehr als 50 (Tabelle 2).

¼ der Schmerzlokalisationen wird also in den Gesichtsschädel verlagert. Besonders häufig ist der Stirnkopfschmerz bei Kindern mit sog. Anteflexions- oder Schulkopfschmerz (ein Hypermobilitäts- oder Bänderkopfschmerz). 19 Kinder gaben 15mal Stirnkopfschmerz an.

Barolin (1976) und Tilscher (1978) führen für den Bereich des Gesichtsschädels den „referred pain" an. Differentialdiagnostisch muß auch an eine Irritation des Trigeminus (s. unten) gedacht werden.

Aber auch eine Reizung der sensiblen Wurzel von C1 muß erwogen werden. Wenn die Existenz dieser Fasern häufig bestritten wird, so konnten Warwick u. Williams (1973) diese Fasern bei anatomischen Untersuchungen nur in 8% nicht finden. Kerr (1961) reizte diese Fasern während chirurgischer Eingriffe in der hinteren Schädelgrube und konnte so einen Augen- und Stirnkopfschmerz provozieren.

Kaiser (1974) unterscheidet 5 verschiedene Schmerzbilder:

1. „Migraine cervicale"
2. Okzipitalneuralgie
3. Myalgiformer Kopfschmerz
4. Trigeminusneuralgie
5. Otalgie

3.5.1.1 Zervikale Migräne

Der Ausdruck „migraine cervicale" wurde von Bärtschi-Rochaix (1949) geprägt. Ätiologisch wird von vielen Autoren eine Störung der bulbozerebellären Durchblutung nach Irritation der A. vertebralis bzw. des N. vertebralis als Ursache vermutet. Decher (1969a) sieht in der zervikalen Migräne ein klar umrissenes Krankheitsbild: „Die zervikale Migräne, die eine strenge Halbseitigkeit des Schmerzgeschehens beinhaltet, wird häufig durch besondere Kopfbewegungen ausgelöst oder kupiert. Dann ist die zervikale Genese gesichert (!) ... Es fehlen nie schmerzhafte oder parästhetische Kopfsymptome." In der Mehrzahl seiner Fälle beschrieb Bärtschi-Rochaix (1949) halbseitige Paroxysmen mit neuralgiformen, seltener dumpfen Hinterkopfschmerzen, die schläfen- und scheitelwärts sowie frontal ausstrahlten. Auf Grund einer typischen Illustration seiner Patienten mit einer bestimmten Handbewegung beim Schildern der Kopfschmerzsymptomatik sprach Bärtschi-Rochaix hierbei von der „Geste des Helmabstreifens".

Werden aber Beschreibungen der zervikalen Migräne von verschiedenen Autoren miteinander verglichen, kann nicht mehr von einem definierten Krankheitsbild gesprochen werden. In den USA ist daher der Ausdruck „migraine cervicale" weitgehend verlassen worden (Edmeads 1978).

Eder u. Tilscher (1978) schreiben über die zervikale Migräne: „Die Symptomatik bietet ein buntes Bild. Kopfschmerzen verbunden mit Übelkeit, Brechreiz, ferner Schwindel und Sehbeschwerden, vasomotorische Anfälle im Gesichtsbereich sowie pharyngeale und laryngeale Mißempfindungen sind in den verschiedensten Kombinationen anzutreffen." Uns scheinen in vielen Fällen die Schilderungen des Kopfschmerzbildes mit dem „blockierungsbedingten Kopfschmerz" (s. oben) identisch zu sein.

3.5.1.2 Die Okzipitalneuralgie

Die echte Okzipitalneuralgie ist viel seltener als der zervikale Kopfschmerz (Onkelinx 1972). Sie ist aber häufiger als andere Neuralgieformen zervikaler Genese, wie die „zervikale Trigeminusneuralgie" oder die Glossopharyngeusneuralgie (Decher 1969 a). Es soll sich um eine Irritation des 2. Spinalnervs (N. occipitalis major) handeln, der nicht durch ein Foramen intervertebrale, sondern durch die straffe Membrana atlanto-epistrophea zieht. Hier ist er besonders leicht Schädigungen ausgesetzt (Bronisch 1974; Delank 1976). [Krämer (1980) lehnt hierbei eine „besondere Exponiertheit" des N. occipitalis major ab.] Der Nerv zieht in Höhe der Protuberantia occipitalis externa unter die Haut und ist als meist stark druckschmerzhafter Punkt 2–3 Finger breit paramedian von der Protuberantia occipitalis externa palpabel (Exner 1973; Eder u. Tilscher 1978). Die Ausläufer des N. occipitalis major gehen Verbindungen mit Ästchen vom Trigeminus ein (Scalabrino 1971).

Nach Kunert (1973) sind das Ganglion und die Nervenwurzel von C 2 im besonderen Maße unphysiologischen Dehnungen bei falscher Beanspruchung der Wirbelgelenke ausgesetzt. Im Schlaf kann das leicht der Fall sein, wenn der Kopf infolge Muskelerschlaffung abknickt und dadurch eine starke Kapseldehnung im Kopfgelenksbereich eintritt (Kaiser 1974; Lindemann u. Kuhlendahl 1953; Zukschwerdt et al. 1960). Während diese Autoren, Onkelinx (1972) und Eder u. Tilscher (1978) die Okzipitalisneuralgie pathogenetisch mit einer Blockierung im Bewegungssegment C 2 in Zusammenhang bringen, stellten Exner (1970, 1973) und Richter (1971) ätiologisch eine umschriebene Myogelose im Bereich der Mm. semispinalis et trapezius in den Vordergrund.

Die Beschwerden sind durch rezidivierende halb- oder beidseitige Hinterkopfschmerzen ohne vegetative Begleitsymptome gekennzeichnet. Die Ausstrahlung des neuralgischen Schmerzes kann bis in die Stirn reichen (Decher 1969 a; Kaiser 1974) und muß dann als „übertragener Schmerz" auf den N. supraorbitalis gesehen werden.

3.5.1.3 Der „myalgische" Kopfschmerz, „Spannungskopfschmerz"

Seit Bodechtel (1962) wird dieser Schmerz als Sonderform des zervikalen Kopf-schmerzes aufgeführt (Kunert 1963a, b; Decher 1969a; Kaiser 1974). Hier werden Schmerzen im Bereich des Hinterkopfes und des Nackens mit Auftreten von Mus-kelhartspann oder „Myogelosen" im Bereich der Nackenmuskulatur in den Vorder-grund gestellt. Das Beschwerdebild ist meist doppelseitig, oft auch seitenbetont. Kaiser (1974) legt eine Störung im Bereich C3/4 zugrunde, womit auch das Aus-strahlen bis in die Schultern erklärt werden kann.

3.5.1.4 Die Trigeminusneuralgie

Bärtschi-Rochaix (1949), Moritz (1953a, b), Riechert (1954), Weber (1960), Decher (1969a), Poeck (1970), Onkelinx (1972), Kaiser (1974), Lewit (1973) und zahlreiche andere Autoren haben auf die mögliche zervikale Entstehung einer symptomati-schen Trigeminusneuralgie hingewiesen. Der pathogenetische Mechanismus wird rein vaskulär oder auch neuro-(sympathiko-)vaskulär erklärt. Diskutiert wird auch der „übertragene Schmerz" (referred pain) (Lewit 1977a, b: „Pseudotrigeminusneu-ralgie").

Nach den Ausführungen von Edmeads (1978) ist bei der zervikalen Trigeminus-neuralgie eine direkte Irritation nicht nur möglich, sondern sogar am wahrschein-lichsten. Der Tractus spinalis des Nucleus nervi trigemini reicht mindestens bis in Höhe von C2, teilweise bis C4. Physiologische Untersuchungen haben ergeben, daß eine Reizung der zervikalen Nervenwurzeln den spinalen Teil des Trigeminus-kernes erreichen und auf die Versorgungsgebiete des Trigeminus übertragen werden kann. Damit, daß die Fasern des N. supraorbitalis (V_1) am weitesten nach unten ab-steigen, erklärt Tilscher (1978) teilweise die Häufigkeit der Lokalisation des Schmerzes in der Stirn.

Wir konnten in unserem Patientengut dieses Beschwerdebild nicht finden, so daß wir mit einer eigenen Urteilsbildung zurückhaltend sind.

In unserem Patientengut wurde 87mal (72,5%) über Kopf- oder Nackenschmer-zen geklagt. 57 Patienten gaben die Schmerzsymptomatik deutlich einseitig oder seitenbetont an. 25mal wurden die Schmerzen nur in den Nackenbereich und den Hinterkopf lokalisiert. 32mal strahlten die Schmerzen bis in die Stirn aus. Eine echte Okzipitalneuralgie konnten wir in keinem Fall sicher diagnostizieren. 30 Pa-tienten konnten sich bei der Schmerzlokalisation nicht sicher für eine Seite ent-scheiden. In diesem Fall wurde der Schmerz auch häufig als „Leeregefühl" oder „Druckgefühl" charakterisiert. 6 Patienten hatten weniger als 14 Tage zuvor eine Schleuderverletzung der HWS durchgemacht. In den ersten Tagen bis Wochen nach einem solchen Trauma kann meist keine Seitenbetonung der Nacken- und Hinterkopfschmerzen angegeben werden.

Zusammenfassend kann festgestellt werden, daß in der Literatur der Schmerz im Nacken- und Kopfbereich bei der funktionellen Kopfgelenksstörung als häufigstes Symptom verzeichnet wird. In den ersten Tagen und Wochen nach einem Schädel-trauma und einer HWS-Schleuderverletzung tritt der Schmerz „fast ausnahmslos" auf.

Von einigen Autoren (Hinoki u. Niki 1975) wird eine enge Korrelation zwischen Schwindelbeschwerden und Nackenschmerz vermutet. Unser Patientengut zeigt dagegen, daß eine Kopfgelenksstörung mit Gleichgewichtsstörung *nicht* mit Kopfschmerzen einhergehen muß (s. auch Krausova et al. 1968).

Die Aufarbeitung unseres Patientengutes erlaubt also folgende Feststellungen:

1. Es fand sich in ca. 27% eine funktionelle Kopfgelenksstörung mit Gleichgewichtsstörung, ohne daß Nacken- oder Kopfschmerzen bestanden. Beide Beschwerdebilder können auch unabhängig voneinander auftreten.
2. Die Schmerzen sind ziehend, stechend und dumpf. Teilweise wird ein Druckgefühl oder „Leeregefühl" angegeben. Ein pulsierender Schmerz bestand nie, auch nicht bei Erschütterungen.
3. In ⅔ der Fälle besteht eine Einseitigkeit oder deutliche Seitenbetonung. Die einseitigen Schmerzen strahlen in über der Hälfte der Fälle bis in die Stirn aus. Bei beidseitigen Beschwerden wird der Schmerz eher diffus angegeben.
4. Die Nacken- und Kopfschmerzen sind kopfhaltungsabhängig. Durch eine entsprechende Kopfbewegung werden die Schmerzen provoziert oder deutlich verstärkt.
5. Bei Seitenbetonung der Schmerzen findet sich eine Blockierung und/oder ein Muskelhartspann am ehesten auf der gleichen Seite.

Patienten mit einer VBI geben wesentlich uniformere Kopfschmerzen an, die recht regelmäßig im Hinterkopf lokalisiert sind. Die Häufigkeit mit ca. 50% entspricht den Beobachtungen anderer Autoren (z. B. Edmeads 1978).

3.5.1.5 Otalgie

Fenz (1941), Euzière (1952), Moritz (1953a, b), Kuilman (1959), Sandström (1961), Hansen (1967), Decher (1969a), Michel et al. (1973), Kaiser (1974) und Falkenau (1976) beschrieben als Sonderform des zervikalen Kopfschmerzes eine Otalgie. In unserem Patientengut wurde 6mal (5%) eine Otalgie angegeben. [Decher (1969a) berichtet über 13,2%, Kuilman (1959) über 23,2% Häufigkeit beim „Zervikalsyndrom".] Die Otalgie wird jeweils als einseitiger, stechender oder ziehender, anfallsweise auftretender oder sich verstärkender Ohrschmerz geschildert. Der Schmerz wird ins Mittelohr oder auch retroaurikulär unter das Ohrläppchen und unter die Mastoidspitze lokalisiert. Entzündliche Erscheinungen sowie Mastoidklopfschmerz und Tragusdruckschmerz fehlen. Der Manualbefund zeigte regelmäßig eine Blockierung bei C0/1 und C2/3 auf der gleichen Seite.

Pathogenetisch kann an eine Irritation des N. occipitalis minor und des N. auricularis magnus (Exner 1973; Kaiser 1974) gedacht werden. Falkenau (1976) führt als Ursache noch einen Tendinose- oder Periostschmerz am Querfortsatz von C1 an. Da bei der gleichzeitigen Blockierung regelmäßig ein schmerzhafter Hartspann der tiefen Nackenmuskulatur besteht und die Otalgie bei unseren Patienten – wie auch bei denen von Michel et al. (1973) und von Falkenau (1976) – manualtherapeutisch zum Abklingen gebracht werden konnte, ist unserer Meinung nach die exakte Ätiologie z. Z. noch nicht abzuklären.

Eine von Decher (1969 a) diskutierte Trigeminusneuralgie (über N. auricularis anterior) und die von Kunert (1961) erörterte Intermediusneuralgie trafen für unsere Patienten mit Otalgie nicht zu.

Während Aubry et al. (1969) Ohrdruck und „Völlegefühl" beim „Zervikalsyndrom" als häufig (keine Zahlenangaben) beschrieben, konnten Stierlen u. Stierlen-Schwartz (1972) und Decher (1969) „nur ausnahmsweise" diese Beschwerden registrieren. Keiner unserer Patienten gab ein solches Symptom an, so daß hierin ein sehr gutes differentialdiagnostisches Merkmal zur Abgrenzung des M. Menière von der funktionellen Kopfgelenksstörung mit Gleichgewichtsstörung vorliegt. Besonders das drückende Völlegefühl *vor* dem Schwindelanfall ist für den M. Menière sehr typisch und gehört nicht zur funktionellen Kopfgelenksstörung.

3.5.2 Funktionelle Augenstörungen

In unserem Krankengut mit funktioneller Kopfgelenksstörung wurden von 21 Patienten (17,5%) Augenstörungen angegeben (Tabelle 3).

Tabelle 3. Augenstörungen bei funktioneller Kopfgelenksstörung

Verschwommensehen	12
Flimmern	6
Doppelbilder	3
Druckgefühl	2

(Bei einem Patienten bestand zunächst Verschwommensehen, später Flimmern, bei einem weiteren Verschwommensehen und Druckgefühl)

Während Flimmern und Doppelbilder nur kurze Zeit anhielten (wenige Minuten bis zu 1 h), klagten Patienten mit Verschwommensehen und Druckgefühl über stunden- bis tagelang anhaltende Beschwerden. Ophthalmologischerseits wurde einmal eine Akkommodationsschwäche diagnostiziert, die übrigen Augenbefunde waren unauffällig.

Während bei der VBI Augenstörungen ohne Schwierigkeiten erklärt werden können, ist bisher noch nicht einmal ein Deutungsversuch für einen pathogenetischen Zusammenhang mit der funktionellen Kopfgelenksstörung erkennbar. Diese Schwierigkeit mag v. a. darin begründet sein, daß es sich um subjektive Beschwerden ohne ein vom Ophthalmologen faßbares Korrelat handelt. Diese Augenstörungen werden vom Patienten sehr intensiv empfunden und klingen schlagartig nach einer erfolgreichen manualtherapeutischen Behandlung ab.

Eine pathogenetische Beziehung zwischen den funktionellen Augenstörungen und der funktionellen Kopfgelenksstörung ist bisher nur ex juvantibus herzustellen. Hierbei drängt sich eine Parallelität zu den früher ebenfalls nicht faßbaren „Schwindelbeschwerden" auf.

Bei den Überlegungen zu diesen funktionellen Wechselbeziehungen könnte die Arbeit von Kehaiov (1976 a, b) herangezogen werden, der mit einer aufwendigen Apparatur durch kalorische Vestibularisreizung eine „Deformation" farbiger Objektive im temporalen unteren Quadranten des gleichseitigen Auges festgestellt hat.

Die Vorstellung, daß diese Augenstörungen ein Teil des „enzephalen Zervikalsyndroms" sein könnten, konnte Decher (1969a) mit 14 Literaturstellen stützen. In seinem Patientengut klagten von 209 Patienten mit Zervikalsyndrom 13% über Augenstörungen. Neben den von Decher aufgeführten Autoren haben noch Domnick (1956), Zukschwerdt et al. (1960), Aubry et al. (1969), De Sèze et al. (1969a, b), Andrzejewski et al. (1969), Serre et al. (1970) und Fite (1970) Augenbeschwerden beim Zervikalsyndrom und speziell bei der funktionellen Kopfgelenksstörung erwähnt. Die Beschreibungen stimmen mit unseren Angaben weitgehend überein, wenn auch die Häufigkeitsangaben der Gesamtaugenbeschwerden teilweise erheblich schwanken.

Eine Analyse der subjektiven Augenbeschwerden und ihr Vergleich mit den Augensymptomen bei gesicherter VBI erbringt jedoch interessante Aspekte: In unserem Krankengut wurden die Augenbeschwerden in 52% als Verschwommensehen, in 26% als Flimmern, in 13% als Doppelbilder und in 8% als Druckgefühl geschildert.

Herrschaft (1970) beobachtete bei 401 VBI-Patienten in 38% Sehstörung, wobei die Herabsetzung der Sehkraft, Doppeltsehen und Gesichtsfeldausfälle annähernd gleichhäufig geklagt werden. Jung et al. (1970) stellten bei 7 Patienten mit einseitiger Vertebralisaplasie 4mal Doppelbilder fest. Miller-Fisher (1970) beschrieb 5 Patienten mit Vertebralisverschluß und fand 2mal Diplopie, bei 60 Patienten mit Subclavian-Steal-Syndrom bestanden 10 Doppelbilder; Rosselet (1973) gibt die Häufigkeit der Diplopie mit 20–30% der Augenstörungen bei VBI [Philippot et al. (1970) sogar mit 45%] an. Perrin (1973) berichtet, daß die Diplopie das häufigste Augensymptom bei der VBI sei.

Während also Doppelbilder bei der funktionellen Kopfgelenksstörung die Ausnahme sind (eine wechselseitige Beziehung ist in diesem Fall auch nicht sicher ex juvantibus zu stellen, da es sich um ein kurzes transitorisches Symptom handelt), zählt die Diplopie bei der VBI zu den häufigsten Augensymptomen.

Folgende, meist in der ophthalmologischen Literatur aufgeführten Augensymptome der VBI konnten in dem Patientengut mit funktioneller Kopfgelenksstörung nicht gefunden werden:

1. Gesichtsfeldeinschränkungen (Nagashima et al. 1970; Sullivan et al. 1975; Perrin 1973; Rosselet 1973; Minor et al. 1959) konnten bei 100 unausgewählten homonymen Hemianopsien 24mal auf eine VBI zurückgeführt werden.
2. Amaurose (Legent et al. 1973; Miller-Fisher 1970; Minor et al. 1959);
3. Halluzinationen (Legent et al. 1973; Rosselet 1973);
4. vertikale und laterale Blickparese (Legent et al. 1973; Marks u. Freed 1973; Rosselet 1973; Minor et al. 1959).

Diese Beschwerdebilder sprechen also beim „Zervikalsyndrom" für eine VBI und gegen eine reine funktionelle Kopfgelenksstörung, deren Augensymptomatik wesentlich uniformer ist.

3.5.3 Psychische Auffälligkeiten

Psychische Störungen sind für einen Otologen nur schwer faßbar und kaum einzuordnen. Bei „vielen" Patienten konnten wir eine „Klagsamkeit" beobachten, ohne daß dieser Eindruck in Zahlen wiedergegeben werden könnte. Spontan wurde von 15 Patienten eine psychische Veränderung seit Auftreten der Schwindelbeschwerden angegeben (Tabelle 4).

Tabelle 4. Psychische Veränderungen bei Schwindelbeschwerden

Niedergeschlagenheit, Depression	11
Konzentrationsschwäche	3
Affektlabilität	2
Gestörter Tag-Nacht-Rhythmus	2

Ähnliche Angaben sind in zahlreichen Arbeiten zu finden. Vielen Autoren (Delank 1972, 1976; Wiesner u. Mumenthaler 1974, 1975; Gay u. Abbott 1953; Erdmann 1973; De Nève 1969; Fite 1970) erscheinen die vielgestaltigen neuropsychasthenischen Erscheinungen nach HWS-Schleuderverletzung geradezu charakteristisch.

Auf Grund eigener Beobachtungen und v. a. auch bei Durchsicht der neurologisch-psychiatrischen Fachliteratur sind neurasthenische Symptome häufig bei den Zervikalsyndromen und der funktionellen Kopfgelenksstörung zu beobachten. „An keiner anderen Stelle der Wirbelsäule erweisen sich die Beziehungen zur Psyche so deutlich wie in der Halsgegend" (Brocher 1973; Barolin 1976). Von Janus (1978) durchgeführte elektromyographische Messungen an der Nackenmuskulatur während analytisch orientierter Gespräche lassen erhöhte Potentiale „bei Konfliktdominanz" und niedrige Aktionspotentiale bei einem Gefühl der Sicherheit („Ichdominanz") erkennen. So können psychische Probleme, auf die HWS projiziert, sicherlich Wirbelblockierungen hervorrufen (Neumann 1977a, b; Edmeads 1978; Baumhackl et al. 1978; Eder u. Tilscher 1978).

Als grundsätzliche Frage muß bei diesem Fragenkomplex das „praeter hoc – propter hoc" diskutiert werden:

Wenn Schlegel (1976) von einer Persönlichkeitsspezifität beim Beschwerdebild des HWS-Schleudertraumas spricht, so soll dies besagen, daß die volle Symptomatik erst bei Patienten mit einer entsprechenden Persönlichkeitsstruktur zu beobachten sei. Koltai u. Vecsei (1975) sprechen von einer seelischen Reaktionsbereitschaft. Die Meinung, daß die neuropsychasthenischen Züge zum nicht geringen Teil die Voraussetzung für die volle Ausbildung des Beschwerdebildes bei der funktionellen Kopfgelenksstörung oder bei anderen „Zervikalsyndromen" bilden, wird von vielen Autoren vertreten, so von Roskamp (1962), Kunert (1963b), Winzenried (1960), Stary (zitiert bei Lewit 1977); Müller (1971), Bronisch (1970), Barolin (1976), Aschoff (1978), Afzelius et al. (1980). Interessant erscheint hier die Untersuchung von Sracek et al. (zit. bei Lewit 1977a) an 50 Patienten mit vorwiegend ängstlich-depressiver Symptomatik. Manifeste Blockierungen im Bereich der HWS (v. a. im Kopfgelenksbereich) waren in 90% zu beobachten. Als Vergleich zeigte eine Gruppe von 25 Patienten mit Schizophrenie und Affektivitätsminderung nur in 36% eine HWS-Gelenksblockierung.

Daß Gleichgewichtsstörungen beim Kopfgelenkssyndrom unter nervöser Anspannung sich verschlechtern, bzw. die Schwindelattacken häufiger auftreten, wurde von Jongkees (1969b) hervorgehoben. Auch Wildhagen (1956) sieht in der Psyche eine zusätzliche Noxe in der Pathogenese der zervikalen Gleichgewichtsstörung. Aubry et al. (1969) deckten bei 63 Patienten mit posttraumatischem zervikalem Schwindel in fast ⅓ der Fälle in der Anamnese vor dem Unfall psychische Auffälligkeiten mit depressiven Episoden und „Persönlichkeitsstörungen" auf.

Viele Autoren sehen also in der Persönlichkeitsstruktur einen nicht unwesentlichen Faktor für das Entstehen des Krankheitsbildes der funktionellen Kopfgelenksstörung. Friedmann (zitiert bei Barolin 1976) warnt jedoch davor, z.B. den Kopfschmerz nur einem bestimmten Persönlichkeitstyp zuzuordnen. Das „Propter hoc" darf besonders bei länger anhaltenden Gleichgewichtsstörungen nicht vernachlässigt werden. Dix (1969) untersuchte 162 Patienten mit einer Neuronitis vestibularis, deren Beschwerden weniger als 1 Jahr dauerten, und fand 14mal (8,6%) psychiatrische Störungen. Eine Vergleichsgruppe (112 Patienten), die auf Grund einer Neuronitis vestibularis Beschwerden länger als 1 Jahr hatte, zeigte 25mal (22,3%) psychiatrische Auffälligkeiten. Dies bedeutet, auf das Zervikalsyndrom übertragen, daß reaktive Psychosyndrome sehr wohl möglich sind, wenn zum Schmerz eine rezidivierende Gleichgewichtsstörung hinzutritt. Unser Krankengut erlaubt keine Schlußfolgerung. Von den 15 Patienten, die eine psychische Veränderung angaben, klagten 7 Patienten seit mehr als 1 Jahr über Gleichgewichtsstörungen.

Eindeutiger stellen sich die Verhältnisse bei der VBI dar. Die Beobachtungen von Prokop (1963) und Barolin (1976) lassen erkennen, daß eine VBI im Sinne einer direkten organischen Verursachung ein blandes, „mürrisch-depressives" Psychosyndrom zur Folge haben kann. Auch Marneros u. Philipp (1978) glauben an Hand eigener Patienten sowie nach Literaturübersicht, eine hämodynamische Mangelversorgung des Stammhirnes für Störungen des Antriebs und der Emotionalität verantwortlich machen zu können. Die Autoren beschrieben auch das typische Bild einer zyklothymen Depression im Rahmen einer Basilarisinsuffizienz.

3.5.4 Vegetative Labilität

Pia u. Tönnis (1953), Zukschwerdt et al. (1960), Säker (1952), Decher (1969a) und Lewit (1977a, b) wiesen auf die Bedeutung der vegetativen Labilität als weiteren pathogenetischen Faktor bei der Entstehung der zervikalen Syndrome hin. Im Patientengut mit funktioneller Kopfgelenksstörung zeigten sich bei uns in ca. 20% Symptome wie Hypotonie und Kreislauflabilität, aber auch kühle Akren und Dermographismus. Die vegetative Labilität scheint in dem Patientengut mit funktioneller Kopfgelenksstörung und Gleichgewichtsstörungen überproportional häufig vertreten zu sein.

Ähnlich wie bei den psychischen Auffälligkeiten darf aber nicht die Möglichkeit übersehen werden, daß Symptome der vegetativen Labilität durch die funktionelle Kopfgelenksstörung erst hervorgerufen werden.

3.5.5 Das pharyngoösophageale zervikale Syndrom

Eine Dysphagie, Globusgefühl, Glossopharyngeusneuralgie sowie rhinolaryngeale
Störungen, wie es Decher (1969a) aus der Literatur wie auch an Hand eigener
Beobachtungen beschrieb, konnten von uns bei keinem Patienten mit funktioneller
Kopfgelenksstörung und Schwindel beobachtet werden.

Die zervikalen Störungen der oberen Speisewege weisen meist einseitige
Schlundschmerzen mit spastischem Druck- und Engegefühl auf. Manchmal bestehen direkte Schluckschmerzen, aber auch Zungenbrennen. Regelmäßig kann neben
der funktionellen Halswirbelsäulenstörung unterhalb des Kopfgelenksbereiches
ein Druckschmerz im Bereich des langen Zungenbeinhornes gefunden werden
(Falkenau 1977; Eder u. Tilscher 1978; Seifert 1981).

3.5.6 Kochleäre Symptomatik

3.5.6.1 Tinnitus

Decher berichtete 1976 über fast 700 Patienten mit „Zervikalsyndrom", von denen
annähernd ⅓ Ohrgeräusche angaben. Diese werden in der Mehrzahl als tieftönig
(„Rauschen, Sausen, Summen"), charakterisiert (Moritz 1953a, b; Domnick 1965;
De Sèze et al. 1969a, b; Aubry et al. 1969; Falk 1966). In ¼ der Fälle wird jedoch
auch ein hoher Pfeifton angegeben. Dagegen wurde von den Patienten nach HWS-
Schleudertrauma bei Toglia et al. (1970) und Pang (1971) meist über ein Hochtonge-
räusch (3 000–6 000 Hz) geklagt. Der Tinnitus war jeweils mit 10-dB-Geräusch über
der Hörschwelle verdeckbar. Bärtschi-Rochaix (1949), De Sèze et al. (1969a, b) und
Aubry et al. (1969) hoben das häufig einseitige Auftreten der Ohrgeräusche hervor.

In unserem Krankengut gaben 31 Patienten (25,8%) Tinnitus an, davon 17mal bei
posttraumatischer Genese. Über Ohrrauschen wurde 23mal geklagt, davon 12mal
posttraumatisch. Ein hoher Pfeifton (3 000–8 000 Hz) trat 8mal, davon 5mal posttraumatisch auf (mit 10-dB-Geräusch verdeckbar). Die subjektiven Ohrgeräusche
waren 9mal beidseitig, 22mal einseitig.

Nur einmal fand sich manualmedizinisch die Blockierung im Kopfgelenksbereich auf der Gegenseite. In der Regel tritt der Tinnitus also auf der Seite der Muskelverspannung und der Kopfgelenksblockierung auf.

Unsere Befunde bestätigen die Angaben von Jongkees (1969a), nämlich, daß die
funktionelle Kopfgelenksstörung mit Schwindelbeschwerden häufig mit Ohrgeräu-
schen verbunden sei.

Auch im Patientengut mit einer VBI zeigt sich in ca. 30% ein meist hohes Ohrge-
räusch. Diese Zahl liegt etwas niedriger als die von Berezin (1981), der einen Tinnitus bei Patienten mit VBI in 45% der Fälle beobachten konnte.

3.5.6.2 Schwerhörigkeit

Die Diskussionsbemerkung von Kornhuber (1976b), daß eine Hörstörung beim
Zervikalsyndrom „unmöglich" sei, zeigt, daß die kochleäre Symptomatik von
Nichtotologen nur schwer beurteilbar ist. Da die Mehrzahl der wissenschaftlichen

Arbeiten über die zervikalen Syndrome naturgemäß von Nichtotologen veröffentlicht werden, ist eine exakte Häufigkeitsangabe der kochleären Symptomatik kaum zu gewinnen. Decher (1969a) fand in seinem Krankengut (446 Patienten) in 25,8% objektivierbare Hörstörungen, subjektiv empfunden wurde sie von 21,3% der Patienten. Von Pia et al. (1953) wird eine Prozentzahl von 40%, von Serre et al. (1970) von 18,3% und von Kup (1970) von 35% angegeben. Die Häufigkeitsangaben nach HWS-Schleudertrauma und bei sonstigen posttraumatischen Zervikalsyndromen liegen außer bei Rubin (1973) (10–15%) deutlich höher [Aubry et al. (1969): 50%; Toglia et al. (1970): 50%; Pang (1971): 80%]. Capella et al. (1978) haben bei ihren Patienten mit „Whiplash-Traumen" audiometrische Auffälligkeiten nicht finden können.

Auf Grund seiner umfangreichen Literaturübersicht und seines eigenen Patientengutes hat Decher (1969a, 1975, 1976) einen Überblick über 626 Patienten mit Hörstörungen bei Zervikalsyndrom. Diese Patienten zeigten in 43,3% eine pankochleäre Schwerhörigkeit, die in nahezu ¾ der Fälle einseitig oder deutlich seitenbetont war, und in 35% eine zu 90% seitengleich ausfallende Hochtonschwerhörigkeit. Eine Hochtonsenke wurde nur in 8,3% und eine einseitige Taubheit nur in 7,4% beschrieben.

Das positive Recruitment wies in 77,7% auf eine kochleäre Störung hin. Vor allem das Recruitment läßt erkennen, daß bei der zervikalen Schwerhörigkeit zwei verschiedene Pathomechanismen vorliegen, die in dem einen Fall zu einer Haarzellschädigung in der Cochlea und im anderen Fall zu einer Schädigung im Nerv und kochleären Kerngebiet führt.

Nach der Literaturübersicht von Decher (1969a) bestand eine Beeinflußbarkeit der Schwerhörigkeit durch HWS-Provokationsmaßnahmen nur in 48 Fällen (9,4%). Dies läßt erkennen, daß die Schwerhörigkeit nur nach langanhaltender vaskulärer oder sympathischer Schädigung auftritt. Eine aktuelle Beziehung zwischen Gehör und HWS ist nur in Ausnahmefällen zu beobachten.

Es fragt sich, ob eine Hörminderung durch eine funktionelle Kopfgelenksstörung (d.h. Blockierung der Gelenke, Hartspann oder Myogelosen der tiefen Nackenmuskulatur, d.h. durch eine Störung der somatosensiblen Rezeptoren im Kopfgelenksbereich) ausgelöst werden kann, wie es von Domnick (1956, 1959, 1965), Gutmann (1968a), Krausová et al. (1968), Ulrich (1969), Kup (1970), Kaiser (1974), Falkenau (1977), Lewit (1977a), Sautier (1977) und anderen angenommen wird.

Bei unseren 120 Patienten konnte audiologisch 13mal eine Schwerhörigkeit objektiviert werden:

- 6mal eindeutig lärmtraumatisch (2mal als BK anerkannt),
- 2mal einseitige Taubheit (Mumps in der Kindheit),
- 1mal Schalleitung (Radikaloperation im 6. Lebensjahr),
- 1mal seit 15 Jahren beidseitige Schwerhörigkeit (Zervikalsyndrom erst seit 4 Jahren),
- 2mal pankochleäre Schwerhörigkeit. Beginn mit traumatischem Zervikalsyndrom,
- 1mal Hochtonschwerhörigkeit. Beginn mit traumatischem Zervikalsyndrom.

Daraus geht hervor, daß die Schwerhörigkeit der ersten 10 Patienten nicht auf eine funktionelle Kopfgelenksstörung zurückgeführt werden darf. Bei den übrigen 3 Patienten wurde die HWS-Symptomatik durch ein Schädeltrauma ausgelöst. Ein Schädeltrauma kann aber schon als Bagatelltrauma zu einer Hypakusis führen.

Es ist schwer vorstellbar, daß allein eine Störung des Rezeptorensystems im Kopfgelenksbereich eine Schwerhörigkeit hervorruft. In unserem Krankengut von 120 Patienten mit funktioneller Kopfgelenksstörung konnte eine solche Beziehung nicht festgestellt werden.

Eine Bestätigung dieses Befundes wird darin gesehen, daß kochleäre Störungen kaum durch Halsbewegung ausgelöst oder beeinflußt werden können (Decher 1969 a; Kaiser 1974) und daß die Manualtherapie hier praktisch versagt (Kup 1970; Falkenau 1977).

Daß eine Schwerhörigkeit aber bei einer funktionellen Kopfgelenksstörung nicht unmöglich ist, zeigt der von uns beobachtete Patient mit einer Durchtrennung der dorsalen Wurzeln von C2 und C3 (s. S.29).

Der Patient wurde von uns vor der Operation auch audiologisch untersucht; er wies eine geringgradige, lärmtraumatische Innenohrhochtonschwerhörigkeit auf. Sofort nach der Operation klagte der Patient über ein „Druckgefühl" in *beiden* Ohren, das durch Kopfante- und -retroflexion verstärkt wurde. Ein Tympanogramm konnte eine Tubenbelüftungsstörung oder einen Mittelohrunterdruck ausschließen.

Im Hörschwellenaudiogramm (Abb. 17) bestand eine *beidseitige* Hörschwellenabwanderung im gesamten Frequenzbereich (Abb. 17), die sich nach weiteren 4 Wochen vollständig zurückgebildet hatte (Abb. 18).

Die Besonderheit liegt hier nicht nur in der Tatsache der Schwerhörigkeit, sondern v.a. in der Beidseitigkeit und in der spontanen Remission.

Diesen Befund bestätigt ein von Domnick (1956) publizierter Fall (Abb. 19).

Auch diese Patientin klagte über eine „Dumpfheit" in den Ohren. Werden nun ferner die Audiogrammbefunde von Gutmann (1968 a) und Krausová et al. (1968) herangezogen, so erscheint eine beidseitige pankochleäre Hörschwellenabwande-

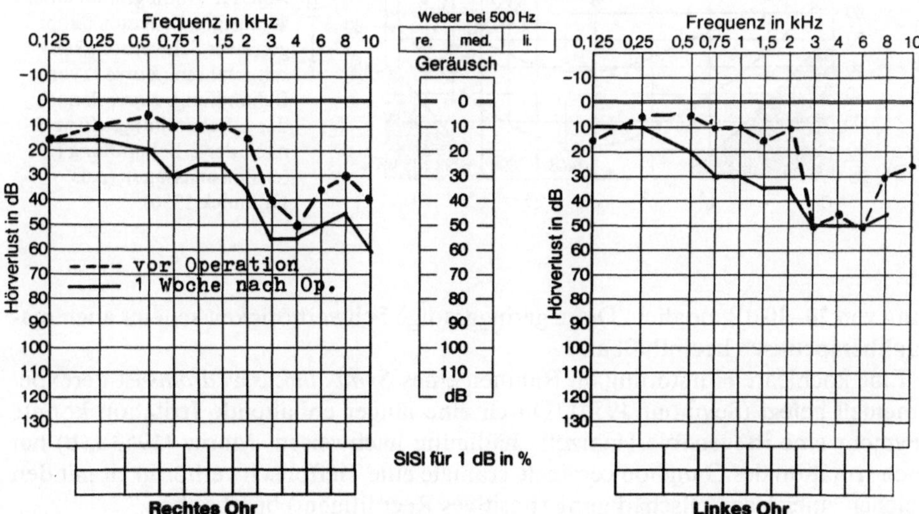

Abb. 17. Hörschwellenaudiogramm vor Operation und 1 Woche nach Durchtrennung der dorsalen Wurzeln von C2 und C3 rechts

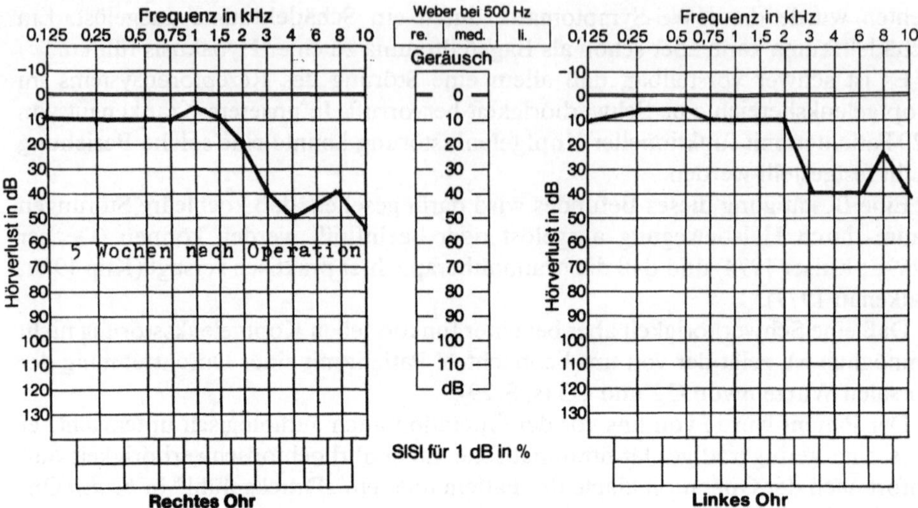

Abb. 18. Hörschwellenaudiogramm 5 Wochen nach der Operation. Patient wie Abb. 17. Die Hörschwellenabwanderung hat sich vollständig zurückgebildet

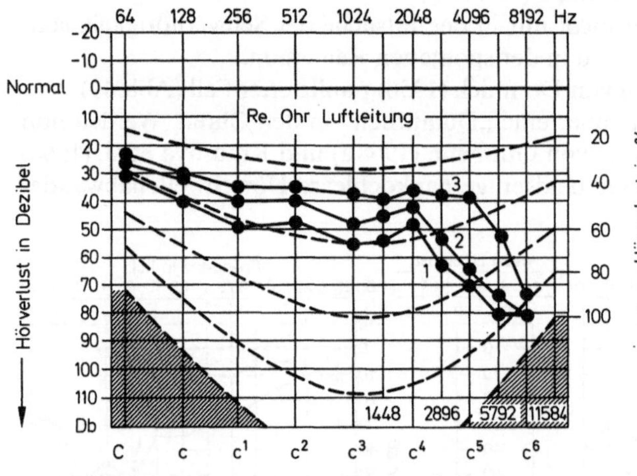

Abb. 19. Audiogramm eines 40jährigen Patienten mit progressiver Schwerhörigkeit seit 2 Jahren. *Kurve 1:* vor Behandlung, *Kurve 2:* nach der 1. Behandlung, *Kurve 3:* nach der 2. Behandlung (Extensionsmassage). (Aus Domnick 1956)

rung von 20–30 dB möglich. Diese geringgradige Schwerhörigkeit scheint auch manualtherapeutisch beeinflußbar.

Eine kochleäre Hörstörung im Rahmen eines *Sympathikussyndroms* ist tierexperimentell belegt (Seymour 1954). Durch eine länger anhaltende Irritation konnte Seymour eine irreversible Haarzellschädigung nachweisen. Moritz (1953 a, b) hat nach Irritation des Ganglion cervicale craniale eine Tieftonschwerhörigkeit mit den Zeichen einer Haarzellschädigung (positives Recruitment) beschrieben.

Daß bei der Sympathikusirritation nicht nur eine Tieftonschwerhörigkeit oder pankochleäre Schwerhörigkeit anzutreffen ist, zeigt das Audiogramm eines 45jähri-

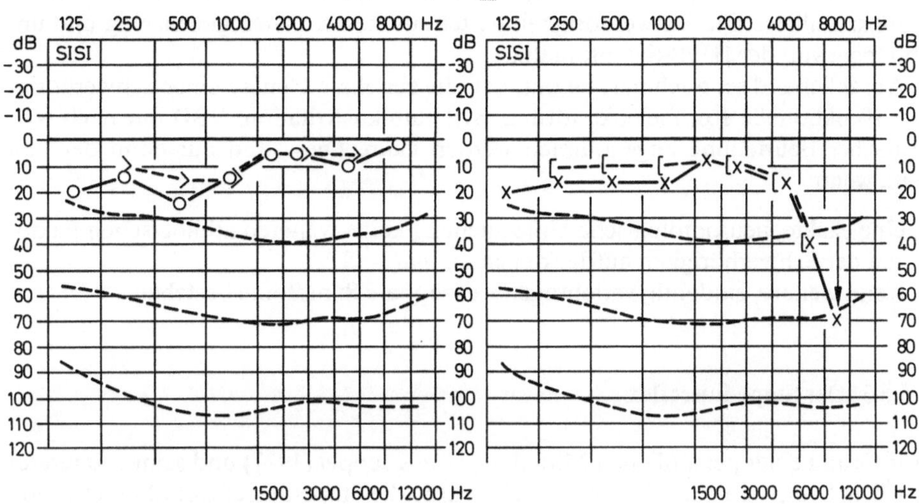

Abb. 20. Hörschwellenaudiogramm bei einem Patienten mit einem seit ca. 5 Jahren bestehenden Sympathikusirritationssyndrom

gen Patienten, der seit 5 Jahren über eine langsam zunehmende Hyperämie der linken Ohrmuschel mit objektivierbarer Hyperthermie, zeitweiliges Ohrrauschen links, sowie sekundenlange Drehschwindelanfälle klagt (Abb. 20). Es besteht eine Bewegungseinschränkung der HWS nach links und ein propriorezeptiver Zervikalnystagmus III° nach rechts.

Bei der elektroakustischen Hörschwellenprüfung zeigt sich links, auf der Seite der Sympathikusirritation, ein Absinken der Hörschwelle im Frequenzbereich von 8 kHz um 70 dB.

Eine Schwerhörigkeit im Rahmen einer *vertebrobasilären Insuffizienz* ist zwanglos zu erklären. Diese Schwerhörigkeit kann über eine Durchblutungsstörung der Cochleariskerngebiete, in einigen Fällen sicherlich auch des Labyrinthes, entstehen. Bei den von uns herangezogenen Patienten mit VBI fanden sich in 10% eine einseitige und in 42% eine beidseitige Schwerhörigkeit, die jedoch in 16% als ausgeprägte Presbyakusis hätte gewertet werden können. In annähernd 80% wies das negative Recruitment auf eine retrokochleäre Schwerhörigkeit hin. Dies entspricht auch den Untersuchungen von Rosenhall et al. (1981), die bei der Hirnstammaudiometrie („BERA") eine deutlich verkleinerte Amplitude und eine verlängerte Latenz der Welle V beschrieben.

Neben den oben erwähnten zervikalen Faktoren einer Hörstörung kann ein *Trauma* über eine direkte Labyrinthstörung oder eine Schädigung im kochleären Kerngebiet zur Schwerhörigkeit führen. Dies imponiert zu Beginn meist als eine kochleäre Hochtonschwerhörigkeit; den ganzen Frequenzbereich erfassende hochgradige Schwerhörigkeiten sind dagegen selten. Im Rahmen von Begutachtungen nach vielen Jahren zeigt sich gelegentlich die anfängliche kochleäre Schwerhörigkeit in eine retrokochleäre umgewandelt.

Schwerhörigkeiten bei posttraumatischen, funktionellen Kopfgelenksstörungen sind in der Regel nicht auf die Kopfgelenksstörung, sondern direkt auf das Trauma zurückzuführen. Die Schwerhörigkeit besteht in diesen Fällen gleichzeitig und unabhängig von der HWS-Symptomatik.

Abschließend sei nochmals betont, daß die zervikale Genese einer Schwerhörigkeit (funktionelle Kopfgelenksstörung, Sympathikusirritation, VBI) nur nach sehr kritischer Beurteilung angenommen werden kann. Dies kann nur dann der Fall sein, wenn

1. eine exakte, neurootologische Untersuchung keine weiteren ätiologischen Faktoren der Schwerhörigkeit aufdecken kann, *und*
2. wenn weitere, eindeutig vertebragene, enzephale Symptome bestehen.

3.5.6.3 Der Stapediusreflex

Auf Grund einer persönlichen Mitteilung von Koeppel (1977) und seines Referates auf dem Symposium in Mannheim 1978 wurde die Stapediusreflexaudiometrie von uns seither bei allen Patienten mit einer funktionellen Kopfgelenksstörung durchgeführt (Tabelle 5).

Tabelle 5. Stapediusreflex bei funktioneller Kopfgelenksstörung (n = 47)

Stapediusreflex beidseitig o. B.	40
Stapediusreflex einseitig ausgefallen	6
Stapediusreflex beidseitig ausgefallen	1
	47

Aus Tabelle 5 geht hervor, daß in fast 15% der Stapediusreflex ein- oder beidseitig nicht ausgelöst werden konnte, obwohl das Hörvermögen unauffällig war. Bei den 7 Patienten mit Stapediusreflexausfall handelt es sich ausnahmslos um eine posttraumatische Kopfgelenksstörung. Dies entspricht den Angaben von Koeppel, der dieses Phänomen nur bei Patienten nach HWS-Schleudertrauma beobachten konnte. In 2 Fällen zeigte eine Kontrolluntersuchung nach 8 Wochen eine spontane Wiederkehr des Stapediusreflexes.

Koeppel führt wie wir den Ausfall des Stapediusreflexes auf eine zeitweilige posttraumatische Störung der Reflexbahn zwischen Nucleus cochlearis und Nucleus facialis direkt im Kerngebiet zurück, die von Lehnhardt (1978) beschrieben wurde. Die Tatsache, daß der Reflex häufig spontan zurückkehrt, macht es praktisch unmöglich, den Einfluß der Manualtherapie zu beurteilen. Dies gilt um so mehr, da durch den Stapediusreflexausfall kaum ein subjektives Symptom entsteht.

Eine direkte Beziehung zwischen funktioneller Kopfgelenksstörung und Nucleus facialis, wie sie von Lewit (1977a) angedeutet wurde, können wir nicht annehmen. Ein Stapediusreflexausfall sowie eine Schwerhörigkeit können Traumafolgen sein, kaum aber Folgen einer Störung im somatosensiblen Propriorezeptorensystem des Kopfgelenksbereiches.

Daß bei den nichttraumatischen Zervikalsyndromen die Stapediusreflexaudiometrie zur Differentialdiagnose beitragen kann, zeigen die Arbeiten über die VBI von Heide (1969), Krämer (1970), Herrschaft u. Duus (1972) und Kayser-Gatchalian et al. (1976), in denen über eine Fazialisschwäche bei VBI berichtet wird. Bei einem nicht traumatisch bedingten Stapediusreflexausfall sollte also die weitere Untersuchung in Richtung VBI erfolgen.

Wenn auch der Stapediusreflex bei der VBI selten ausfällt, sind doch häufig Veränderungen bei diesem Krankheitsbild nachweisbar (Lehrer u. Poole 1981). Beträgt beim Gesunden die Latenzzeit bei 2 kHz 147 ms ± 23,8, so liegt sie bei der VBI um 250 ms. Die Amplitude des Reflexes sinkt von normal 116 mV ± 36,1 auf ca. 48 mV. Diese Veränderungen wurden von Lehrer u. Poole in 8 von 9 Fällen beschrieben.

3.6 Gleichgewichtsstörung

In keiner otologischen Arbeit über die Zervikalsyndrome fehlt die Erwähnung der oft dominierenden Vestibularisstörung. Subjektiv wird eine Gleichgewichtsstörung als „Schwindel" empfunden. Diese subjektive Angabe läßt sich jedoch oft nicht objektivieren (Schwindel ist nicht meßbar). In der Literaturübersicht von Decher (1969a) waren nur bei 47% der 1097 Zervikalsyndrome mit Schwindelbeschwerden eine Gleichgewichtsstörung objektivierbar. Andererseits zeigen unsere Erfahrungen bei akuter traumatischer Labyrinthzerstörung, daß ein gesunder junger Mann nach wenigen Wochen subjektiv beschwerdefrei wird, während viele Patienten, die älter als 50 Jahre sind, über viele Jahre unter Schwindelbeschwerden leiden. Eine nicht unerhebliche psychische und physische konstitutionelle Komponente des „Schwindels" muß vermutet werden. Es gibt also Schwindelbeschwerden ohne objektivierbare Gleichgewichtsstörung, aber auch Störungen des Gleichgewichtssystems ohne Schwindelbeschwerden.

In unserem Krankengut wurden ausschließlich Patienten berücksichtigt, die subjektiv über objektivierbare Gleichgewichtsstörungen klagten. Aus dem oben Gesagten geht hervor, daß dies einer erheblichen Vorsortierung der Patienten mit funktioneller Kopfgelenksstörung gleichkommt. Diese Einschränkung erscheint uns aber notwendig, da es zweifelhaft ist, ob von einem „zervikalen Schwindel", der nicht objektivierbar ist, gesprochen werden darf.

Eine Aussage über die prozentuale Häufigkeit der Gleichgewichtsbeschwerden beim enzephalen Kopfgelenkssyndrom ist an Hand unseres Patientengutes nicht möglich.

3.6.1 Subjektive Beschwerden

In unserem Patientengut mit funktioneller Kopfgelenksstörung können die Beschwerden in zwei große Gruppen aufgeteilt werden. Die erstere (48,3%) stellt einen Sekunden bis wenige Minuten anhaltenden Drehschwindel in den Vordergrund, die andere (39,2%) berichtet über ein länger anhaltendes Instabilitätsgefühl oder ein Gefühl der Unsicherheit und Taumeligkeit. 7 Patienten gaben sowohl ein Unsicherheitsgefühl als auch zeitweilige Drehschwindelattacken an.

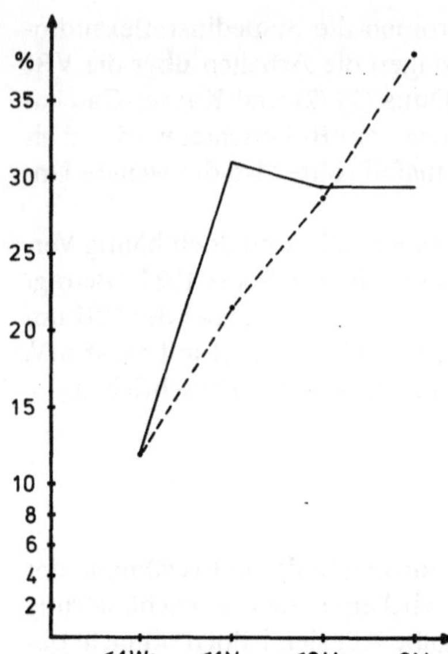

Abb. 21. Schwindelgefühl in Abhängigkeit von der Beschwerdedauer. Drehschwindel ——, Instabilitätsgefühl ---- · ----

Ähnliche Prozentzahlen des Drehschwindels finden sich in der Literatur: Decher (1969 a): 41%; Krausová et al. (1968): 56,5%; De Sèze et al. (1969 b): 43%; Serre et al. (1970): 45%. Hingegen wird von Sandström (1961), Aubry et al. (1969), Kaiser (1974), Reicke (1975) und Greiner et al. (1975) v. a. ein Instabilitätsgefühl beobachtet.

8 unserer Patienten berichteten über Drehschwindel zu Beginn der Schwindelbeschwerden, der sich bei der Untersuchung nur noch als Unsicherheitsgefühl bemerkbar machte. Da wir ähnliche Angaben bei Scherzer (1968), Hofmann u. Scherzer (1969, 1970) und bei Michel et al. (1973) finden konnten, wurde die subjektive Schwindelqualität in Abhängigkeit von der Dauer der Beschwerden untersucht (Abb. 21).

Wenn auch angedeutet die Tendenz erkennbar ist, daß prozentual das Unsicherheitsgefühl bei einer Beschwerdedauer von über 6 Monaten stärker vertreten ist, so ist das Krankengut zu klein, um eine Aussage zu erlauben. Zur Charakterisierung des Drehschwindels erscheint es fast typisch, daß nur 2mal die Drehrichtung angegeben werden konnte. Die Schwindelattacke ist meist so kurz, daß sich die Richtung nicht einprägt. Häufig ist auch die Drehrichtung nicht konstant.

Während keine pathognomonische Schwindelqualität angegeben werden kann, ist regelmäßig eine Auslösbarkeit oder deutliche Verstärkung durch plötzliche Kopfbewegung und -haltung anamnestisch zu erfahren. Die Angaben hierzu sind deshalb meist sehr präzise, da der Patient durch Vermeidung dieser Bewegung oder Kopfstellung seine Beschwerden vermindern möchte. Bei der Aufschlüsselung der „kritischen" Kopfbewegung wurde weitaus am häufigsten (61,1%) die Rotation, oft nur nach einer Richtung, angegeben. Durch Kopfrückneigung konnte in 18,5%, Kopfvorneigung in 13,2% und Kopfseitneigung in 7,2% eine Schwindelattacke ausgelöst werden. In vielen Fällen wurden mehrere „kritische" Bewegungen berichtet.

Die Kopfvorneigung, obwohl mit 13,2% vertreten, fanden wir bisher in der Literatur nicht berücksichtigt.

Bei 21 Patienten (17,5%) waren die Schwindelbeschwerden mit einem Brechreiz und bei 8 (6,7%) mit Erbrechen verbunden. Für eine objektivierbare Gleichgewichtsstörung mit Schwindelbeschwerden erscheint dieses Symptom relativ selten zu sein (s.a. Rubin 1973). Zum Vergleich sei die Häufigkeit von 38% bei VBI angegeben (Kayser-Gatchalian et al. 1976).

Alle Patienten von Nagashima (1982), die an einer Vertebralisstenose litten und nach einer „Unkektomie" beschwerdefrei wurden, klagten über Schwindelgefühle. ⅔ gaben Drehschwindelattacken an, ⅓ litt unter einem Instabilitätsgefühl.

Wenn auch Jongkees (1978) glaubt, daß bei der VBI gewöhnlich keine Drehschwindelattacken zu beobachten seien, sondern eher ein Instabilitätsgefühl vorherrsche, konnten wir bei der Anamneseerhebung und der Schwindelanalyse *keine* signifikanten Unterschiede zwischen der funktionellen Kopfgelenksstörung und der VBI feststellen. In beiden Patientenkollektiven scheinen die Angaben über Drehschwindel und Instabilitätsgefühl gleich häufig vertreten zu sein.

3.6.2 Vestibulospinale Reaktionen

Der Romberg-Versuch, der Unterberg-Tretversuch und der Blindgang erwiesen sich in unserem Patientengut als relativ ungeeignet zur Objektivierung der Gleichgewichtsstörung. Dies erklärt sich zwanglos daraus, daß beim Zervikalsyndrom während einer „indifferenten" Kopfhaltung meist keine Gleichgewichtsstörung besteht. Die Provokation einer Abweichungstendenz bei den oben aufgeführten vestibulospinalen Reaktionen durch Kopfdrehung erscheint problematisch, da auch beim Gesunden durch gleichzeitige Kopfwendung während aller Tests eine erhebliche Unsicherheit entsteht. Zusätzlich wurde von uns deshalb die von Lewit (1973) beschriebene Hautant-Probe durchgeführt: Der Untersuchte sitzt angelehnt mit geschlossenen Augen und streckt die Arme gerade vor. Dieser Test wird bei gleichzeitiger Kopfdrehung wiederholt.

Eine angedeutete Abweichtendenz oder ein erhebliches Schwanken war bei 16 Patienten (13,3%) zu beobachten. Diese nicht eindeutigen Befunde lassen eine Beurteilung über ein „harmonisches" oder „unharmonisches" Verhalten nicht zu. Moser et al. (1972) berichten ebenfalls ein „uncharakteristisches" Verhalten der vestibulospinalen Reaktionen, während Krausová et al. (1968) und Lewit (1977a) bei manualtherapeutisch zu behandelnden Gleichgewichtsstörungen sowohl harmonische als auch unharmonische Befunde mitteilen.

3.6.3 Lagenystagmus

Decher (1969a) konnte bei 116 Patienten mit objektivierbarer Gleichgewichtsstörung in 69% einen Lagenystagmus beobachten. Van De Calseyde et al. (1977) geben eine Häufigkeit von 76,5%, Mangat u. McDowall (1973) von 50% und Pang (1971) von 35% an. Pfaltz (1969), Collard u. Conraux (1970) und Kup (1970) sprechen von einem „regelmäßigen", „typischen" und häufigen Vorkommen. Im krassen Gegensatz dazu stehen die Beobachtungen bei unserem Patientengut, bei dem kein einziger echter Lagenystagmus gefunden werden konnte.

Stellt der Lagenystagmus nun ein wesentliches differentialdiagnostisches Kriterium dar oder werden hier unterschiedliche Begriffe mit dem gleichen Ausdruck belegt?

Häufig wird der Lagenystagmus in Rückenlage mit Kopfrechts- und -linkslage geprüft, zumal die Untersuchungen von Minnigerode (1971b) ergaben, daß bei 368 Patienten mit einem echten Lagenystagmus nur in 0,5% dieser bei der vereinfachten Kopflageprüfung übersehen wurde. Es wird hierbei nicht berücksichtigt, daß durch die Kopfdrehung ein „Lagenystagmus" diagnostiziert werden kann, der in Wirklichkeit ein Zervikalnystagmus ist. Aber auch bei der reellen Lageprüfung muß darauf geachtet werden, daß der Kopf-Hals-Bereich in einer „indifferenten Lage" bleibt, da sonst auch hier Überschneidungen möglich sind.

Daß der Zervikalnystagmus bei der Beurteilung des Lagenystagmus berücksichtigt werden muß, wurde auch von Serre et al. (1970), Dionne (1974), Compere (1968) und Jongkees (1969a, 1974) betont. Noch schärfer wird dies von Fredrickson et al. (1969) und Kornhuber (1974) formuliert, die einen Lagenystagmus auf Grund einer Störung in somatosensiblen Propriorezeptorenbereich im Kopfgelenksbereich ablehnen. Unsere Befunde scheinen dies zu bestätigen.

3.6.4 Spontannystagmus

Ein Spontannystagmus unter der Frenzel-Brille konnte in unserem Krankengut 4mal beobachtet werden. Bei diesen Patienten war die auslösende Ursache der Kopfgelenksstörung ein schweres HWS-Schleudertrauma, so daß wir (Partsch u. Hülse 1976) diesen Spontannystagmus als Indiz für die Schweregradeinstufung der Traumafolgen [entsprechend der Einteilung von Erdmann (1973)] werten.

Posttraumatisch konnte in weiteren 8 Fällen elektronystagmographisch ein meist horizontaler Spontannystagmus registriert werden. Zusammen entspricht dies 29% der posttraumatischen Kopfgelenksstörungen. Demgegenüber konnte in 16% der nichttraumatischen Fälle elektronystagmographisch ein Spontannystagmus aufgezeichnet werden, wobei uns bewußt ist, daß ein nur im ENG registrierter Nystagmus als pathologisches Symptom sehr kritisch beurteilt werden muß (Krämer 1978). Ähnliche Prozentzahlen für den Spontannystagmus geben Decher (1969a) und Pialoux et al. (1970) an.

Zwischen der überwiegenden Richtung des Zervikalnystagmus und der Richtung des Spontannystagmus läßt sich keine feste Beziehung herstellen (s.a. Moser et al. 1972). Der Spontannystagmus muß aber bei der elektronystagmographisch abgeleiteten, experimentellen Gleichgewichtsprüfung berücksichtigt werden.

In dem Patientenkollektiv mit VBI konnten wir in ca. 50% einen Spontannystagmus bei Lidschluß elektronystagmographisch registrieren. Corvera et al. (1980) berichten einen solchen bei ihrem Patientengut in 26%.

3.7 Zervikalnystagmus

Der Nachweis des Zervikalnystagmus stellt das Kernstück aller diagnostischen Maßnahmen der zervikalen Gleichgewichtsstörung, ja jeden Schwindels zervikaler Genese dar. In Kap. 1 konnte gezeigt werden, daß die somatosensiblen Propriorezeptoren im Kopfgelenksbereich Teil des gesamten Gleichgewichtssystems sind. Eine Irritation führt zu Gleichgewichtsstörungen, verbunden mit Nystagmus. Bei akuten peripheren vestibulären Läsionen entsprechen meist Schwindel und Nystagmus einander, im chronischen Zustand jedoch kann der Schwindel trotz Weiterbestehen des Nystagmus verschwunden sein (Kornhuber 1969). Dies ist nur möglich, wenn ein stationärer Zustand – und sei er auch defizitär – erreicht ist. Ganz anders liegen die Verhältnisse bei der funktionellen Kopfgelenksstörung. Der Schwindel wird durch Fehlinformationen bei bestimmten Kopfstellungen oder -bewegungen ausgelöst und läßt bei bestimmten „indifferenten" Kopfstellungen nach. Ein stationärer Zustand kann nicht erreicht werden – es sei denn, daß ein solcher Zustand wie bei dem oben erwähnten Patienten (S. 29) vorliegt, bei dem eine Rhizotomie der dorsalen Wurzeln von C2 und C3 durchgeführt wurde. Hier verschwanden auch nach wenigen Wochen Schwindelgefühl und Zervikalnystagmus.

Auf Grund der zahlreichen Verbindungen vom Kopfgelenk zu den Vestibulariskernen gilt die Regel, daß Schwindelbeschwerden als Folge einer funktionellen Kopfgelenksstörung immer mit einem Zervikalnystagmus verbunden sind. Schwindelbeschwerden ohne Zervikalnystagmus können nicht auf eine Gleichgewichtsstörung bei funktioneller Kopfgelenksstörung zurückgeführt werden.

Der Zervikalnystagmus ist für Schwindelbeschwerden auf Grund einer Gleichgewichtsstörung beim Kopfgelenkssyndrom eine *Conditio sine qua non* (Hülse 1981, 1982b). Schwindelbeschwerden ohne Zervikalnystagmus dürfen nicht als Ausdruck einer zervikalen Gleichgewichtsstörung gesehen werden. Worauf könnte sich die Diagnose „zervikaler Schwindel" gründen, wenn nicht auf den Zervikalnystagmus. Wird diese Regel nicht eingehalten, so besteht die Gefahr, daß der zervikale Schwindel (wie sehr oft bisher) zum Sammeltopf für alle ungeklärten „Schwindelbeschwerden" wird.

Die anamnestische Angabe „Schwindel bei plötzlicher Kopfbewegung" allein ist nicht ausreichend, wie die folgende Beobachtung zeigt: Der Patient, 18 Jahre alt, erlitt vor 3 Wochen ein Schädeltrauma, zunächst mit starkem Drehschwindel. Bei der jetzigen Untersuchung wird nach plötzlicher Kopfbewegung ein über Minuten anhaltender Drehschwindel berichtet, eine für ein Zervikalsyndrom charakteristische, fast pathognomonische Angabe. Bei der weiteren Untersuchung findet sich ein einseitiger Labyrinthausfall, aber kein Zervikalnystagmus. Die Angabe von kurzen Schwindelbeschwerden nach plötzlichen Kopfbewegungen ist bei vielen labyrinthären Erkrankungen, wie z. B. einseitigem Labyrinthausfall, Neuronopathia vestibularis, Morbus Menière und Contusio labyrinthi, zu finden. Der fehlende Zervikalnystagmus verhindert in diesen Fällen, daß die richtig geschilderte Beobachtung der Schwindelauslösung eine zervikale Genese suggerieren kann. Dies ist von um so größerer Bedeutung, als eine labyrinthäre Erkrankung nicht immer eindeutig zu erkennen ist.

Die Umkehrung des Satzes, daß ein Zervikalnystagmus einen Schwindel beweist, ist nicht zulässig. Dadurch, daß es bisher keine Definition der zervikalen Gleichgewichtsstörung gab, wurden viele unklare Schwindelbeschwerden in den Kreis der „Zervikalsyndrome" eingeordnet. Wie bedeutsam diese Abgrenzung ist, geht z. B. auch aus den Angaben von Decher (1969a) hervor, der nach der Literatur wie auch nach dem eigenen Patientengut nur 50% der geklagten Schwindelbeschwerden objektivieren konnte (1976 schreibt Decher, daß ein Zervikalnystagmus nur in ⅓ der Fälle mit zervikalem Schwindel erkennbar war). Andererseits betont auch Decher die pathognomonische Bedeutung des Zervikalnystagmus.

3.7.1 Untersuchungsmethode

Als Zervikalnystagmus wird der Nystagmus bezeichnet, der bei feststehendem Kopf, d.h. unbewegten Labyrinthen, allein durch eine Drehung des Halses hervorgerufen wird. Der Zervikalnystagmus kann, wenn er nicht akut mit Schwindel verbunden ist, eine so geringe Geschwindigkeit (unter 6°/s) haben, daß er auch unter der Frenzel-Brille nicht wahrnehmbar ist (Jongkees 1969a). Vor allem wird der Zervikalnystagmus sehr stark durch das optische System gehemmt (Moser 1972). Aus diesen Gründen kann ein Zervikalnystagmus nur über die Registrierung mit einer ENG oder Photoelektronystagmographie bei geschlossenen Augen (Rubin 1973) oder in einem absolut dunklen Raum bei geöffneten Augen beurteilt werden (Sandström 1961; Norré 1976; Norré u. Stevens 1979; Norré et al. 1981; Hülse u. Partsch 1976; Hülse 1981; Moser 1978a).

Wir folgen im wesentlichen dem Untersuchungsgang von Moser et al. (1972). Der Patient sitzt auf dem Pendelstuhl. Der Untersucher hält den Kopf des Patienten mit beiden Händen fixiert. (Bei mechanischer Fixierung verhindert eine Verkrampfung des Patienten häufig eine ruhige ENG-Kurve.) Eine Hilfsperson dreht nun den Pendelstuhl nach links bzw. nach rechts um jeweils 60°, woraus eine reine Rotation der HWS bei nicht bewegten Labyrinthen resultiert. In der Endstellung wird der Stuhl jeweils 30 s lang gehalten. Zunächst beträgt die Pendelperiode 20 s. Tritt kein Zervikalnystagmus auf, wird die Pendelperiode auf 5 s verringert. [Die Schule um Greiner et al. (1970a) führt die langsame Bewegung in 10 s durch.]

Eine Drehung über 60° nach jeder Seite, wie sie von Savary et al. (1973) – bis zu 90° – empfohlen wird, vermeiden wir zunächst, um eine gestörte HWS nicht weiter zu schädigen. Der Drehvorgang wird auch schon früher gestoppt, wenn subjektive Beschwerden, wie Vertigo, Tinnitus, Zervikobrachialgie (van de Calseyde et al. 1977), verstärkt geklagt werden. In diesen Fällen ist der Zervikalnystagmus meist darzustellen.

Besteht der Verdacht auf eine VBI oder soll eine solche Erkrankung vor einer Manualbehandlung ausgeschlossen werden, so schließt sich an die obige Untersuchung auf Zervikalnystagmus die von Causse et al. (1979a, b) angegebene Untersuchung an:

Bei maximaler Kopfreklination und möglichst weiter Kopfdrehung nach rechts und links wird der Kopf des Patienten vom Untersucher 4 min gehalten (Abb. 22) (bei subjektiven Beschwerden, wie Schwindel, Tinnitus, Ohnmachtsgefühle u. ä., wird natürlich früher abgebrochen). Tritt in den ersten 30 s kein Nystagmus auf, kann ein propriorezeptiver Zervikalnystagmus ausgeschlossen werden. Ein späterer Nystagmus muß auf die Vertebraliskompression zurückgeführt werden und wird dann als „vaskulärer" Zervikalnystagmus bezeichnet.

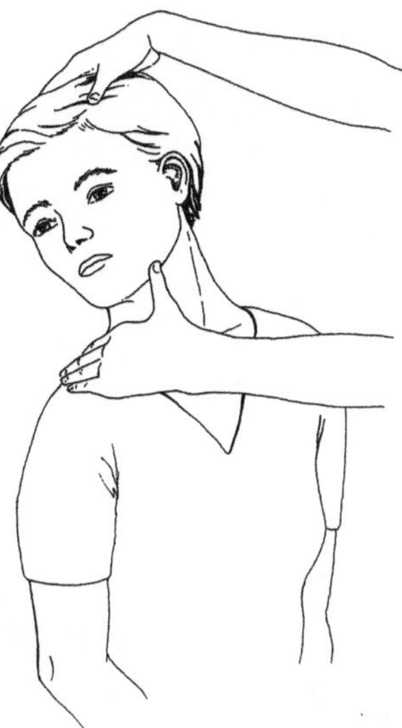

Abb. 22. Probe nach de Kleijn u. Nieuwenhuyse (1927). (Aus Causse u. Causse 1979)

Der geschilderte Untersuchungsgang findet sich, wenn auch mit unterschiedlichen Angaben über die Drehgeschwindigkeit und über den maximalen Drehwinkel des Untersuchungsstuhles, in der gesamten Literatur, die auf den Zervikalnystagmus eingeht.

Dieses methodische Vorgehen berücksichtigt nicht die von unseren Patienten in 38,9% gemachte Angabe, daß ein Schwindelgefühl durch eine Kopfseitneigung und/oder Kopfrück- oder -vorbeugung ausgelöst wird. Wenn man diesen Auslösungsmechanismus prüfen will, entsteht die Schwierigkeit, die Labyrinthe unbeweglich zu halten. Bei der Kopfseitneigung wäre dies möglich, wenn der Kopf auf einem feststehenden Tischchen gehalten ruht, während der Körper auf einer fahrbaren Trage liegt. Bei der Untersuchung wird die Trage ausgeschwenkt, so daß die Achse der Körperbewegung zur Seite durch die Nasenwurzel verläuft. Dieser Untersuchungsgang ist sowohl räumlich als auch technisch sehr aufwendig.

Es wurde daher untersucht, ob und wie stark ein Nystagmus entsteht, wenn bei einer gesunden Versuchsperson

1. der Kopf um 45° innerhalb von 2 s seitwärts geneigt wird,
2. mit dem Kopf genickt wird (entsprechend einer atlantookzipitalen Gelenkbewegung um 15°), und
3. der Kopf um 45° vorgebeugt, bzw. um 30° nach hinten geneigt wird (Abb. 23).

Auf die Unterscheidung von Vornicken und Vorbeugen wiesen Gutmann (1976) Lewit (1977 a), Kunert (1963 a) u. a. hin. Bei den Versuchspersonen zeigten sich bis zu 4 perrotatorische Nystagmusschläge. Postrotatorische Schläge traten nicht auf. So kann angenommen werden, daß – unter Berücksichtigung und nach Abzug der perrotatorischen Nystagmen – ein dann entstehender Nystagmus auf die HWS-Bewegungen bezogen werden kann.

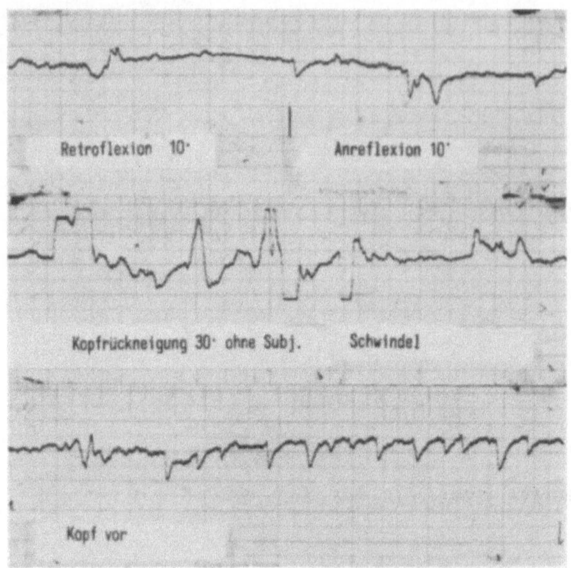

Abb. 23. Während bei der reinen „Kopfnickbewegung" nur wenige Nystagmusschläge nach rechts bzw. links erkennbar sind, verstärkt sich der Nystagmus deutlich, sobald die Anteflexion und Retroflexion auf 30° verstärkt werden

Einschränkend muß auf das Phänomen hingewiesen werden, daß bei Kopfseitneigung der Vestibularistonus des nach oben gerichteten Labyrinthes verstärkt wird (s. Abb. 56).

Nach Brocher (1955, 1973) und Kasperek (1969) ist eine Seitneigung in den Gelenken C 0/1/2 um ca. 2° (bis 5° : Lewit 1977 a) möglich. Die Kopfneigung wird von einer Rotation des 2. Halswirbels (Axis) in Richtung der Neigung begleitet (Gerstenbrand et al. 1974; Hinz u. Tamaska 1968; Jirout 1971 a, b, 1973), so daß Lewit (1977 a) davon spricht, daß ein wesentliches Zeichen einer blockierten Seitneigung in den Kopfgelenken die gehemmte Axisrotation ist. Die Rotations-, Seitneigungs-, Rück- und Vorbeugebewegungen erfolgen als Mischbewegungen der HWS mit unterschiedlicher Beteiligung der einzelnen Partner. Die weitere, detaillierte Analyse der Bewegungsabläufe im Kopfgelenksbereich und der übrigen HWS ergeben so differente und komplexe Arbeitsteilungen und Abhängigkeiten, so daß schon allein auf Grund dieser Überlegungen durch den Zervikalnystagmus eine genauere Lokalisierung der Kopfgelenksstörungen bisher unmöglich erscheint.

Wie die Ergebnisse unserer Untersuchungen zeigen, sollte jedoch auf die elektronystagmographische Prüfung bei der Kopfseitneigung und der Ante- und Retroflexion nicht verzichtet werden. Dabei ist zu beachten, daß maximale Bewegungsausschläge bei der Untersuchung vermieden werden, und so nach Stahle (1969), Jongkees (1969 a, b) und Voigt u. Chrast (1971) (außer bei der Kopfreklination) keine wesentliche Kompression der A. vertebralis erfolgt. Deshalb muß darauf geachtet werden, daß keine Kombinationsbewegungen des Kopfes, wie etwa eine Reklination und Rotation (entsprechend dem De Kleijn-Test), ausgeführt werden. So sollen zusätzliche vaskuläre Faktoren, soweit als möglich, zunächst vermieden werden.

3.7.2 Graduierung des Zervikalnystagmus

Während in der angloamerikanischen Literatur eine Graduierung des Zervikalnystagmus vermieden wird, hat die belgische Schule um Norré (1976) eine Einteilung
nach der Intensität empfohlen:

I. Kategorie: „sehr stark"
II. Kategorie: „mäßig"; deutlicher Nystagmus während und unmittelbar nach der
                 Pendelbewegung
III. Kategorie: „schwach", nur 1 oder 2 eindeutige Nystagmusschläge
IV. Kategorie: „negativ"

Wenn auch diese Einteilung des Zervikalnystagmus von uns nicht benutzt wird, ha-
ben wir sie hier erwähnt, weil uns die „III. Kategorie" besonders beachtenswert erscheint. „1 oder 2 Nystagmusschläge" können bei schneller Drehung auch beim
Gesunden auftreten, obwohl die Untersuchten sowohl subjektiv als auch nach dem
Manualbefund unauffällig sind. Bei dieser Einteilung besteht die Gefahr, daß „Zervikalnystagmus" als pathologisches Symptom verstanden wird und eine gesunde
Person ungerechtfertigterweise für krank erklärt werden könnte. So würde auch die
Aussagekraft des Zervikalnystagmus erheblich geschmälert (s. auch Abschnitt
3.7.2.2, spontanes Vorkommen des Zervikalnystagmus).

Wir legen die von Moser et al. (1972) empfohlene Einteilung des Zervikalnystagmus zugrunde:

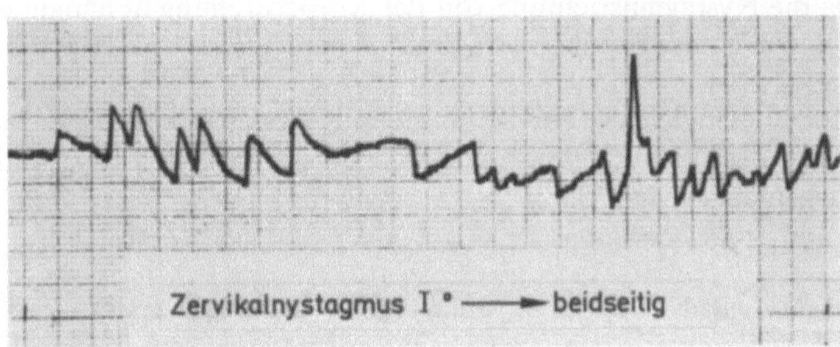

Abb. 24. Zervikalnystagmus I°

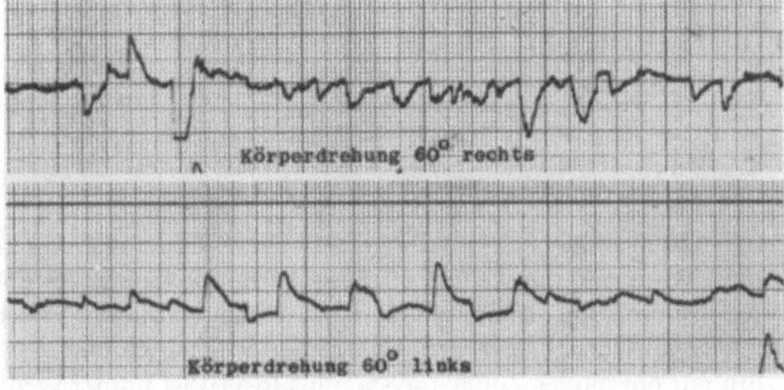

Abb. 25. Zervikalnystagmus II°

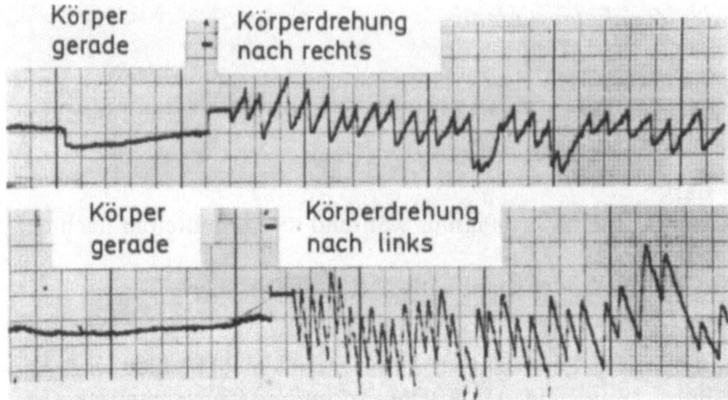

Abb. 26. Zervikalnystagmus III°. Bei diesem Patienten war der Zervikalnystagmus mit einem massiven Schwindel verbunden. Der Nystagmus war mit bloßem Auge erkennbar. Nach einmaliger Manualtherapie war der Patient beschwerdefrei, ein Zervikalnystagmus nicht mehr provozierbar

CN I°:   Nystagmus bei schneller Körperdrehung (innerhalb von 5 s) (Abb. 24)
CN II°:   Nystagmus auch bei langsamer Körperdrehung (in 20 s) (Abb. 25)
CN III°: Nystagmus bleibt bestehen, solange der Körper gegenüber dem Kopf in
maximal 60° Drehung gehalten wird (Abb. 26)

Da die Nystagmusrichtung von der Körperdrehung abhängig ist, spricht man nun z. B. von einem Zervikalnystagmus nach rechts III° und nach links II°.

Einen seitengleichen Zervikalnystagmus fanden wir in 49,5%. In den übrigen Fällen ist der Zervikalnystagmus in die eine oder andere Richtung stärker bzw. schwächer ausgeprägt (Tabelle 6).

Tabelle 6. Graduierung des Zervikalnystagmus (CN) (Angaben in %)

CN	0	I°	II°	III°
0	7,4	–	0,8	5,7
I°		1,6	8,2	9,8
II°			13,1	21,3
III°				32,0

Hierzu sind drei Anmerkungen erforderlich:

1. In 9 Fällen zeigte sich bei der „klassischen" Untersuchung kein Zervikalnystagmus. Wäre hier die weitere Untersuchung mit Kopfante- und retroflexion bzw. Kopfseitneigung unterblieben, dann hätte in diesen Fällen (d. h. 7,4%) eine Gleichgewichtsstörung nicht objektiviert werden können.
2. Ein nur einseitiger Zervikalnystagmus (6,5%) ist immer verdächtig auf einen latenten Spontannystagmus, der nur durch die Manipulation provoziert wird.

Auch bei der VBI zeigt sich häufig nur ein Zervikalnystagmus in einer Richtung (Goutelle et al. 1972). Hier liefert ein *wechselnder* Zervikalnystagmus bei Kopfvor- und -rückbeuge oder Kopfseitneigung wichtige differentialdiagnostische Hinweise, da ein latenter Spontannystagmus, wenn er aktiviert wird, immer in die gleiche Richtung schlägt. Bei den Patienten mit „einseitigem" Zervikalnystagmus konnte eine *Nystagmusumkehr* durch die oben genannten weiteren Untersuchungsmethoden regelmäßig bewirkt werden.

3. Ein beidseitiger Zervikalnystagmus I° muß mit Zurückhaltung betrachtet werden, wenn die weitere Untersuchung nicht einen deutlichen Nystagmus erkennen läßt.

Wenn auch ein Zervikalnystagmus I° bei subjektiv beschwerdefreien Patienten vorkommen kann (s. S. 79), so ermöglicht er doch in Verbindung mit einem stärkeren Zervikalnystagmus zur Gegenrichtung eine sichere Abgrenzung zu einem aktivierten Spontannystagmus, auch wenn die weiteren Untersuchungen unauffällig ausfallen.

Die Einteilung von Moser et al. (1972) bietet bereits eine erste Möglichkeit, das vaskuläre Zervikalsyndrom von der funktionellen Kopfgelenksstörung abzugrenzen: Bei der VBI entsteht der Nystagmus durch eine Minderdurchblutung. Das bedeutet, daß ein Nystagmus so lange besteht, wie die Halstorsion aufrecht erhalten wird. Eine VBI zeigt demnach einen Zervikalnystagmus III°. Bei der VBI ist jedoch ein Zervikalnystagmus nicht obligat. Nach Collard u. Conraux (1970) ist er nur in ⅔ der Fälle zu registrieren.

Bei einem Zervikalnystagmus III° nach der einen Seite und Verdacht auf VBI empfehlen Moser et al. (1972) eine Vertebralisangiographie auf der gleichen Seite.

Ein Zervikalnystagmus I° oder II° ist bei den vaskulären Zervikalsyndromen nicht denkbar. Dieser Zervikalnystagmus muß auf eine Störung im Bereich der Rezeptoren im Kopfgelenksbereich zurückgeführt werden (Moser et al. 1972; Simon u. Moser 1973; Courtin et al. 1975).

Während es möglich ist, durch den Zervikalnystagmus eine VBI auszuschließen, ist die Umkehrung des Satzes jedoch nicht möglich: Auch bei der Kopfgelenksstörung kann ein Zervikalnystagmus III° beobachtet werden.

3.7.3 Richtung des Zervikalnystagmus

Die Richtung des Zervikalnystagmus ist für die meisten Autoren (Philipszoon et al. 1963; Greiner et al. 1964; Jongkees 1969a; Secrétan 1971a; Moser et al. 1972; Moser 1974; Norré 1976) streng definiert: der Zervikalnystagmus ist der jeweiligen Drehrichtung des Stuhles bzw. des Körpers des Patienten entgegengesetzt, d.h. bei der Rechtsdrehung des Stuhles z.B. schlägt der Zervikalnystagmus nach links und umgekehrt. Die Richtung ist also einem perrotatorischen Nystagmus entgegengesetzt. Erklärt wird die Zervikalnystagmusrichtung damit, daß einer Körperdrehung zur einen Seite eine relative Kopfdrehung zur Gegenseite entspricht (Secrétan 1971a; Moser 1974; Norré 1976).

Unter einem „inversen" Zervikalnystagmus verstehen wir einen Nystagmus, der nicht zur erwarteten Seite schlägt. Er wurde von Depondt (1974), Dionne (1974),

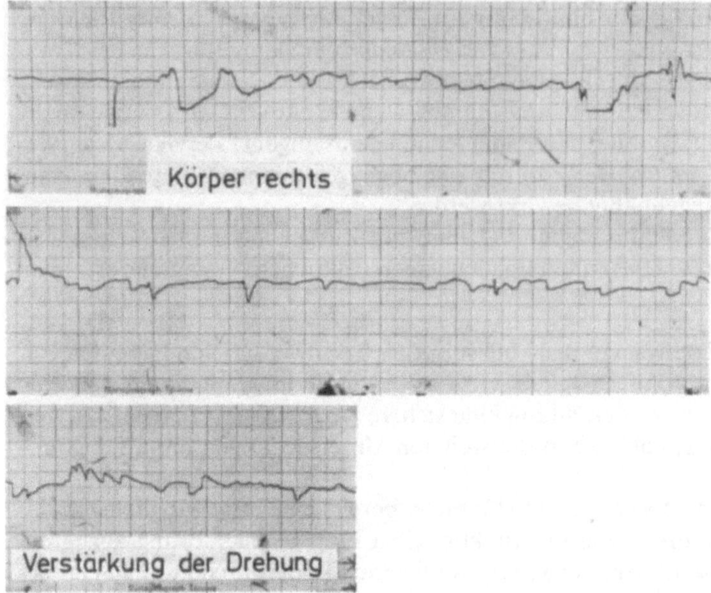

Abb. 27. Zervikalnystagmus nach links, der bei Verstärkung der Drehung in die Gegenrichtung umschlägt

Hülse et al. (1975) und von Van de Calseyde et al. (1977) beschrieben. Wenn auch Sautier (1977) den inversen Zervikalnystagmus nicht namentlich erwähnt, so geht aus der Abbildung von ihm doch hervor, daß auch in seinem Fall der Zervikalnystagmus nicht in die „korrekte" Richtung schlug.

In unserem Krankengut konnte 6mal (5%) ein „inverser" Zervikalnystagmus beobachtet werden. Ähnliche Prozentzahlen werden auch von Depondt (1974) und Van De Calseyde et al. (1977) angegeben.

Der inverse Zervikalnystagmus sollte jedoch nur diagnostiziert werden, wenn er beidseitig mindestens II° ist, da sonst eher an einen unspezifisch aktivierten Spontannystagmus gedacht werden muß.

Hieraus wie auch aus der mir bekannten Literatur ergibt sich, daß nur von *einer* Richtung des Zervikalnystagmus gesprochen werden wird (Abb. 27).

Die Abb. 27 zeigt einen schwach ausgeprägten CN II° nach links. Bei 60° war die Kopfrotation des Patienten schmerzhaft eingeschränkt. Eine nun über 5 s beibehaltene weitergehende Kopfrotation führte zu einer Umkehr der CN-Richtung. Ein derartiger Befund konnte bei 5 Patienten erhoben werden. Bei diesen Patienten bestand jeweils eine beiderseitige Blockierung von C1/2 und C2/3. Als Erklärung für das Phänomen der Richtungsumkehr des Zervikalnystagmus wird eine durch die kurzfristige, forcierte Rotation bewirkte Irritation des Propriorezeptorensystems der Gegenseite angenommen. Nicht auszuschließen ist die Möglichkeit, daß bei der über 60° hinausgehenden Kopfdrehung ein vaskulärer Faktor die Nystagmusumkehr verursacht. Dies erscheint aber deshalb als weniger wahrscheinlich, da der Nystagmusumschlag sofort mit der Rotationsverstärkung ohne eine erkennbare Latenzzeit (s. S. 83) einsetzt.

Auch handelt es sich bei den 5 beobachteten Fällen um jugendliche Patienten (unter 40 Jahren), da bei älteren Patienten ein solches Untersuchungsmanöver kontraindiziert ist.

3.7.4 Parameter des Zervikalnystagmus

Nähere Untersuchungen zur Charakterisierung des Zervikalnystagmus fehlen meist in der Literatur. Die Frequenz der Nystagmusschläge wird lediglich von Depondt (1974) und Van De Calseyde et al. (1977) mit 0,2–1 Hz angegeben. Die Frequenz sei regelmäßig. Die Winkelgeschwindigkeit der langsamen Nystagmusphase wurde von Van De Calseyde et al. (1977) mit 3,18°/s (0,94°/s–6,79°/s) bzw. von Dionne (1974) mit 9°/s (Grenzwerte 5°/s und 33°/s) bestimmt. Die Nystagmusamplitude beträgt 2–8° (Depondt 1974; Van De Calseyde et al. 1977), bzw. 1,5–7° (Sandström 1961). Weitere Angaben konnten nicht gefunden werden.

Die angeführten Werte stammen teils von subjektiv schwindelfreien Patienten (Van De Calseyde et al. 1977), teils von Patienten mit einer VBI (Sandström 1961).

Die Untersuchung unseres Patientengutes mit zervikaler Gleichgewichtsstörung ergab bei allen Nystagmusparametern höhere Werte und eine weitere Streuung (Tabelle 7). Wie bei allen Gleichgewichtsstörungen, peripherer oder zentraler Natur, werden bei einer subjektiv empfundenen Schwindelattacke teils exzessive Nystagmuswerte gefunden.

Während der Untersuchung auf Zervikalnystagmus wurde bei 20 Patienten bei meist nur einer Prüfung ein akuter Schwindelanfall provoziert. In diesen Fällen war der Nystagmus kaum zu registrieren, annähernd wurde aber eine Frequenz bis zu 3 Hz, eine Schlagamplitude von über 20° und eine maximale Winkelgeschwindigkeit von über 60°/s erreicht. Nach den von anderen Autoren angegebenen Werten wurde bei ihren Untersuchungen kein Schwindelanfall ausgelöst.

Während die Frequenz des Zervikalnystagmus abhängig von der Untersuchungsart (Halsrotation, Kopfretro- und anteflexion und Kopfseitneigung) im Mittelwert wie auch bei der Summenprozentkurve (Abb. 28) keine wesentlichen Unterschiede zeigt, scheinen bei der Winkelgeschwindigkeit (Abb. 29) und bei der Amplitude (Abb. 30) durch die Halsrotation die größeren Werte erreicht werden zu können. Bei

Tabelle 7. Zervikalnystagmusparameter

Frequenz	Halsrotation	$\bar{x}=75{,}77$	$s_x=26{,}74$
	Retro-Anteflexion	$\bar{x}=77{,}4$	$s_x=27{,}37$
	Seitneigung	$\bar{x}=74{,}74$	$s_x=26{,}47$
Maximale Winkel-geschwindigkeit	Halsrotation	$\bar{x}=19{,}59$	$s_x=14{,}14$
	Retro-Anteflexion	$\bar{x}=15{,}32$	$s_x=22{,}76$
	Seitneigung	$\bar{x}=17{,}03$	$s_x=13{,}03$
Amplitude[a]	Halsrotation	$\bar{x}=\ 4{,}47$	$s_x=\ 2{,}57$
	Retro-Anteflexion	$\bar{x}=\ 4{,}37$	$s_x=\ 4{,}22$
	Seitneigung	$\bar{x}=\ 3{,}92$	$s_x=\ 2{,}09$

[a] Die Amplitude wurde berechnet aus der Gesamtamplitude der ersten 10 s, dividiert durch die Schlagzahl der ersten 10 s

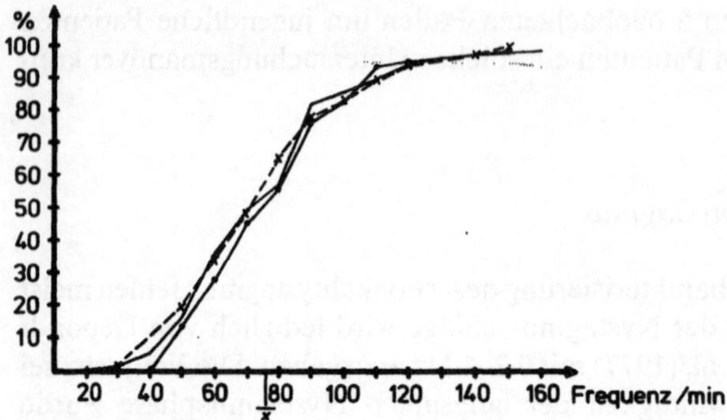

Abb. 28. Summenprozentkurve der Nystagmusfrequenz. Halstorsion ——, Ante- bzw. Retroflexion ●——●, Seitneigung ×----×

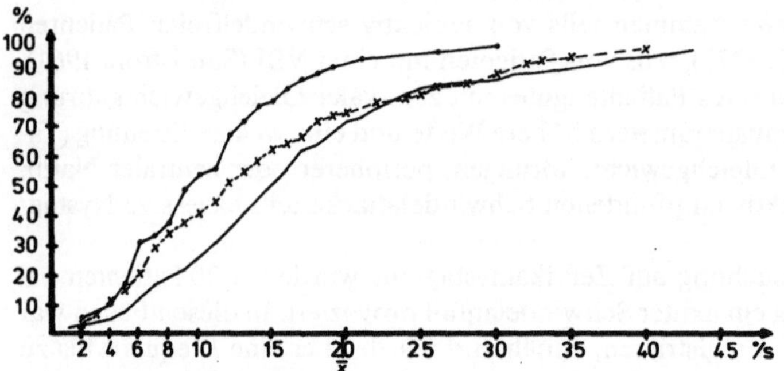

Abb. 29. Summenprozentkurve der maximalen Winkelgeschwindigkeit. Halstorsion ——, Ante- bzw. Retroflexion ●——●, Seitneigung ×----×

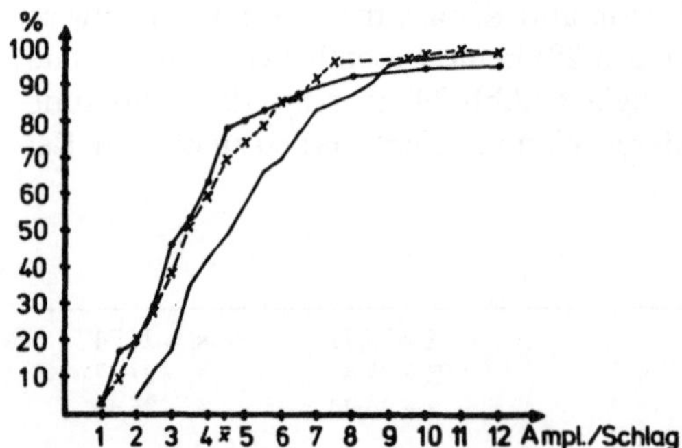

Abb. 30. Summenprozentkurve der durchschnittlichen Amplitude/Nystagmusschlag in den ersten 10 s. Halstorsion ——, Ante- bzw. Retroflexion ●——●, Seitneigung ×----×

Tabelle 8. Kontigenztafel (in Klammern die jeweiligen Erwartungswerte); *I*, Zervikalnystagmus bei Halsrotation; *II*, Zervikalnystagmus bei Kopfvor- und -rückbeuge; *III*, Zervikalnystagmus bei Kopfseitneigung

Amplitude	I	II	III	
Bis 2°	4 (12,91)	8 (5,52)	18 (11,57)	30
2,1–2,5	7 (7,32)	4 (3,13)	6 (6,56)	17
2,6–3,0	6 (9,47)	7 (4,04)	9 (8,48)	22
3,1–3,5	17 (13,35)	3 (5,7)	11 (11,96)	31
3,6–4,0	7 (7,75)	4 (3,31)	7 (6,94)	18
4,1–4,5	6 (9,04)	6 (3,86)	9 (8,10)	21
4,6–5,0	8 (5,6)	1 (2,39)	4 (5,01)	13
5,1–5,5	9 (6,03)	1 (2,57)	4 (5,4)	14
5,6–6,0	3 (4,3)	1 (1,84)	6 (3,86)	10
6,1–6,5	7 (3,87)	1 (1,65)	1 (3,47)	9
6,6–7,0	6 (4,74)	1 (2,02)	4 (4,24)	11
7,1–7,5	2 (2,58)	0 (1,1)	4 (2,31)	6
Über 7,5	14 (6,03)	4 (21,76)	3 (8,1)	21
	96	41	86	223

der Amplitude wurde dies mit dem Chiquadrattest überprüft (vorgegebenes Signifikanzniveau 0,05) (Tabelle 8).

Nach dem Chiquadrattest wurde ein statistisch auffälliger Unterschied festgestellt. Die Amplitude des Zervikalnystagmus bei Kopfante- und -retroflexion bzw. Kopfseitneigung scheint im Vergleich zum Zervikalnystagmus beim Halsrotationstest kleiner auszufallen. Dies gilt nur für die Amplitude und die maximale Winkelgeschwindigkeit, nicht aber für die Frequenz.

Zur Erklärung dieses Phänomens können die Untersuchungsergebnisse von Boyle u. Pompeiano (1980) herangezogen werden. Bei Einzelzellableitungen aus dem Deiters-Kern konnten im Tierversuch durch Rotation des Körpers um die Longitudinalachse weitaus mehr Neurone erregt werden als durch Drehung des Körpers in horizontaler Ebene (der Kopfseitneigung entsprechend).

3.7.5 Habituation

Die Untersuchung auf Zervikalnystagmus sollte immer wiederholt werden, damit eine evtl. deutliche qualitative und quantitative Reduktion erkannt werden kann. Wird ein solches Habituationsphänomen beobachtet, dann ist es ein sicherer Hinweis auf eine zentrale Störung. Es spricht gegen eine Auslösung des Zervikalnystagmus durch eine funktionelle Kopfgelenksstörung. Auf die sichere Reproduzierbarkeit des Zervikalnystagmus haben Decher (1969a), Simon u. Moser (1973), Moser (1974) und Hülse et al. (1975) hingewiesen. In unserem Patientengut war eine Habituation in keinem Fall zu beobachten.

3.7.6 Dekreszendo – Kreszendo

Wie in Kap. 1, Abschn. 4.6 beschrieben wurde, werden die Vestibulariskerne zum weitaus größten Teil durch Bewegungen im Kopfgelenksbereich und nur zu einem geringen Teil durch die Kopfstellung beeinflußt. Dies bedeutet, daß ein Zervikalnystagmus, der durch eine Störung des Rezeptorenfeldes im Kopfgelenksbereich hervorgerufen wird, im wesentlichen durch die Bewegung (Rotation – Flexion – Seitneigung) provoziert wird. Sistiert die Bewegung (bei unserer Untersuchung auf Zervikalnystagmus nach 20 s, entsprechend dem Zervikalnystagmus III°), muß dieser Zervikalnystagmus nachlassen.

Wie in Abb. 31 zu erkennen ist, ist bei dem Zervikalnystagmus *bei funktioneller Kopfgelenksstörung* regelmäßig die Abnahme – *Dekreszendo* – der Amplitude, der Frequenz und der Winkelgeschwindigkeit zu beobachten.

Bei der VBI liegen ganz andere Verhältnisse vor. Die Mangeldurchblutung nimmt mit zunehmender Kompression der A. vertebralis (bei aufrecht erhaltener Kopfrotation) zu. Die Symptomatik muß mit zunehmender, zeitlicher Komponente an Ausprägung gewinnen.

Wird nach Ende der Körperrotation die Kopfstellung beibehalten – dies ist bei der De Kleijn-Probe noch ausgeprägter –, so wird durch die zunehmende Hypoxydose im vestibulären Kerngebiet der Zervikalnystagmus, ein *vaskulärer* Zervikalnystagmus, an Intensität gewinnen. In Abb. 32 ist deutlich die Zunahme von Nystagmusfrequenz, -amplitude und -winkelgeschwindigkeit zu beobachten. Wir sprechen von einem *Kreszendo*. (In Abb. 32 wurde die Untersuchung wenige Sekunden später abgebrochen, da der Patient über einen massiven Drehschwindel klagte.)

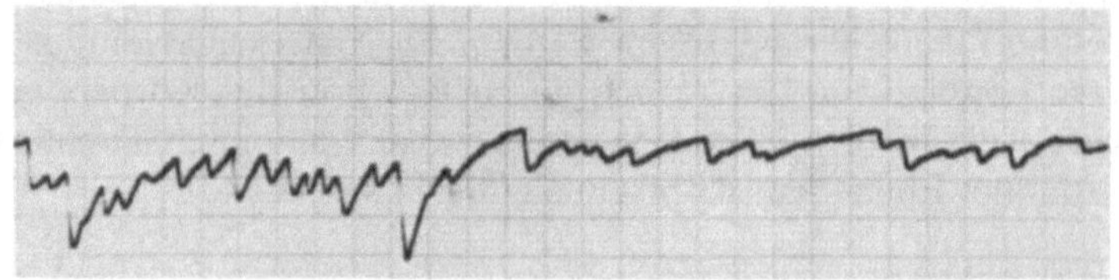

Abb. 31. Zervikalnystagmus III° nach links. Deutlich ist die Abnahme von Nystagmusfrequenz und -amplitude zu erkennen: „Dekreszendo"

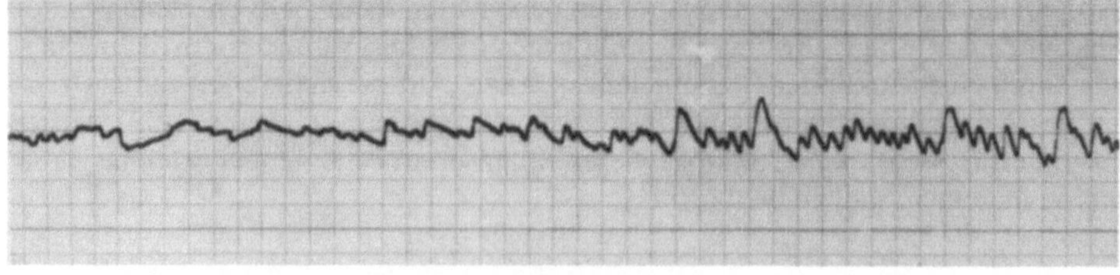

Abb. 32. Vaskulärer Zervikalnystagmus nach rechts bei VBI. Deutlich ist die Zunahme von Nystagmusamplitude, -frequenz und -winkelgeschwindigkeit zu erkennen: „Kreszendo"

3.7.7 Spontanes Vorkommen des Zervikalnystagmus

3.7.7.1 Zervikalnystagmus bei Labyrinthausfall

1915 haben Bikeles u. Ruttin über die reflektorischen, kompensatorischen Augenbewegungen beim Menschen mit beidseitigem Labyrinthausfall berichtet. Später beschrieben Fischer (1926, zit. bei Frenzel 1930) und Frenzel (1928, 1930) einen „Halstorsionsnystagmus" bei Patienten mit beidseitigem Labyrinthausfall. Einzelbeobachtungen stammen in der Folgezeit von Philipszoon u. Bos (1963), Philipszoon (1970), Moser (1972, 1974), Secrétan (1971 a) und Hülse u. Partsch (1976) und Causse et al. (1979 a, b).

Wir konnten 4 Patienten mit einem beidseitigen Labyrinthausfall beobachten. In allen Fällen bestand ein Zervikalnystagmus nach rechts und nach links II°. Eine funktionelle Kopfgelenksstörung konnte nicht beobachtet werden. Zur Klärung des Entstehungsmechanismus dieses Zervikalnystagmus trägt hier besonders ein Patient bei, dessen Befund näher geschildert werden soll.

Ein 59jähriger Kollege erkrankt an einer Lungen-Tbc und erhält 40 g Streptomycin (1 g/die). Bei einer Kontrolluntersuchung wird kalorisch wie auch rotatorisch

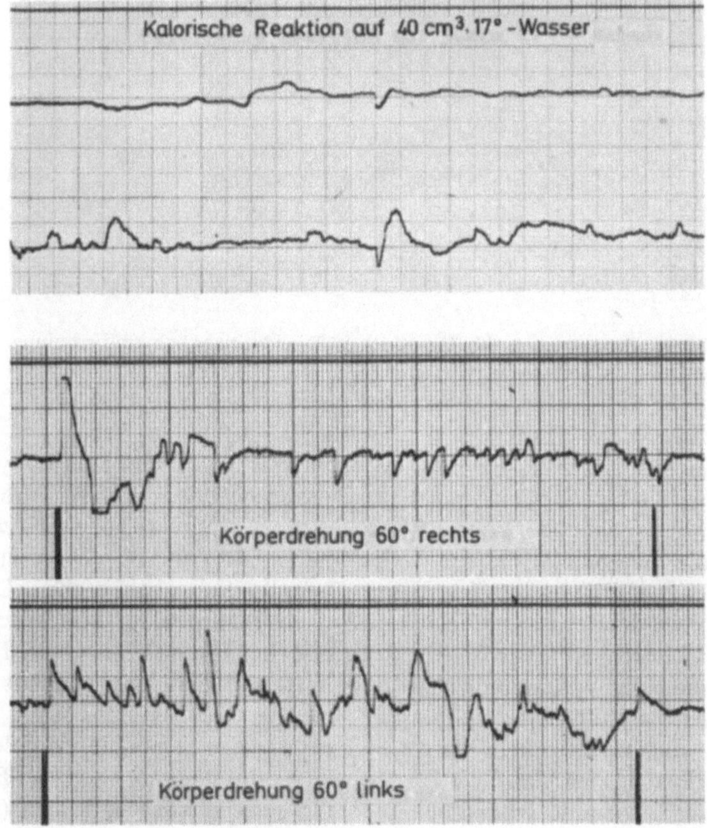

Abb. 33. Zervikalnystagmus II° bei Labyrinthausfall

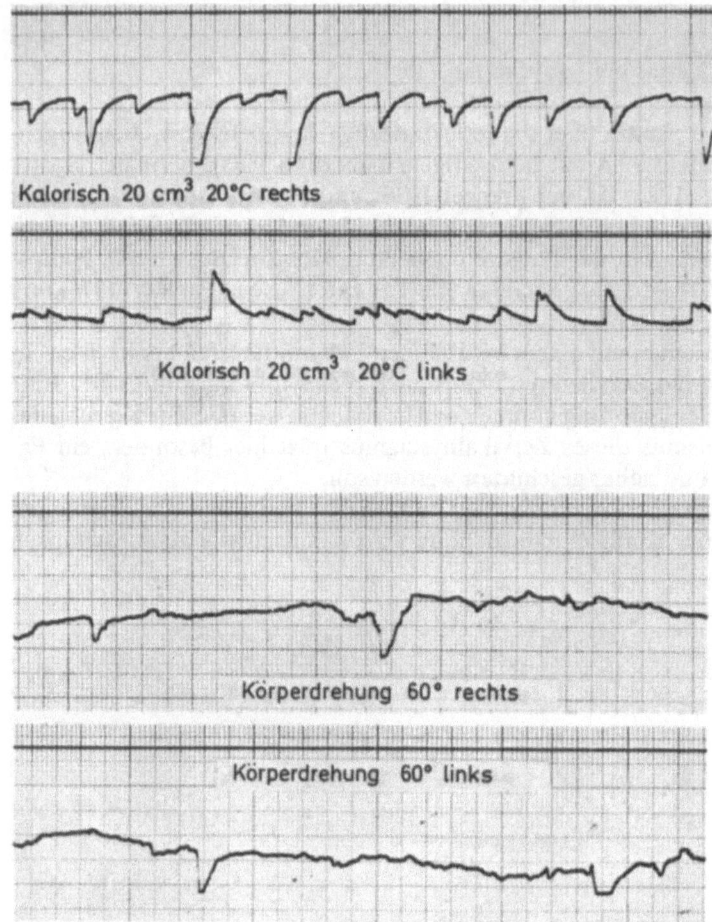

Abb. 34. Patient wie in Abb. 33., jedoch nach beidseitiger Labyrintherholung. Ein sicherer Zervikalnystagmus ist nicht mehr erkennbar

ein kompletter Ausfall der zuvor unauffälligen peripheren Labyrinthe festgestellt. Der Kollege gibt ein dem Befund entsprechendes starkes Trunkenheitsgefühl an und ist nicht in der Lage, bei geschlossenen Augen zu gehen. Es zeigt sich ein Zervikalnystagmus II° nach rechts und nach links (Abb. 33). Die weitere Streptomycinbehandlung wurde nach diesem Befund sofort abgebrochen. Das subjektive Beschwerdebild hat eine deutliche Besserung innerhalb von 4 Wochen erfahren. Die nun durchgeführte Kontrolle zeigt kalorisch und rotatorisch die Funktionsrückkehr beider Labyrinthe. Gleichzeitig ist auch der Zervikalnystagmus nicht mehr nachweisbar (Abb. 34).

Es handelte sich in diesem Fall nur um eine reversible, komplette Labyrinthsuppression. Das Verschwinden des Zervikalnystagmus nach der Funktionsrückkehr der Labyrinthe schließt einen pathologischen Mechanismus (vaskulärer Faktor oder Sympathikusreizsyndrom) dieses Zervikalnystagmus aus.

Wie eigene Untersuchungen bei Patienten mit traumatischem einseitigem Labyrinthausfall zeigen, tritt der Zervikalnystagmus nur bei beidseitigem Funktionsausfall auf.

Nach diesen Befunden darf die Funktionslosigkeit beider Labyrinthe erst bei gleichzeitigem Bestehen eines Zervikalnystagmus diagnostiziert werden (Hülse u. Partsch 1976; Collard et al. 1976).

3.7.7.2 Spontanes Vorkommen des Zervikalnystagmus ohne Labyrinthausfall

Während alle Autoren darin übereinstimmen, daß bei Labyrinthausfall der Spontannystagmus physiologischerweise vorkommt, besteht über ein sonstiges spontanes Vorkommen Uneinigkeit.

Greiner et al. (1964), Secrétan (1971a), Moser (1972), Simon u. Moser (1973), Dionne (1974) und Courtin et al. (1975), Collard et al. (1976), Hülse (1982b) glauben, daß ein Zervikalnystagmus immer ein pathologisches Symptom darstellt. Mit Bezug auf den Zervikalnystagmus bei Labyrinthausfall kann gesagt werden, daß ein Zervikalnystagmus erst dann auftritt, wenn entweder die durch die Halsrezeptoren ausgelösten Reflexe pathologisch gesteigert oder aber die vestibulären Labyrinthrezeptoren ausgefallen sind.

Dagegen berichten Depondt (1974), Van De Calseyde et al. (1977) und Norré (1976) über ein Vorkommen von Zervikalnystagmus bei gesunden Personen. Die angegebene Häufigkeit liegt um 12%.

Wir untersuchten 50 Ohrgesunde und beschwerdefreie Personen, bei denen in keinem Fall ein Zervikalnystagmus beobachtet werden konnte. Dies gilt jedoch nur dann, wenn der Untersuchungsstuhl von Hand gedreht wird.

Um diese Diskrepanz in der Literatur erklären zu können, müssen 4 Punkte bedacht werden:

1. Die Schule um Norré (1976), Norré u. Stevens (1979), Norré et al. (1981) untersucht den Zervikalnystagmus auf dem Pendelstuhl mit fixiertem Kopf. Nach den von ihnen beigefügten Kurven dauert ein Pendelausschlag in einer Richtung ca. 5 s. Ein hierbei zu beobachtender „Zervikalnystagmus" wird als „dynamischer" Zervikalnystagmus bezeichnet. Dieser Nystagmus sei bei annähernd 50% einer gesunden Population zu beobachten. Wir haben mit dem elektrischen Drehstuhl die genannte Untersuchung nachvollzogen und konnten die Untersuchungsergebnisse auch hinsichtlich der Häufigkeit bestätigen (Abb. 35).
Eine nicht unerhebliche Rolle scheint der elektrische Drehstuhl bei dem Untersuchungsergebnis zu spielen. Wird der Stuhl von Hand gedreht, ist ein Nystagmus oft nicht mehr erkennbar, obwohl wenige Augenblicke zuvor bei demselben Probanden, jedoch bei mechanischer Drehung, ein „dynamischer Zervikalnystagmus" provoziert werden konnte.
Die Anmerkung von Norré et al. (1981) muß unterstrichen werden, daß nämlich diesem dynamischen Zervikalnystagmus [am ehesten dem Zervikalnystagmus I° nach der Einteilung von Moser (1972) vergleichbar] mit großer Reserviertheit begegnet werden muß. Dies gilt um so mehr, als Norré bereits von einem Zervikalnystagmus spricht, wenn nur 1–2 Schläge auftreten (III. Kategorie). So sind aber

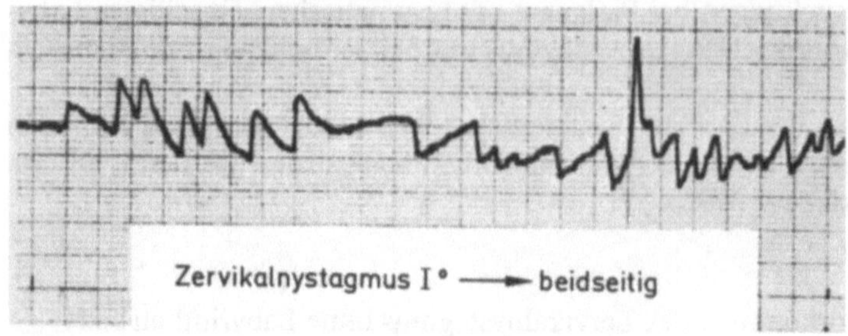

Abb. 35. Der „dynamische Zervikalnystagmus". (Norré 1976)

auch die Untersuchungsergebnisse von Badet u. Picat (1979) zu verstehen, die einen Zervikalnystagmus I° regelmäßig bei M. Menière und nach akuten kraniozervikalen Traumen beschreiben.

Diese Erfahrungen lassen immer mehr erkennen, daß erst dem Zervikalnystagmus II° (Einteilung nach Moser) ein pathognomonischer Charakter zukommt.

2. Toglia et al. (1970) beobachteten, daß ein latenter Nystagmus, v. a. nach Schädeltraumen, durch Kopfbewegung eher aktiviert wird als durch Lageänderung. Auch in diesen Fällen darf nicht von einem Zervikalnystagmus gesprochen werden. Eine Abgrenzung ist in den meisten Fällen dadurch möglich, daß der latente Spontannystagmus nur nach einer Seite schlägt und nicht richtungswechselnd ist.

3. Es gibt sicherlich auch einen „echten" Zervikalnystagmus bei beschwerdefreien Personen. Untersuchungen bei „gesunden" Probanden mit Zervikalnystagmus decken häufig eine Wirbelgelenkblockierung in Höhe von CO–C3 auf. Der Zervikalnystagmus kann also ein Symptom einer funktionellen Kopfgelenksstörung auf subklinischer Ebene sein. Dies verdeutlicht das Problem, daß auch bei der zervikalen Gleichgewichtsstörung die Gleichung „Zervikalnystagmus = Schwindel" nicht zulässig ist.

Dies unterstreicht aber die Feststellung, daß der Zervikalnystagmus II° und III° ein pathologisches Symptom ist, wenn auch ein äquivalentes, subjektives Beschwerdebild fehlen kann.

4. Abschließend soll erwähnt werden, daß in einigen Fällen ein Zervikalnystagmus ohne zervikale Genese beschrieben wurde. Hier sollten nicht die häufigen Berichte über Zervikalnystagmus beim M. Menière angeführt werden (der M. Menière wird von einigen Autoren sogar meist auf ein Zervikalsyndrom zurückgeführt, s. S. 116). Dionne (1974) beobachtete bei Patienten mit arachnoidaler Zyste, mit multipler Sklerose und mit Hirnstammläsion einen Zervikalnystagmus. Auch uns fiel bei einer Patientin mit einer temporobasal gelegenen Arachnoidalzyste ein beidseitiger Zervikalnystagmus auf (Abb. 36).

Dieser Zervikalnystagmus ist II° beidseitig. Die fehlende Latenz (s. S. 83) läßt in diesem Fall v. a. an eine durch die Halstorsion und Kopfante und -retroflexion bedingte meningeale Reizung denken, die den Nystagmus provoziert.

Wenn auch dieser Patientenkreis mit Zervikalnystagmus zu den Ausnahmen gehört, so sollte er doch dazu führen, daß ein Zervikalnystagmus differentialdiagnostisch voll abgeklärt werden sollte.

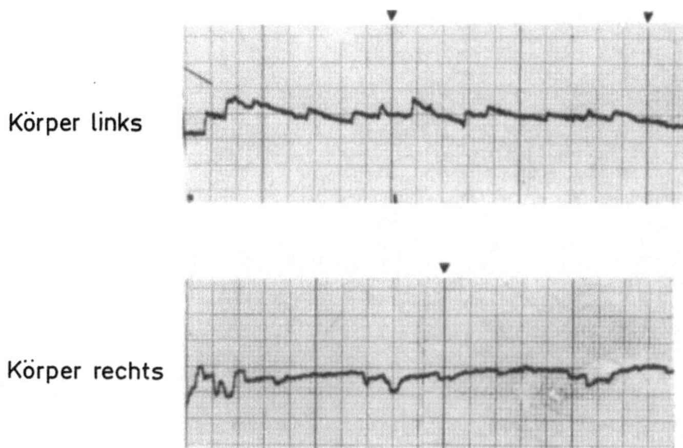

Abb. 36. Zervikalnystagmus II° beidseitig bei einer 41jährigen Patientin mit temporobasal gelegener Arachnoidalzyste

3.7.8 Vertikaler Zervikalnystagmus

Bisher wurde nur von einem horizontalen Zervikalnystagmus gesprochen. Hinweise auf einen vertikalen Zervikalnystagmus konnten in der gesamten Literaturübersicht nicht gefunden werden. Dies mag aus der Tatsache herrühren, daß der Zervikalnystagmus nur über die Halstorsion in horizontaler Ebene untersucht wurde. Die De Kleejn-Probe darf wegen der sicheren vaskulären Komponente hier nicht angeführt werden.

Wenn bei Körperbewegungen in der horizontalen Ebene eine Interaktion der Nackenreflexe mit dem Vestibularapparat angenommen wird, so muß dies entsprechend auch für die vertikale Ebene gefordert werden. Daß ein solcher Vertikalnystagmus bisher nicht beschrieben wurde, erklärt sich aus verschiedenen Faktoren: Ein geringgradiger Vertikalnystagmus kann physiologischerweise nach Lidschluß auftreten (Fluur u. Eriksson 1961). Ein deutlicher Vertikalnystagmus gilt als „obligat" zentrales Symptom (Kornhuber 1966; Jatho 1968; von Westernhagen 1969; Dayal et al. 1974). Er findet sich häufig bei Kleinhirnaffektionen (Greiner et al. 1975), okzipitozervikaler Skelettmißbildung (Spillane et al. 1957), zerebraler Durchblutungsstörung (von Westernhagen 1969) und Läsion des unteren Hirnstammes (Zee et al. 1974).

Einen Vertikalnystagmus nach oben findet man häufig bei Hirnstammläsionen, medikamentöser Intoxikation mit Barbituraten oder Antikonvulsiva (Dean Hart u. Sanders 1970).

Ein Vertikalnystagmus nach unten ist weniger häufig zu beobachten und wurde nur bei Läsionen des unteren Hirnstammes beschrieben, wie bei Arnold-Chiari-Malformation, Platybasie und basilärer Impression (Cogan 1968; Dean Hart et al. 1970; Zee et al. 1974; Shimizu et al. 1975; Bogousslavsky et al. 1980; Wertenbaker et al. 1981).

Polacek (zitiert bei Lewit 1977) hält den Vertikalnystagmus nach unten für ein besonders charakteristisches Symptom der basilären Impression.

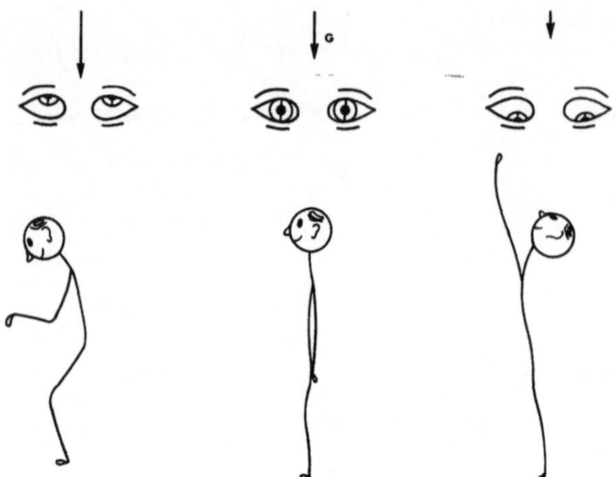

Abb. 37. Reflexe des Körpers und der Augen in Abhängigkeit der Schwerkraftresultante. (Aus Jongkees 1969 a, S. 9)

Mit dem Vertikalnystagmus nach unten bei Mißbildungen im kraniozervikalen Bereich ist die Verbindung zu den Zervikalsyndromen geschaffen. Hier soll nochmals die eingangs zitierte Arbeit von Nagashima et al. (1970) angeführt werden; diese Autoren konnten durch kurzfristige Kompressionen einer freigelegten A. vertebralis in 5 Fällen (20%) einen reinen Vertikalnystagmus nach unten provozieren. In keinem Fall trat ein Nystagmus nach oben auf.

Diese Befunde rechtfertigen die Einordnung des Vertikalnystagmus nach unten in den Kreis der vaskulären Zervikalsyndrome.

Hieraus leitet sich eine besonders kritische Beurteilung des Vertikalnystagmus bei der funktionellen Kopfgelenksstörung her: Um eine sichere Identifizierung des Vertikalnystagmus zu ermöglichen, mußte der Nystagmus bei offenen Augen registriert werden und möglichst unter der Frenzel-Brille beobachtet werden. Daß physiologischerweise durch Kopfrückneigung der Augapfel nach unten, bzw. durch Kopfvorbeugen der Bulbus nach oben wandert, kann auf einen Reflex mit dem Otolithenapparat oder auch auf eine Verbindung zu den Halsrezeptoren zurückgeführt werden (Abb. 37). Daß dieser Bulbusstellreflex auch einen Blickrichtungsnystagmus auslösen kann, ist nicht auszuschließen. Ein Blickrichtungsnystagmus machte bei unserem Patientengut die Diagnose eines vertikalen Zervikalnystagmus unmöglich.

Berücksichtigt man alle diese Faktoren, dann ergibt sich, daß nur wenige Patienten mit einem deutlichen vertikalen Zervikalnystagmus angeführt werden können. Es muß jedoch angenommen werden, daß er in einem deutlich höheren Prozentsatz besteht.

Bei 13 Patienten (10,83%) wurde dieser Vertikalnystagmus registriert. Ausgelöst wird der Zervikalnystagmus nur durch Kopfante- und retroflexion.

Die Nystagmusrichtung schlägt konstant bei Kopfvorbeugen nach unten und bei Kopfrückneigung nach oben. Diese kopfhaltungsabhängige Nystagmusrichtung ist zur Abgrenzung aller oben genannten Krankheitsbilder wichtig, da bei ihnen der Vertikalnystagmus immer nur in einer Richtung schlägt:

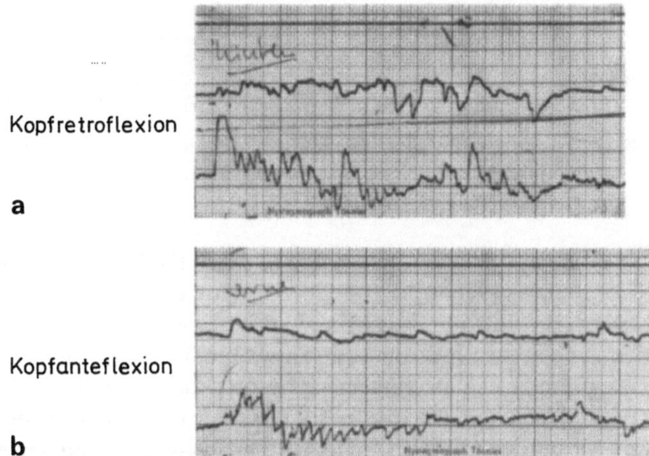

Kopfretroflexion

a

Kopfanteflexion

b

Abb. 38 a, b. Propriorezeptiver, vertikaler Zervikalnystagmus. **a** Horizontale. **b** vertikale Ableitung. Ein vaskulärer Zervikalnystagmus würde nicht den hier deutlichen Dekreszendocharakter und die wechselnde Nystagmusrichtung zeigen

Frequenz: $\bar{x}$ 81/min (Grenzwerte 32–132 Schläge)
Amplitude: $\bar{x}$ 6,68° (Grenzwerte 2,46–14,88)

Der Zervikalnystagmus beginnt sofort, nachdem die Kopfhaltung eingenommen wurde. Auffällig häufig war mit 5mal (38%) die Auslösung eines subjektiven Schwindelgefühles.

Nicht nur der Vergleich mit dem horizontalen Zervikalnystagmus, sondern auch die positive Beeinflußbarkeit durch die Manualtherapie lassen diesen Vertikalnystagmus auf eine funktionelle Kopfgelenkstörung zurückführen. Wie auch beim horizontalen Zervikalnystagmus die Beidseitigkeit hervorgehoben wurde, gilt dies nach unserer Erfahrung ganz besonders für den vertikalen Zervikalnystagmus: er sollte nur dann als Symptom einer funktionellen Kopfgelenksstörung diagnostiziert werden, wenn bei Kopfanteflexion der Nystagmus nach unten und bei Kopfretroflexion nach oben schlägt (Abb. 38). Der Vertikalnystagmus unterstreicht andererseits, daß bei der Fahndung nach Zervikalnystagmus nicht nur die klassische Halsrotation, sondern auch die Kopfseitneigung und die Kopfretro- und anteflexion untersucht werden sollten.

3.7.9 Latenz des Zervikalnystagmus

Decher (1969 a) hat „häufig" eine lange Latenz beobachtet, mit der ein HWS-Provokationsnystagmus auftrat. In der „großen Mehrzahl" seiner Fälle mit objektivierten Vestibularisstörungen zeigt der „Zervikalnystagmus" eine Latenz von meist 5–15 s, „ja seltener 15–25 s". Ähnliche Angaben finden wir bei Sandström (1961, 1962), Decroix et al. (1964), Kaiser (1974) und Decher (1976). 1970 gibt Decher an, daß beim zervikalen Menière-Syndrom die Latenzzeit des Zervikalnystagmus „typisch" sei.

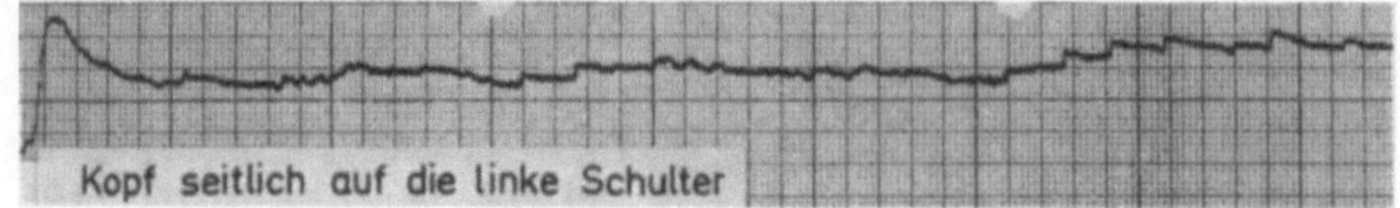

Abb. 39. „Vaskulärer Zervikalnystagmus". Es ist deutlich eine Latenz von 7,5 s bis zum Auftreten des ersten Nystagmusschlages nach rechts zu erkennen

Im Gegensatz hierzu betonen Jongkees (1969 a), Courtin et al. (1975), Hülse et al. (1975), Norré (1976) und Van De Calseyde et al. (1977), daß der Zervikalnystagmus ohne Latenz auftritt. Es erhebt sich die Frage, ob hier ein „Meßfehler" auf Grund unterschiedlicher Prüfmethoden und technischer Ausrüstung vorliegt oder ob es sich gar um zwei ganz verschiedene Zervikalnystagmen handelt.

Die zahlreichen elektrophysiologischen Untersuchungen über die spinovestibulären Verbindungen (s. Kap. 1, Abschn. 4.4–4.6) haben gezeigt, daß ein Reiz im somatosensiblen Rezeptorensystem des Kopfgelenkbereiches mit einer Latenzzeit von 1,3–8,0 ms im vestibulären Kerngebiet zu einer Reizantwort führt. Wird ein Zervikalnystagmus durch diese Rezeptoren ausgelöst und ein neurophysiologischer Pathomechanismus unterstellt, so kann eine Latenzzeit von unter 10 ms während der klinischen Untersuchung mit dem Elektronystagmographen nicht registriert werden. (Die Papiergeschwindigkeit beträgt beim Elektronystagmogramm in der Regel 10 mm/s.) Für die Klinik muß also gelten, daß der Zervikalnystagmus bei einer funktionellen Kopfgelenksstörung keine Latenzzeit besitzt.

Andererseits ist unter Zugrundelegung der vaskulären Theorie eine Latenzzeit bis zum Auftreten des Zervikalnystagmus zu fordern, denn es erscheint unmöglich, daß eine Mangeldurchblutung nach A.-vertebralis-Kompression schon nach wenigen ms ohne Reflexgeschehen eine objektivierbare Symptomatik hervorruft. Dies findet durch die Untersuchung am Menschen von Nagashima et al. (1970) ihre Bestätigung: Die manuelle Kompression einer freigelegten A. vertebralis führte bei 25 Patienten nach einer Latenzzeit von 10–50 s in allen Fällen zu einem Nystagmus.

Nach diesen Überlegungen gibt es bei den Zervikalsyndromen zwei vollkommen unterschiedliche Provokationsnystagmen. Diese sind bisher in der Literatur gemeinsam als Zervikalnystagmus bezeichnet worden, da kaum eine differentialdiagnostische Aufgliederung der zervikalen Syndrome versucht wurde. Wir empfehlen den neurogenen, reflektorisch ausgelösten Nystagmus als Zervikalnystagmus zu bezeichnen. Bei dem durch Vertebraliskompression ausgelösten Nystagmus sollte nur von einem *„vaskulären Zervikalnystagmus"* (Abb. 39) gesprochen werden. *Ein wichtiges Unterscheidungskriterium ist die Latenzzeit.*

In unserem Krankengut mit funktioneller Kopfgelenksstörung tritt der Zervikalnystagmus immer ohne Latenzzeit auf. Zum Vergleich zeigt das Patientenkollektiv mit Gleichgewichtsstörungen bei VBI regelmäßig einen vaskulären Zervikalnystagmus. Die Latenz beträgt im Mittel 12,80 s mit Grenzwerten von 0–26,5 s. Um einen vaskulären Zervikalnystagmus sicher erfassen zu können, muß ggf. mit der De Kleijn-Probe über 3 min untersucht werden.

Bei 50 vaskulären Zervikalnystagmen zeigte sich 4mal keine Latenzzeit. Dieser scheinbare Widerspruch kann durch eine bestehende Mangeldurchblutung erklärt werden. Der Untersuchungszeitraum ist ausreichend lang (bei der langsamen Kör-

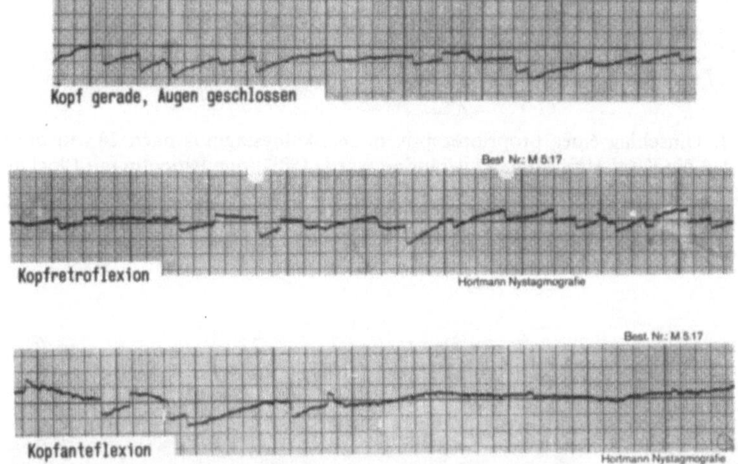

Abb. 40. Vaskulärer Zervikalnystagmus bei Kopfretroflexion und gleichzeitig bestehendem Spontannystagmus

perdrehung 20 s), um durch die zusätzliche A.-vertebralis-Kompression einen latenten Spontannystagmus zu aktivieren oder einen Spontannystagmus deutlich zu verstärken. Diese Erklärung wird durch folgende Beobachtungen gestützt:

1. In allen Fällen, in denen der vaskuläre Zervikalnystagmus keine Latenz zeigte, war zuvor bei Lidschluß ein Spontannystagmus zu registrieren. Bei bestehendem Spontannystagmus ist der Zeitpunkt des Beginns der Nystagmusverstärkung von vornherein schwierig zu beurteilen.
2. Eine interessante Einzelbeobachtung soll hier zur Erläuterung des vaskulären Zervikalnystagmus beitragen.

Bei der Patientin (Abb. 40) ist ein deutlicher Spontannystagmus nach links zu erkennen. Durch Kopfretroflexion wird dieser Nystagmus vor allem in der Frequenz verstärkt. Der exakte Zeitpunkt ist auch hier kaum zu bestimmen. Nach Kopfanteflexion sind kurzfristig noch 3–4 Nystagmusschläge zu erkennen, danach besteht eine ruhige Kurve ohne Ausschläge. Dieser Fall demonstriert, daß bei normaler Kopfhaltung bereits ein vaskulärer Nystagmus bestehen kann. Bei auch nur geringer Halstorsion verschärft sich die Durchblutungssituation im vertebrobasilären Stromgebiet. Bevor die Körperdrehung nach 20 s abgeschlossen ist, hat sich der Blutdurchfluß bereits so weit verringert, daß ein vaskulär bedingter Nystagmus verstärkt wird.

Während der echte Zervikalnystagmus nie eine klinisch erkennbare Latenz zeigt, kann auch beim vaskulären Zervikalnystagmus in wenigen Fällen eine Latenzzeit nicht erkennbar sein. Im allgemeinen tritt aber ein vaskulärer Zervikalnystagmus erst ca. 10 s nach Einnahme der kritischen Kopfhaltung auf. Anschließend sei auf einen Patienten hingewiesen, bei dem eine Kombination von Zervikalnystagmus mit vaskulärem Zervikalnystagmus vermutet werden muß. (Eine Bestätigung dieser Annahme kann in diesem Fall nicht ex juvantibus erfolgen.)

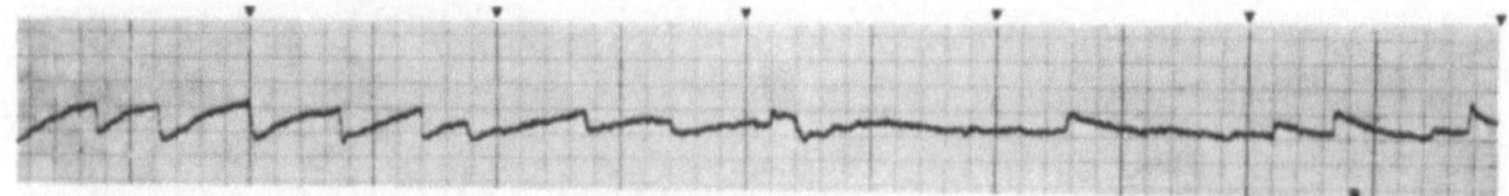

Abb. 41. Umschlag eines propriorezeptiven Zervikalnystagmus nach 28 s in die Gegenrichtung, ohne daß die Kopf-Hals-Stellung verändert wurde (50jährige Patientin mit Blockierung C 1/2, 2/3 links)

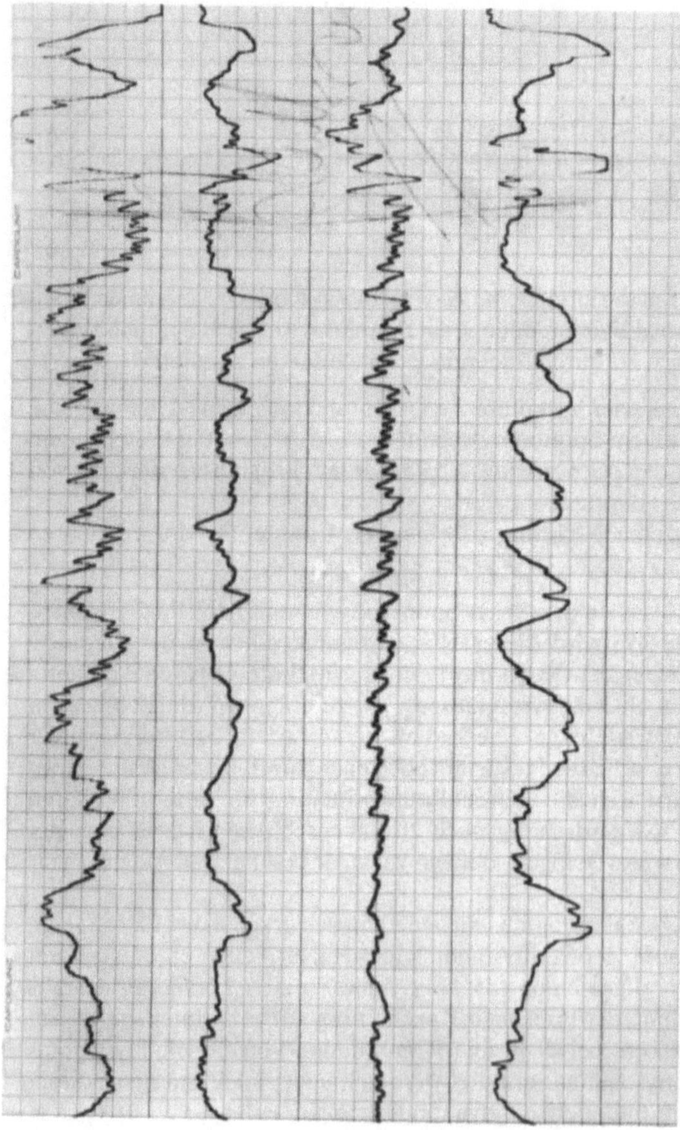

Abb. 42. „Vaskulärer Zervikalnystagmus", der ab der 25. Sekunde mit einem massiven Drehschwindel kombiniert ist. Die Latenzzeit beträgt auch bei diesem Patienten 7,5 s. *1. Kurve*: rechtes Auge, *2. Kurve*: linkes Auge, *3. Kurve*: rechtes und linkes Auge zusammen, *Kurven 1–3*: horizontale Ableitung, *4. Kurve*: vertikale Ableitung beider Augen

Zunächst ist ein regelrechter Zervikalnystagmus zu erkennen, der nach 28 s umschlägt, ohne daß die Kopf-Körper-Stellung verändert wurde (Abb. 41). Hier nehmen wir einen Zervikalnystagmus an, dem sich mit einer Latenzzeit von 28 s ein vaskulärer Zervikalnystagmus anschließt. Deutlich erkennbar ist auch der Kreszendocharakter des vaskulären Zervikalnystagmus.

Oben wurde erwähnt, daß der vaskuläre Zervikalnystagmus ausnahmsweise ohne Latenz nach nur geringer Halstorsion auftreten kann. Die Regel ist jedoch, daß bei der vertebrobasilären Insuffizienz der Nystagmus erst durch eine *erhebliche* bis endständige Kopfrotation, -seitneigung, oder -rückbeugung ausgelöst wird. Der entscheidende Vorgang ist die Kompression der A. vertebralis, die durch eine bestimmte HWS-Stellung bewirkt wird. Im Gegensatz dazu ist bei dem propriorezeptiven Zervikalnystagmus die HWS-Bewegung als solche, und nicht erst die maximale Endeinstellung, das auslösende Moment. Das ist ohne weiteres am Zervikalnystagmus I° und II° erkennbar.

Ein weiterer differentialdiagnostischer Hinweis besteht also darin, daß der *vaskuläre Zervikalnystagmus* durchweg zu Ende der maximalen HWS-Bewegung beginnt, während der *propriorezeptive* Zervikalnystagmus mit der Bewegung synchron abläuft oder zumindest beginnt.

Abschließend sei in Abb. 42 ein komplett registrierter, vaskulärer Zervikalnystagmus dargestellt, der bis zur Auslösung einer Drehschwindelattacke registriert wurde.

Deutlich sind die beiden Hauptcharakteristika, die den vaskulären von dem propriorezeptiven Zervikalnystagmus unterscheiden, zu erkennen:

1. Latenzzeit von 7,5 s,
2. Kreszendo in Frequenz, Amplitude und Winkelgeschwindigkeit.

Zusätzlich ist bei diesem Patienten eine quantitative Dissoziation zwischen rechtem und linkem Auge zu erkennen. Außerdem besteht bei der Vertikalableitung ein geringamplitudiger Vertikalnystagmus nach unten. Dies sind Befunde, die die Diagnose der VBI unterstützen.

3.8 Blickrichtungsnystagmus, Sakkadierung der langsamen Pendelblickfolgebewegung, Störung des optokinetischen Nystagmus

Die Untersuchung auf den Blickrichtungsnystagmus (BRN), sowie der Pendelblickfolgebewegung (PBlF) und des optokinetischen Nystagmus (OKN) sollte bei keiner differentialdiagnostischen Abklärung der Gleichgewichtsstörung bei „zervikalen" Syndromen fehlen, wenn auch (abgesehen vom akuten Schädel-Hirn-Trauma!) in keinem Fall eines dieser Symptome bei Patienten mit einer funktionellen Kopfgelenksstörung zu beobachten ist. Der Blickrichtungsnystagmus und die Störung der langsamen Pendelblickfolgebewegung und des optokinetischen Nystagmus stellen demnach ein Kriterium zum Ausschluß einer reinen funktionellen manualtherapeutisch zu behandelnden Kopfgelenksstörung dar.

Über den zentralen Charakter des BRN herrscht in der Literatur Einigkeit (Minnigerode 1971a; Fredrickson et al. 1969; Stierlen u. Stierlen-Schwartz 1972; Dufour et al. 1970; Berkowitz u. Stroud 1973; Herrschaft u. Duus 1972; Kornhuber 1974).

Greiner et al. (1975) wiesen an Hand angiographisch gesicherter Fälle von VBI auf die Regelmäßigkeit dieses Symptoms hierbei hin. Barber u. Dionne (1971) sprechen gar vom BRN als dem „wichtigsten" Nystagmussymptom bei der VBI. Eine Störung des OKN, vor allem in vertikaler Richtung, wurde von Decher u. Sonntag (1966), Decher (1969b) und Dufour et al. (1970) beim vaskulären Zervikalsyndrom erwähnt.

Auf die enge Beziehung zwischen BRN und Sakkadierung der Pendelblickfolge hat Kornhuber (1974) aufmerksam gemacht. Wie der BRN ist auch die Sakkadierung der PBlF ein häufiges Symptom der VBI (Sakata et al. 1974; Corvera et al. 1973, 1980; Spector 1975; Kileny u. Wilson 1981)

Die Sakkadierung der langsamen PBlF und die seitengleiche Minderung des OKN müssen in ihrer Aussagekraft jedoch kritisch beurteilt werden. Wie die Untersuchungen von Spooner et al. (1980) erkennen lassen (die Autoren verglichen die PBlF und den OKN von 14 Patienten mit VBI im Durchschnittsalter von 67 Jahren mit 14 gesunden Personen im Durchschnittsalter von 65 Jahren), stellen die Störung der Pendelblickfolgebewegung und die symmetrische Veränderung des optokinetischen Nystagmus nur einen Altersparameter dar, ohne wesentliche pathognomonische Bedeutung.

Die VBI kann in einigen Fällen zu einer quantitativen Abschwächung des horizontalen OKN führen. Meist ist dies dann auf der Seite der Läsion zu beobachten (Dufour 1978).

In unserem Patientengut mit VBI konnte in 66% der Fälle ein deutlicher und in weiteren 20% ein geringgradiger BRN aufgezeichnet werden. Eine Sakkadierung der langsamen PBlF zeigte sich ausgeprägt in 74% und angedeutet in weiteren 8%.

Diese Zahlen unterstreichen die differentialdiagnostische Bedeutung bei der Beurteilung der „zervikalen Gleichgewichtsstörung". Es muß jedoch betont werden, daß dies *nicht* für das *akute Schädeltrauma* oder die *frische HWS-Verletzung* gilt, da hier ebenfalls recht häufig ein BRN, eine Sakkadierung der PBlF und eine Störung des OKN beobachtet werden kann.

3.9 Experimentelle Gleichgewichtsprüfung

Decher (1969a) hebt sowohl an Hand der Literaturübersicht als auch auf Grund der eigenen Beobachtungen die Bedeutung der pathologischen Befunde bei der experimentellen Gleichgewichtsprüfung hervor. Bei seinen Fällen mit objektivierter Vestibularisstörung (n = 116) bei Zervikalsyndrom fand Decher 64mal (55%) eine kalorische Erregbarkeitsdifferenz, davon

- 35mal eine leichte einseitige Untererregbarkeit,
- 4mal eine starke einseitige Untererregbarkeit,
- 5mal eine hochgradige einseitige Untererregbarkeit,
- 5mal eine einseitige Unerregbarkeit,
- 4mal eine Hyperreflexie,
- 11mal ein Richtungsüberwiegen.

Eine Neuronitis vestibularis wurde u. a. von Schubert u. Wildhagen (1958), Sudaka (1958), Haas u. Becker (1958), Ganz (1961), Moritz (1963), Mehmke (1963), Pfaltz u.

Gulick (1962), Jung et al. (1966), Watkyn (zit. bei Jongkees 1969) und Decher (1970) auf eine zervikale Genese zurückgeführt.

Im Rahmen der VBI weisen v. a. Collard et al. (1970), Poilici u. Crighel (1970) und Corvera et al. (1980) auf eine kalorische Untererregbarkeit hin. Dagegen fanden Jongkees (1969 a) und Zelenka (1970) eine vestibuläre Hyperreflexie.

Der experimentelle Nystagmus wird zu einem wesentlichen Teil durch die Vigilanz, aber auch durch konstitutionelle Faktoren und die aktuelle körperliche Verfassung (z. B. Habituation durch körperliches Training) beeinflußt. Alle diese Umstände lassen die Diagnose einer seitengleichen labyrinthären Untererregbarkeit bzw. Übererregbarkeit nur theoretisch erscheinen.

Es ist sehr unwahrscheinlich, daß ein krankes Labyrinth stärker erregbar sein kann, als das äußerst empfindliche, gesunde Labyrinth.

Die Unterscheidung einer einseitigen Hyperreflexie und einer Normoflexie auf der Gegenseite von einer einseitigen Normoflexie und einer Hyporeflexie auf der Gegenseite stellt ein weiteres Problem dar. Da es eine internationale Standardisierung der experimentellen Prüfungen noch nicht gibt, ist die Aufstellung von Normwerten und ihrer Streuungen bisher nicht möglich.

Vergleicht man die Literatur über gesicherte vertebrobasiläre Insuffizienz und funktionelle Kopfgelenksstörung, so scheint eine *Untererregbarkeit* bei der VBI und ein *„Hyperreflexie"* bei der Kopfgelenksstörung vorzuherrschen.

Zelenka (1970) beschrieb bei 42 Patienten mit zervikovestibulärem Syndrom bei funktioneller HWS-Störung eine Hyperreflexie. Bei 14 von 30 Patienten, bei denen die Kopfgelenksmuskulatur mit Procain anästhesiert worden war, zeigte sich anschließend eine „Normalisierung", d. h. Verringerung der postkalorischen Antwort.

Eine einseitige Untererregbarkeit (definiert als Rechts-links-Differenz von 20% und mehr) konnte bei keinem unserer Patienten mit funktioneller Kopfgelenksstörung festgestellt werden. Auffällig ist darüber hinaus, daß die Rechts-links-Differenz bis auf 2 Fälle unter 10% liegt.

Im Vergleich hierzu liegt die Rechts-links-Differenz bei den 50 Patienten mit einer VBI 11mal (22%) über 20% und in weiteren 8 Fällen (16%) über 10%.

Eine *einseitige Untererregbarkeit* läßt nach diesen Ergebnissen v. a. an ein vaskuläres Zervikalsyndrom denken. Nach den oben aufgeführten Untersuchungen von Zelenka (1970) ist bei der funktionellen Kopfgelenksstörung auch eher eine Hyperreflexie zu erwarten.

3.9.1 Rotatorische Prüfung

Es wurde weiter versucht, eine eventuelle „Übererregbarkeit" in Zahlen zu erfassen. Kornhuber hat 1966 die Bedeutung der Übergangsfunktion für eine solche Diagnose hervorgehoben. Die Übergangsfunktion ist die Antwort des vestibulären Systems auf einen nadelförmigen Reiz, d. h. ein plötzlicher Stop aus einer Drehgeschwindigkeit von 90°/s heraus. Als Zeichen einer Übererregbarkeit wird ein kräftiger dritter postrotatorischer Nystagmus, ein kräftiger zweiter postrotatorischer Nystagmus und ein übergroßer Postrotatorius I (maximale Winkelgeschwindigkeit signifikant über 105°/s bei Stopp aus 90°/s angeführt. Leider stand bisher der hiesigen Klinik kein elektrischer Drehstuhl zur Verfügung. (Es erscheint auch problematisch, einen

Patienten mit einer HWS-Störung einer solchen erheblichen Belastung auszusetzen.)

Die Übergangsfunktion wurde bei 27 Patienten mit funktioneller Kopfgelenksstörung geprüft. In 6 Fällen (22%) lag nach einem der Kriterien eine beidseitige, und 5mal (18%) eine einseitige „Übererregbarkeit" vor. Eine Hyperreflexie wurde demnach 11mal (40%) angenommen.

3.9.2 Kalorische Prüfung

Die Grenze der „Hyperreflexie" gegenüber der Normoflexie ist bei der kalorischen Erregbarkeitsprüfung weniger scharf definiert. Es werden zwar von einzelnen Autoren verschiedene Grenzwerte für einzelne Nystagmusparameter angegeben, die Prüfmethoden sind jedoch nicht identisch. So geben Thomsen u. Zilstorff (1973) für die Gesamtdauer der beiderseitigen Warm- und Kaltspülung den Grenzwert 550 s an, die Beobachtung des Nystagmus erfolgt aber nur mit der Frenzel-Brille. Elektronystagmographische Werte liegen i. allg. höher. Die gleiche Einschränkung ist für das „Schmetterlingsschema" von Claussen (1969 a, b) zu machen, der die Nystagmusfrequenz um den Kulminationspunkt berücksichtigt. Die Frequenz auf der Höhe der Nystagmusantwort wurde auch von Torok (1970 a, 1972), Le Beau et al. (1972) und Spector (1975) als kritischer Parameter angeführt.

Wir führten die kalorische Prüfung an 52 Patienten mit einer funktionellen Kopfgelenksstörung mit 50 cm^3 30° und 44° warmen Wasser durch. Die kalorische Antwort wurde jeweils elektronystagmographisch registriert, um eine sichere Auswertung zu ermöglichen. Um Hinweise für eine eventuelle „Übererregbarkeit" zu finden, haben wir die von den obengenannten Autoren aufgeführten Parameter (Gesamtdauer und Frequenz während 30 s um den Kulminationspunkt) ausgewertet. Zum Vergleich wurde ein unter denselben Bedingungen untersuchtes Kollektiv von 40 ohrgesunden Personen sowie 50 Patienten mit einer bekannten VBI herangezogen. Den Angaben von Torok (1970 b) entsprechend wurden nun 3 Gruppen der Hyperreaktivität bzw. Hyporeflexie bestimmt:

- Gruppe A: jenseits des höchsten/tiefsten Parameters der Normalgruppe.
- Gruppe B: jenseits des Mittelwertes + 2mal Standardabweichung.
- Gruppe C: jenseits des Mittelwertes + 1mal Standardabweichung.

3.9.2.1 Gesamtdauer des kalorischen Nystagmus (Tabelle 9)

Tabelle 9. Gesamtdauer der kalorischen Nystagmusantwort (s). Eine 2mal fehlende Nystagmusantwort bei der Warmspülung wird nicht mitgewertet

	Normalbefund	Funktionelle Kopfgelenksstörung	VBI
N	40	52	50
$\bar{x}$	505,81	590,61	478,98
S_x	99,24	135,03	115,43
Oberer Grenzwert	730,7	859,6	827,1
Unterer Grenzwert	307,8	332,3	238,0

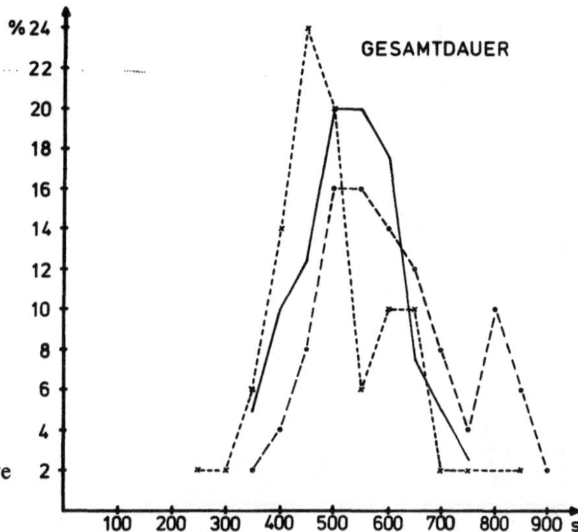

Abb. 43. Prozentuale Verteilungskurve der Gesamtdauer. Normal ——, zervikal ●——●, VBJ ×-----×

Die Werte scheinen in der Tat eine geringe Hyperreflexie bei der funktionellen Kopfgelenksstörung und eine Hyporeflexie bei der VBI anzudeuten. Da bei den zervikalen Syndromen neben einer Über- und Untererregbarkeit auch eine Normoflexie zu beobachten ist, sagt die prozentuale Verteilungskurve (Abb. 43) mehr aus als der Mittelwert.

Die Verteilung der einzelnen Werte des gesunden Personenkreises zeigt hier wie auch bei den folgenden Untersuchungen eine typische Gaussche Verteilung, wie sie auch von Torok (1970b), Claussen (1969a), Riesco-Mc-Clure (1964), Henriksson et al. (1974) und Bertrand (1973a, 1974) beschrieben wurde.

Entsprechend den Empfehlungen von Torok (1970a, b) erhalten wir nun folgende Häufigkeiten für eine Über- bzw. Untererregbarkeit (Tabelle 10).

Tabelle 10. Häufigkeit der Über- bzw. Untererregbarkeit

Hyperreflexie		Funktionelle Kopfgelenksstörung	VBI
A über	730,7	10 (19%)	1 (2%)
B über $\bar{x} + 2\,S_x$	(704,29)		1 (2%)
C über $\bar{x} + 1\,S_x$	(605,05)	10 (19%)	5 (10%)
Hyporeflexie			
A unter	307,8		2 (4%)
B unter $\bar{x} - 2\,S_x$	(307,3)		
C unter $\bar{x} - 1\,S_x$	(406,57)	3 (5,7%)	12 (24%)

Nach den Untersuchungen von Thomsen u. Zilstorff (1972) wird bei einer gesunden Population in ca. 3% eine „Übererregbarkeit" bei der kalorischen Prüfung zu erwarten sein. Wie aus Tabelle 10 zu ersehen ist, ist die kalorische Hyperexzitabilität

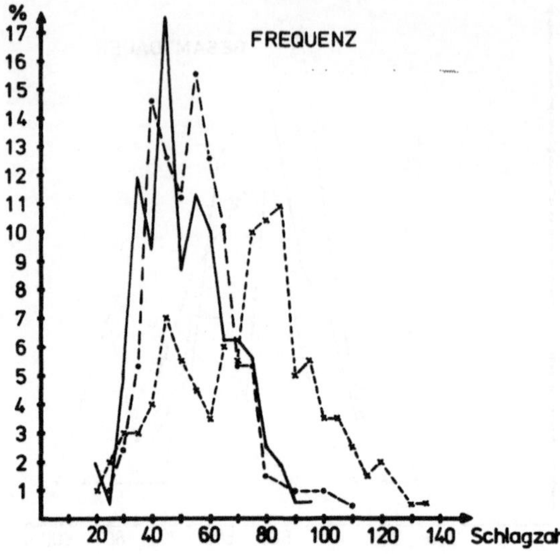

Abb. 44. Prozentuale Verteilungskurve der Frequenzzahl. Normal ——, Zervikal ●——●, VBJ ×-----×

Tabelle 11. Nystagmusfrequenz

	Normalbefund	Funktionelle Kopfgelenksstörung	VBI
N	160	206	198
$\bar{x}$	50,49	51,26	70,76
S_x	15,14	12,57	24,24
Oberer Grenzwert	94	109	132
Unterer Grenzwert	18	18	17

bei der funktionellen Kopfgelenksstörung ein häufigeres Symptom. Eine wesentliche diagnostische Bedeutung hat die kalorische Prüfung für die funktionelle Kopfgelenksstörung nur insoweit, als eine Untererregbarkeit von uns bei diesem Krankheitsbild nicht beobachtet werden konnte. Andererseits scheint aber auch die Gesamtdauer der kalorischen Prüfung für die VBI keinen wichtigen diagnostischen Parameter zu stellen.

3.9.2.2 Die Frequenz des kalorischen Nystagmus

Weitaus häufiger als die Gesamtdauer wird die Nystagmusfrequenz zur Beurteilung der kalorischen Prüfung herangezogen. Hier folgen wir den Empfehlungen von Claussen (1969a), der jeweils insgesamt 30 s um den Punkt der stärksten Nystagmusantwort auswertet und in sein „Schmetterlingsschema" einträgt. Die in Tabelle 11 und Abb. 44 angegebenen Frequenzzahlen entsprechen der Schlagzahl über 30 s.

Zur Auszählung der Über- bzw. Untererregbarkeit wurde jeweils die Summe der Kalt- und Warmspülung herangezogen. In nur einem Fall zeigt sich eine beiderseiti-

Tabelle 12. Hyper- und Hyporeflexie bei Patienten mit VBI

Hyperreflexie	Einseitig	Beidseitig
A (über 173)	4 (8%)	9 (18%)
B (über 160)	7 (14%)	3 (6%)
C (über 130)	5 (10%)	6 (12%)
Hyporeflexie		
A (unter 53)	–	–
B (unter 40)	1 (2%)	–
C (unter 70)	1 (2%)	1 (2%)

ge Hyperreflexie der Gruppe A (jenseits des Grenzwertes der Normalverteilung =
über 172). Je 3mal liegt eine einseitige und eine beidseitige Übererregbarkeit der
Gruppe C ($= \bar{x} + 1\,S_x$) vor. 2mal findet sich eine einseitige und einmal eine beidseitige Untererregbarkeit der Gruppe C ($= \bar{x} - 1\,S_x$).

Dies bedeutet, was auch schon aus den Mittelwerten und der Streuung zu erkennen ist, daß nach der Frequenz bei der funktionellen Kopfgelenksstörung eine ge-
häufte Hyper- oder Hyporeflexie nicht zu erwarten ist.

Auffällig sind die Ergebnisse, die sich bei dem Patientenkollektiv mit VBI ergeben (Tabelle 12).

Wird allein die Nystagmusfrequenz um den Kulminationspunkt der kalorischen
Antwort berücksichtigt, so liegt in 18 Fällen (36%) eine beidseitige Hyperreflexie
und in weiteren 16 Fällen (32%) (zusammen 68%) eine einseitige Übererregbarkeit
vor. Dieser widersprüchliche Befund (Mangeldurchblutung und Übererregbarkeit
auf äußere Reize) läßt die Nystagmusfrequenz als Beurteilungsparameter für die
Kalorisation ungeeignet erscheinen, v. a. da die Nystagmusamplitude ein völlig an-
deres Ergebnis zeitigt.

3.9.2.3 Amplitude des kalorischen Nystagmus

Es wurde die Gesamtamplitude der Nystagmusschläge über 30 s während der Kulminationsphase berechnet und durch die Schlagzahl dividiert. Der Wert: Gesamt-
amplitude/Schlagzahl gibt also die durchschnittliche Amplitude pro Schlag während der Kulminationsphase der kalorischen Antwort wieder. Die Mittelwerte finden sich in Tabelle 13 und Abb. 45.

Tabelle 13. Mittelwerte der durchschnittlichen Amplitude/Schlag während der Kulminationsphase der kalorischen Antwort

	Normalgruppe	Funktionelle Kopfgelenksstörung	VBI
$\bar{x}$	8,38	9,13	3,14
S_x	±2,79	±2,43	±1,33

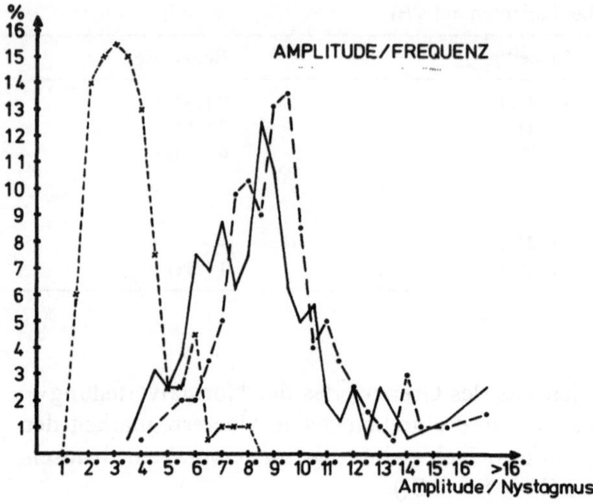

Abb. 45. Prozentuale Verteilungskurve der Nystagmusamplitude. Normal ——, zervikal ●——●, VBJ ×-----×

Zum statistischen Vergleich dieser 3 unabhängigen Stichproben wurde der H-Test von Kruskal-Wallis durchgeführt. Da die einzelnen Kollektive nicht gleich stark besetzt waren, wurden aus der Gruppe mit funktionellen Kopfgelenksstörungen 12 Personen und aus der Gruppe mit VBI 10 Personen nach den Zufallszahlen nach Fisher und Yates herausgenommen. Das Signifikanzniveau wurde mit 1% festgelegt. Es ergaben sich signifikante Unterschiede zwischen den Gruppen (Kruskal-Wallis-Test: Testwert 80,82; kritischer Wert = 9,21, FG = 2).

Um die Ursache für die Unterschiede zu isolieren, wurden multiple Vergleiche nach Nemengi durchgeführt. Hierbei ergab sich, daß die Unterschiede zwischen dem Patientenkollektiv mit VBI und den übrigen beiden Kollektiven lag; zwischen der Normalgruppe und der Gruppe mit funktionellen Kopfgelenksstörungen konnte kein Unterschied gefunden werden. Die hier auftretenden Unterschiede sind wahrscheinlich zufällig.

Wenn auch die Untersuchung der verschiedenen Nystagmusparameter (Dauer, Frequenz, Amplitude) bei der kalorischen Prüfung keine Unterscheidung zwischen einem Normalbefund und einer funktionellen Kopfgelenksstörung mit Gleichgewichtsbeschwerden zulassen (und dies kann auch als Symptom gelten!), erhält doch die experimentelle Gleichgewichtsprüfung in der differentialdiagnostischen Abklärung eine große Bedeutung, da durch sie wichtige Parameter für eine zentrale Mangeldurchblutung im Rahmen der Zervikalsyndrome gefunden werden können.

Die Analyse von Nystagmusdauer, -frequenz und durchschnittliche Schlagamplitude zeigt, daß die Amplitude der bedeutsamste Nystagmusparameter ist, während die Frequenz eher in die Richtung einer Hyperreflexie bei der VBI weisen könnte.

Zur Demonstration soll hier eine kalorische Prüfung bei funktioneller Kopfgelenksstörung und eine typische „kleine Nystagmusschrift" bei VBI gegenübergestellt werden (Abb. 46–49).

Wichtig ist anzumerken, daß diese „kleine Nystagmusschrift" bei allen experimentellen Gleichgewichtsprüfungen auftritt, und nicht nur einen einzelnen, isolierten Befund darstellt (Abb. 50).

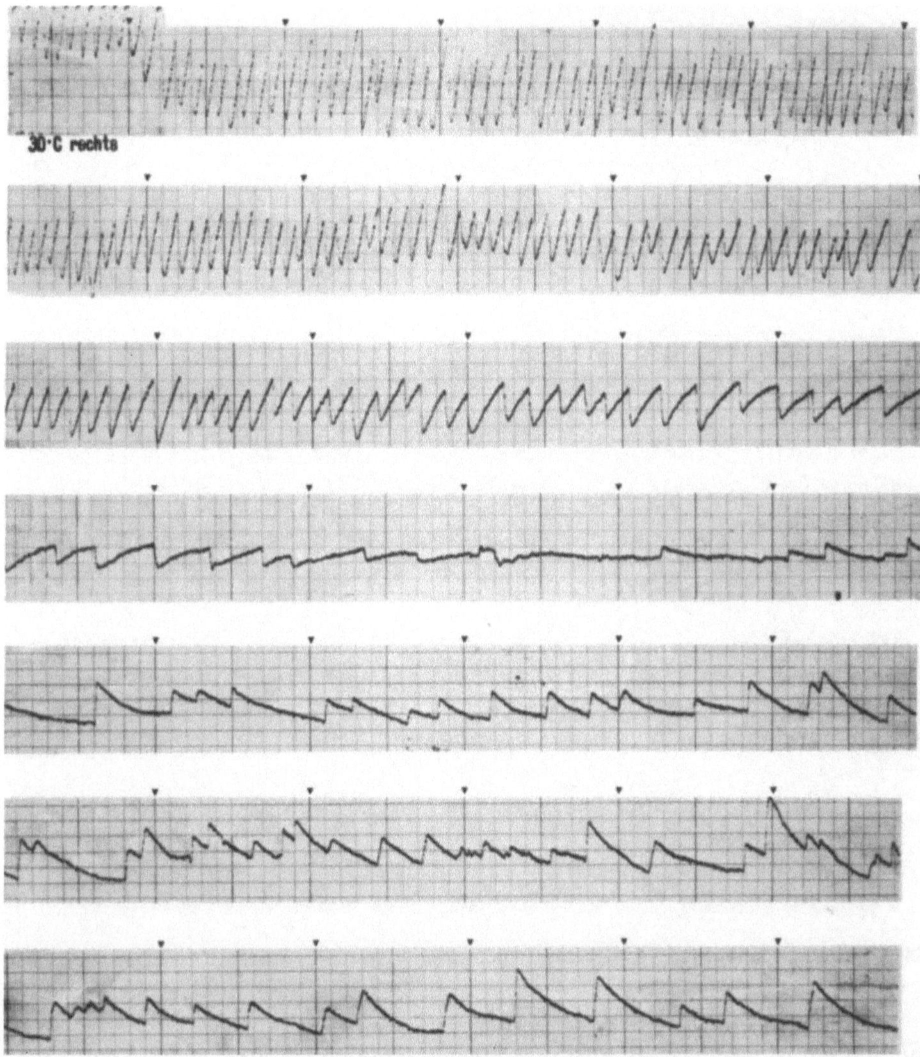

Abb. 46. Kalorischer Nystagmus bei einem Patienten mit einer funktionellen Kopfgelenksstörung. Beachtenswert der regelmäßige Postcalorius II (Umschlag des experimentellen Nystagmus zur Gegenrichtung). Dieser Patient mit starken subjektiven Drehschwindelbeschwerden zeigt keine Zeichen einer peripheren Labyrinthhuntererregbarkeit, 30 °C rechts

Die kleine Nystagmusschrift („petite écriture"), häufig verbunden mit einer erhöhten Frequenz, ist für eine Mangeldurchblutung des Hirnstammes ein häufiges (für viele Autoren sogar ein pathognomonisches) Symptom (Bosch 1970; Collard u. Conraux 1970; Greiner et al. 1971a, 1975; Legent et al. 1973; Montandon 1969; Moser 1972, 1974, 1978b; Pialoux et al. 1970; Secrétan (1971a, b, 1972a) De Sèze et al. 1969a, b; Thiébaut et al. 1967). Vor allem die Untersuchungen von Moser (1978b) lassen erkennen, daß die kleine Nystagmusschrift nicht für die VBI patho-

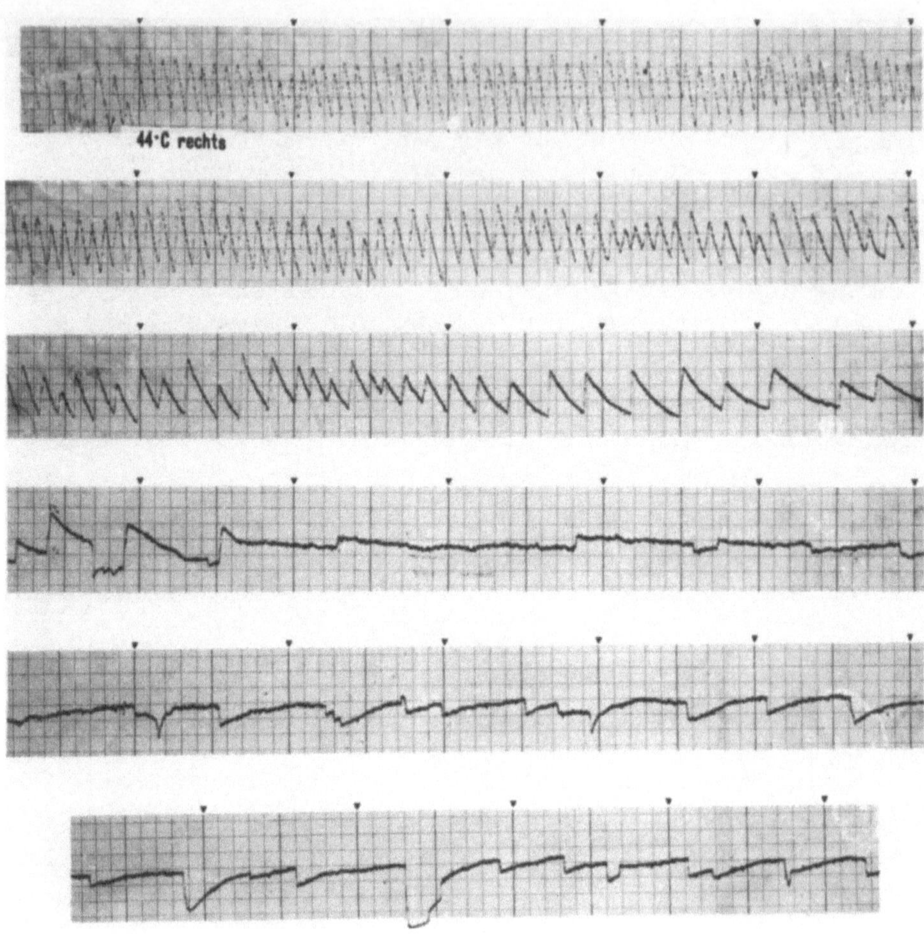

Abb. 47. Kalorische Prüfung, 44 °C rechts (Patient wie Abb. 46)

gnomonisch ist, sondern als Ausdruck einer zerebralen Hypoxie gelten kann. Dies konnte von dem Autor experimentell an 25 Kaninchen, die nur mit 8% O_2-Gemisch beatmet wurden, und klinisch an 30 Patienten mit kardiovaskulärer Insuffizienz und Lippenzyanose aufgezeigt werden. In Verbindung mit den zervikalen Syndromen scheint jedoch die kleine Nystagmusschrift für eine vaskuläre Komponente zu sprechen.

Aus dem oben vorgestellten Patientengut (Abb. 45) mit VBI ergibt sich eine durchschnittliche Nystagmusamplitude beim experimentellen Nystagmus von 3,2°. Die gesunde Vergleichsgruppe zeigt einen Durchschnittswert von ca. 8°. Wenn auch beim gesunden Probanden die Nystagmusamplitude einer Altersabhängigkeit unterliegt, erreicht diese praktisch nie die Werte bei der VBI. Darüber hinaus kann bei der „petite écriture" eine Abhängigkeit vom Alter nicht beobachtet werden. Ähnliche Untersuchungsergebnisse werden von Moser u. Schmid (1978) beschrieben.

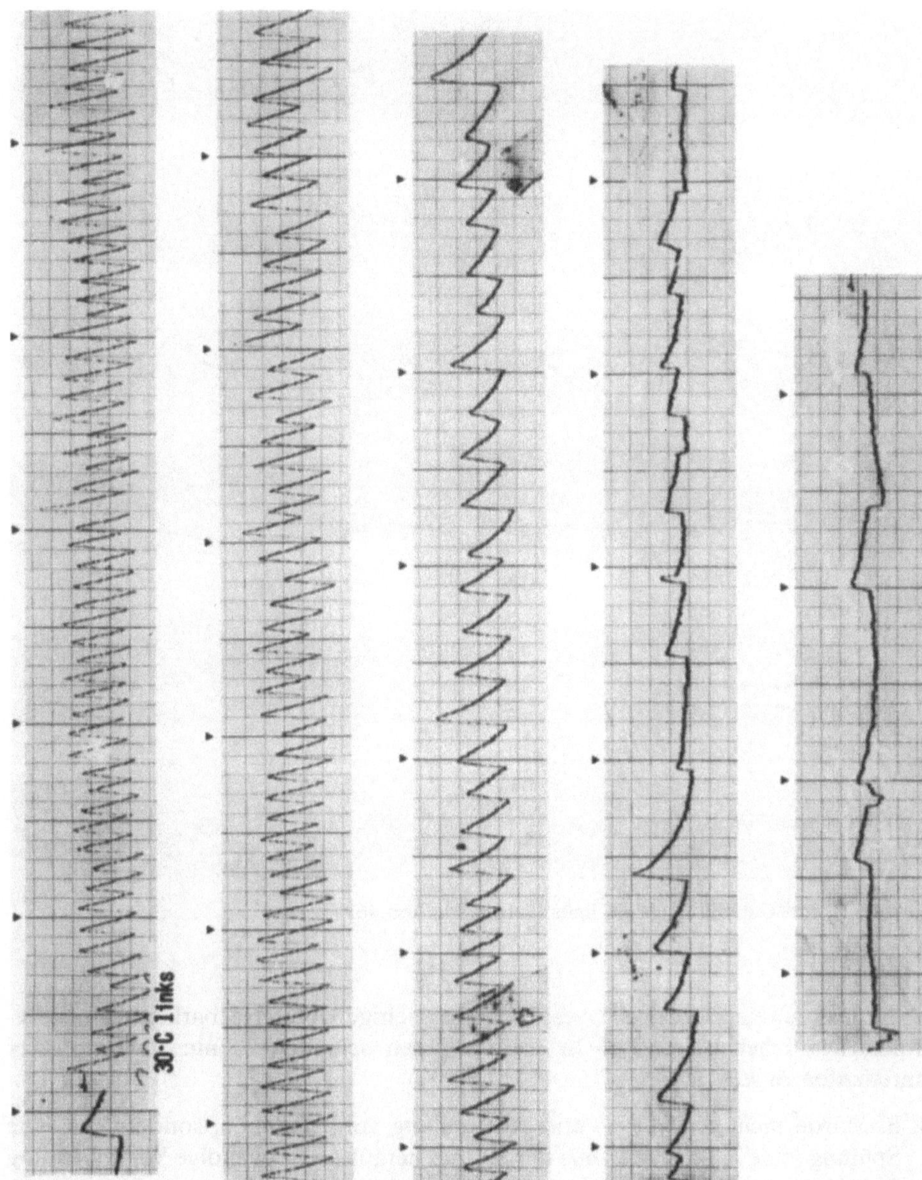

Abb. 48. Kalorische Prüfung, 30 °C links (Patient wie Abb. 46)

3.9.2.4 Untersuchung des kalorischen Nystagmus beim enzephalen Kopfgelenkssyndrom

Oben wurde dargelegt, daß die experimentelle Vestibularisprüfung bei der funktionellen Kopfgelenksstörung mit Gleichgewichtsstörungen ein weitgehend unauffälliges Ergebnis zeigt. Wie sind hier die Beobachtungen z. B. von Falkenau (1976) ein-

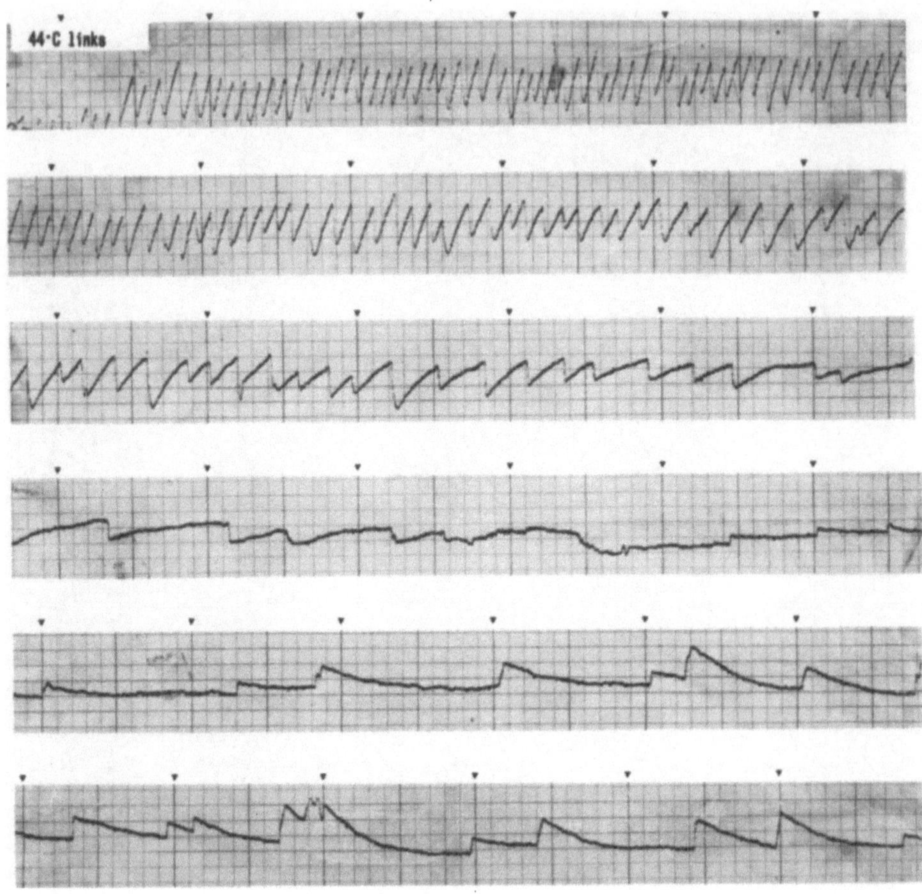

Abb. 49. Kalorische Prüfung, 44 °C links (Patient wie Abb. 46)

zuordnen, der eine kalorische, vestibuläre, einseitige Untererregbarkeit manualtherapeutisch beheben konnte? In diesen Fällen scheinen 2 Untersuchungsfehler unterlaufen zu sein:

1. Es wurde nicht die Warm- und Kaltspülung vorgenommen, sondern nur eine Spülung (eine in der Praxis aus der Zeitnot heraus oft notwendige Vereinfachung der Untersuchung).
2. Bisher wird der Zervikalnystagmus nur bei horizontaler Kopfdrehung und nicht – wie von uns – auch bei Kopfvor- und -rückbeuge geprüft.

In unserem Patientengut ist eine 28jährige Patientin, die 4 h vor der stationären Einweisung wegen einer akuten Neuronitis vestibularis von einem niedergelassenen Kollegen auch kalorisch untersucht worden war, der eine deutliche einseitige kalorische Untererregbarkeit festgestellt hatte. Die Kontrolluntersuchung durch uns noch am gleichen Tage zeigte eine seitengleiche, unauffällige Erregbarkeit. Die Erklärung dieses Phänomens ist einfach: Der Kalorisationstest wird in der Praxis

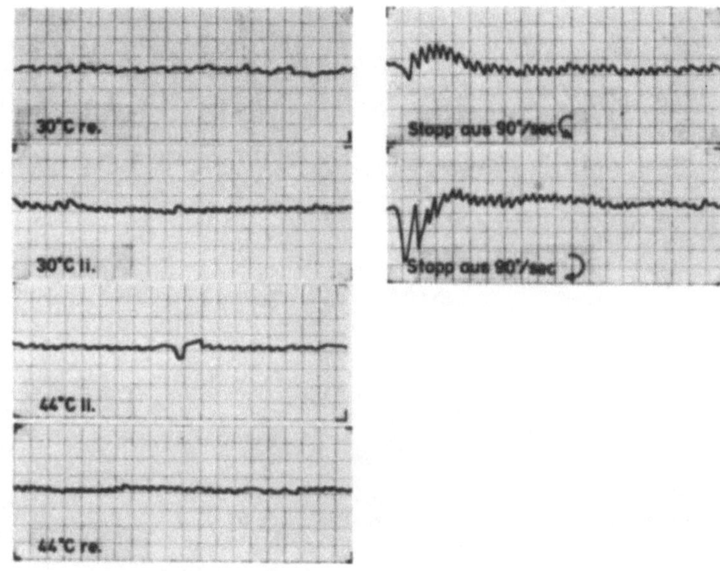

Abb.50. „Kleine Nystagmusschrift" (die Eichung entspricht der in Abb.46–49)

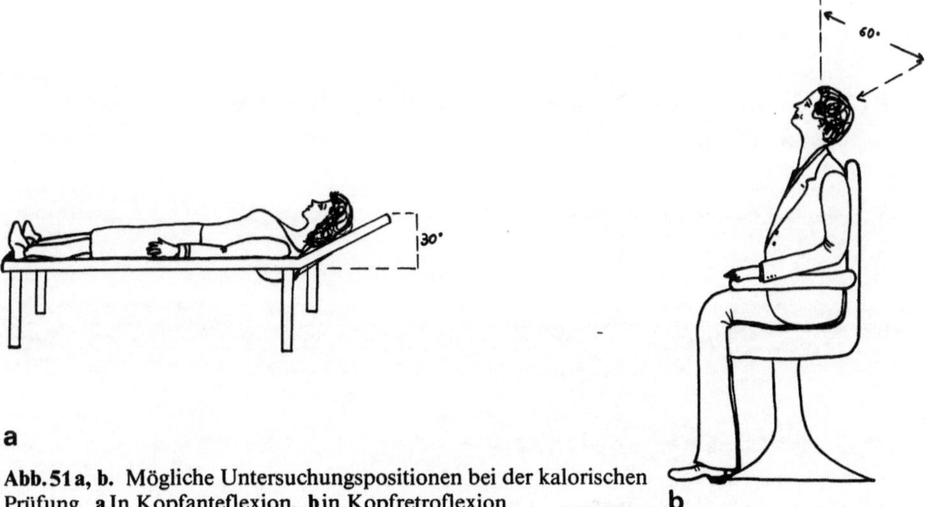

Abb.51a, b. Mögliche Untersuchungspositionen bei der kalorischen
Prüfung. a In Kopfanteflexion, b in Kopfretroflexion

i.allg. am sitzenden Patienten mit Kopfrückneigung um 60°, in unserer Klinik hingegen bei liegendem Patienten mit um 30° angehobenen Kopf durchgeführt
(Abb.51 u. 52).

Die Labyrinthposition ist bei beiden Untersuchungsgängen identisch. Durch einen durch Kopfrückneigung oder durch Kopfvorbeugung entstehenden Zervikalnystagmus III° kann jedoch der experimentelle Nystagmus in der einen Richtung
verstärkt und in der anderen Richtung gebremst werden.

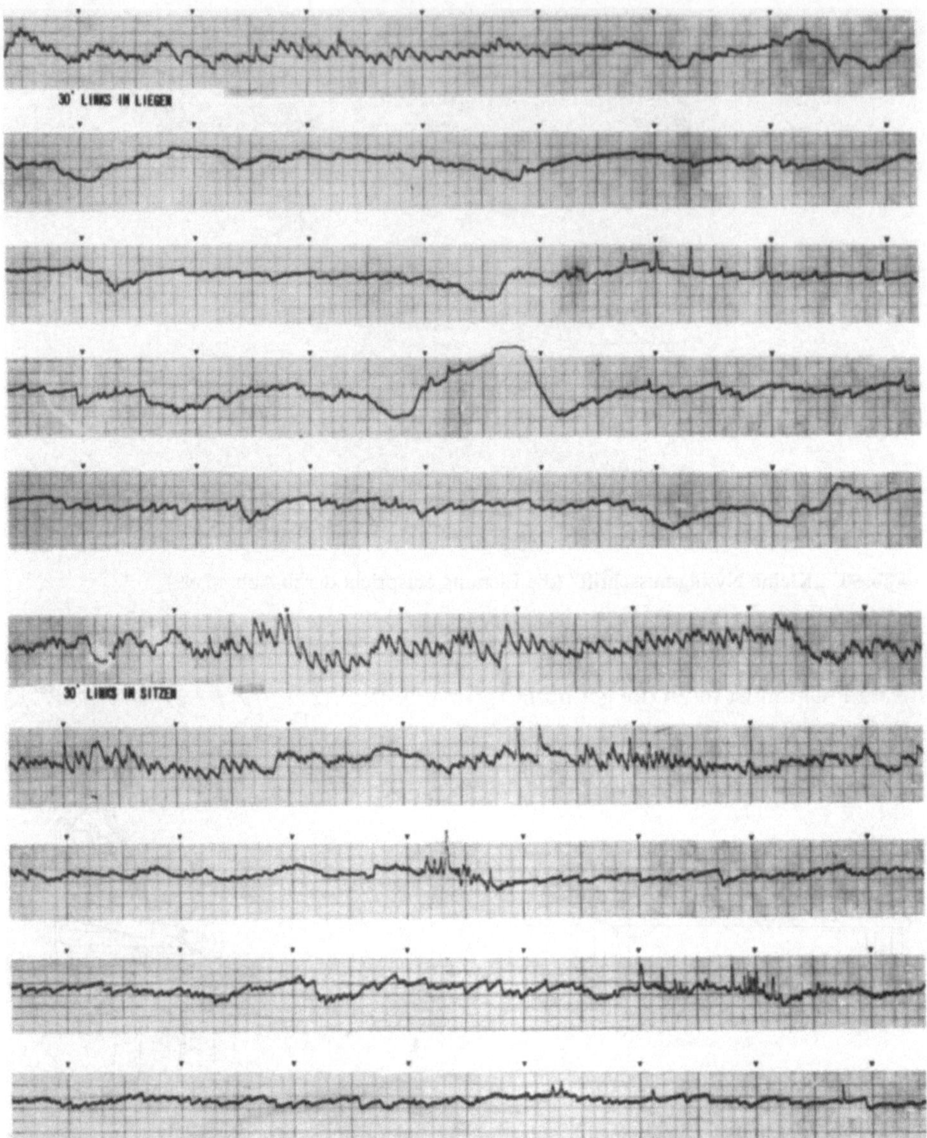

Abb. 52. Die gleiche kalorische Prüfung im Sitzen und Liegen am selben Patienten wie in Abb. 51 im selben Untersuchungsgang. Die obere Prüfung im Liegen wurde zuerst ausgeführt, so daß eine Ermüdung ausgeschlossen werden konnte

Es ist deutlich zu erkennen, daß die Nystagmusantwort im Liegen sowohl in der Dauer, wie auch in Frequenz und Amplitude deutlich verringert ist. Ohne die Kenntnis über einen bestehenden Zervikalnystagmus mußte beim liegenden Patienten eine pathologische Untererregbarkeit diagnostiziert werden.

Diese Befunde unterstreichen erneut die Forderung, den Zervikalnystagmus auch bei Kopfante- und -retroflexion zu prüfen. Die experimentelle Gleichge-

Tabelle 14. Kalorische Untersuchung bei Zervikalnystagmus (ausgewertet wurde nur die Gesamtamplitude als der empfindlichste Parameter)

Der Körperdrehung entgegengesetztes Ohr		In Drehrichtung befindliches Ohr	
Vorher [in °]	Nach Torsion [in °]	Vorher [in °]	Nach Torsion [in °]
468,5	198	388,46	245
996,3	646	688	550,5
353,1	389,8	397,3	391,6
563	470	628	201
403,7	280,7	574,8	182,9
549,5	348,4	677,9	333,7
179	235	438	290
287,6	286,2	226,2	418,5
871,6	797,7	476,7	493,2
545	499,1	503,5	543,5

wichtsprüfung muß dann in der Stellung erfolgen, in der der Zervikalnystagmus am geringsten ausgeprägt ist. Bei keinem unserer Patienten bestand bei beiden Kopfstellungen ein horizontaler Zervikalnystagmus III°, d.h. der auch nach Erreichen der entsprechenden Kopfstellung noch anhielt, so daß i.allg. in einer Untersuchungsposition ein Zervikalnystagmus von nur maximal II° zu beobachten ist. In dieser Position ist dann die geringste Interferenz mit dem experimentellen Nystagmus zu erwarten. Die gleiche kritische Beurteilung ist gegenüber dem sog. „Richtungsüberwiegen" des kalorischen Nystagmus anzuwenden.

Abschließend wurde untersucht, ob unter physiologischen Verhältnissen die somatosensiblen Propriorezeptoren im Kopfgelenkbereich den experimentellen Nystagmus klinisch faßbar beeinflussen. Das bisher Gesagte läßt diese Interferenz als durchaus denkbar erscheinen. Es wurden daher zehn 20- bis 30jährige ohrgesunde Versuchspersonen, bei denen ein Zervikalnystagmus nicht nachweisbar war, untersucht. Zunächst wurde die normale kalorische Prüfung mit 20 cm³ 24° warmem Wasser im Liegen mit 30° erhobenem Kopf durchgeführt. Anschließend wurde die gleiche Kalorisation bei unveränderter Kopfstellung, jedoch bei um 90° gedrehtem Körper wiederholt. (Wegen dieser sehr unbequemen Stellung erfolgte nur die Kaltspülung mit 20 cm³ Wasser.) Die Ergebnisse sind in Tabelle 14 zusammengefaßt.

Nach dem Wilcoxon-Test konnte ein Unterschied bei diesem kleinen Kollektiv nicht gefunden werden. Dies mag auch daran liegen, daß durch die sehr anstrengende Position mit torquiertem Körper eine regelrechte elektronystagmographische Ableitung nur sehr schwer möglich ist. Eine fehlende Interferenz am Gesunden korreliert jedoch mit den tierexperimentellen Erfahrungen von Koella (1947), der bei der rotatorischen Prüfung einen Einfluß der Halsrezeptoren auf den postrotatorischen Nystagmus ebenfalls nicht nachweisen konnte. Elektrophysiologische Befunde (Rubin et al. 1978) bestätigen dieses Ergebnis: Die vestibulookulomotorischen Neurone (über den Fasciculus longitudinalis medialis identifiziert) entstammen dem medialen und superioren Vestibulariskern. Die Mehrzahl dieser Neurone erhalten keine somatosensorische Afferenz.

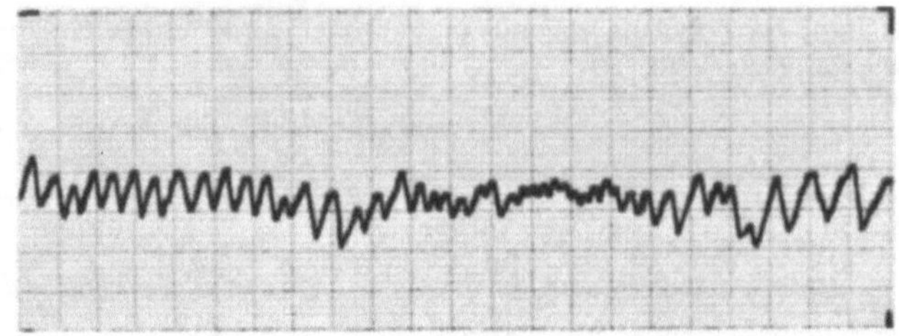

Abb. 53. Zentrale Nystagmusschrift. Der Patient erlitt 8 Tage zuvor ein Schädel-Hirn-Trauma. Bei der Kontrolluntersuchung nach 3 Monaten war die Nystagmusschrift unauffällig

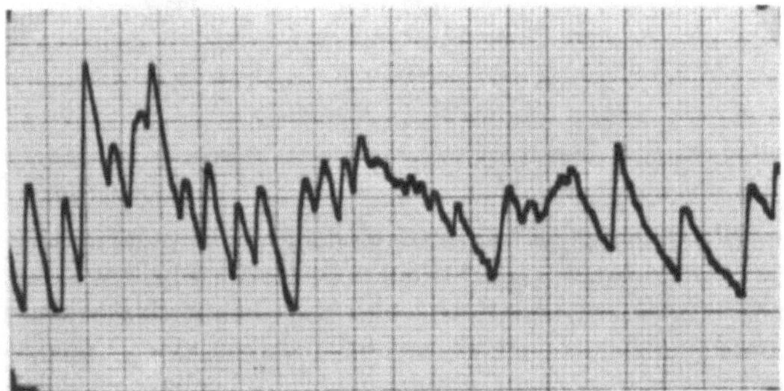

Abb. 54. „Zentrale Nystagmusschrift". Deutlich sind kleine und große Nystagmusschläge nebeneinander zu erkennen

3.9.3 Zentrale Nystagmusschrift

Es wurde schon dargelegt, daß die „kleine Nystagmusschrift" nicht zum Bild der funktionellen Kopfgelenksstörung mit Gleichgewichtsstörung gehört, sondern auf eine Hypoxie des Hirnstammes und Mittelhirnes zurückgeführt werden muß. Ebenfalls Ausdruck einer Stamm- und Mittelhirnschädigung ist die „zentrale Nystagmusschrift", die durch ein „völlig in Unordnung geratenes Schriftbild mit kleinen und großen Nystagmusschlägen (Abb. 53 u. 54) in wahlloser Folge, oft unterbrochen von kurzen Inhibitionen mit eingestreuten hochfrequenten Nystagmussalven" charakterisiert ist (Moser 1972, 1977, 1978; Moser et al. 1980; Spector 1975; Riesco-Mc-Clure 1964).

Die zentrale Nystagmusschrift findet sich nach Schädel-Hirn-Traumen und bei Tumoren, multipler Sklerose und Enzephalitis, sofern der Hirnstamm betroffen ist. Als typisches Beispiel seien hier Boxer aufgeführt, bei denen, wenn sie mehr als 50 Wettkämpfe absolviert haben, in 87% eine zentrale Nystagmusschrift auftritt (Moser et al. 1980).

Im Gegensatz zur kleinen Nystagmusschrift konnte diese „écriture centrale" (Greiner et al. 1975; Secrétan 1971a) auch in unserem Patientengut beobachtet werden. 4mal wurde bei Patienten, die nur wenige Tage bis Wochen zuvor ein Schädeltrauma (2mal) oder ein HWS-Schädeltrauma (2mal) erlitten hatten, die „ériture centrale" registriert. Auch wir werten dieses Nystagmuszeichen als ein Symptom einer Stammhirn-Mittelhirn-Schädigung. Da die zentrale Nystagmusschrift nie bei Patienten mit nichttraumatischen funktionellen Kopfgelenksstörungen zu beobachten war, ist anzunehmen, daß dieses Nystagmusbild einen Hinweis auf eine Mitbeteiligung des Stammhirnes nach HWS-Schleudertrauma oder Schädeltrauma gibt.

3.10 Manualbefund und -behandlung

Anfänglich hatten wir gehofft, aus der subtileren Untersuchung des Zervikalnystagmus Rückschlüsse auf die genaue Lokalisation der funktionellen Kopfgelenksstörung ziehen zu können. Dies bestätigte sich jedoch nicht. So gibt es keine sichere Relation zwischen einem Zervikalnystagmus nach rechts und einer Blockierung der gleichen oder der Gegenseite. Subjektiver Schwindel scheint eher dann provoziert zu werden, wenn der Kopf in die Richtung der bestehenden Blockierung gedreht wird. Diese Annahme ist auch bei einem Krankengut von 120 Patienten deshalb nicht weiter zu untersuchen, weil die subjektiven Schwindelbeschwerden im Gegensatz zum Zervikalnystagmus während der Untersuchung nicht sicher reproduzierbar sind. Eine weitere Schwierigkeit liegt darin begründet, daß eine Blockierung in unserem Patientengut nur selten ganz isoliert vorhanden war (12mal). In diesen Fällen bestand 7mal der stärkere Zervikalnystagmus zur gleichen Seite und 5mal zur Gegenseite. Anders als der Zervikalnystagmus scheint der Kopf-Nacken-Schmerz mit der gleichen Seite der Wirbelblockierung zu korrelieren.

Was für die Seite der Kopfgelenksblockierung mit entsprechenden Gleichgewichtsstörungen gesagt wurde, gilt noch ausgeprägter für die Segmenthöhe der Blockierung. Bei allen Patienten bestand die funktionelle Halswirbelgelenksstörung im Bereich von C 0/1–C 2/3. Eine weitere lokalisatorische Präzisierung (C 0/1 oder/und C 1/2 oder/und C 2/3) ist auf Grund der vestibulären Symptomatik nicht möglich. Dies entspricht auch den Untersuchungsergebnissen von Norré (1976), der 77 Patienten mit Wirbelgelenkblockierungen ohne ein subjektives Beschwerdebild auf Zervikalnystagmus untersuchte.

Bei einer Blockierung von C 0/1 fanden sie in 88,6% einen Zervikalnystagmus, bei Blockierung von C 1/2 in 68,6% und bei C 2/3 in 71,4% einen Zervikalnystagmus.

Zusammenfassend stimmen unsere Untersuchungsergebnisse mit denen von Gerstenbrand et al. (1974) überein. Sie betonen wie wir, daß ein genauer Unterschied in der klinischen Symptomatik bei Befall des obersten oder des 2. Bewegungssegmentes nicht festgestellt werden kann, trotz der großen Verschiedenheit der Dynamik dieser beiden Gelenkgruppen (Okziput-C 1 gegenüber C 1–C 2). Die reflektorischen Auswirkungen einer Störung in einem dieser beiden Gelenke sind anscheinend identisch. Wir sehen darin einen Hinweis, daß die funktionelle Kopfgelenksstörung erst über einen noch unbekannten, neurophysiologischen Mechanismus, der durch die Reizung des Rezeptorensystems im Kopfgelenksbereich ausgelöst wird und durch den die Gleichgewichtsstörung hervorgerufen wird.

Die Manualbefunde bei Gleichgewichtsstörungen zusammen mit nachgewiesenen Kopfgelenksblockierungen ohne eine Gleichgewichtsstörung, sogar ohne einen Zervikalnystagmus (Norré 1976; Lewit 1977a), lassen einen für den Pathomecha-

a Vor Therapie

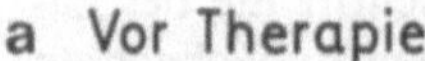

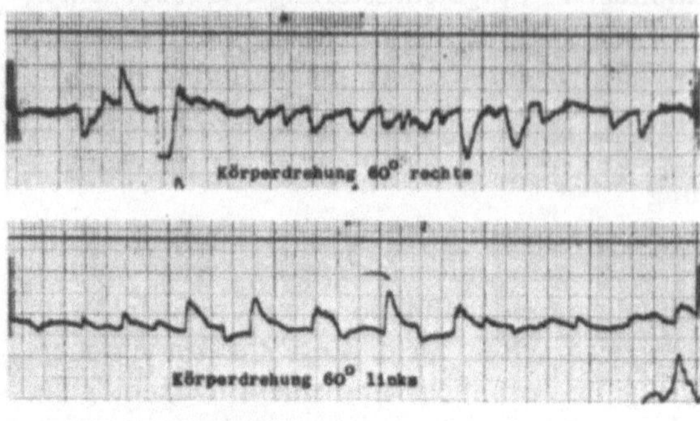

b Nach Therapie
nach Manual-therapie (Dr. Geiger)

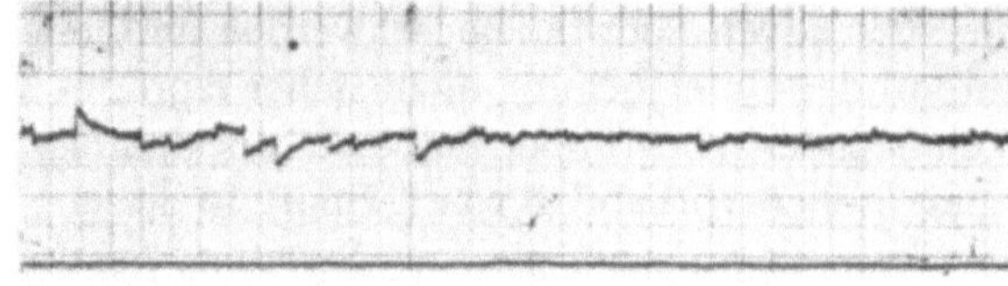

Körperdrehung rechts

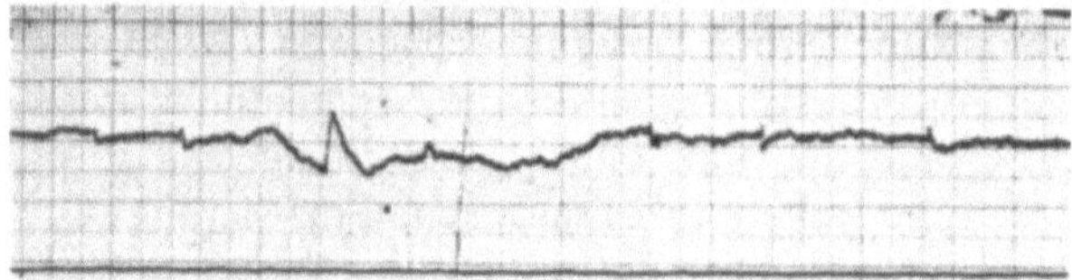

Körperdrehung links

Abb. 55a, b. Die Objektivierbarkeit einer manualtherapeutischen Behandlung. Zwischen a vor der Therapie und b nach der Therapie liegt ein zeitlicher Zwischenraum von 5 min

nismus sehr wichtigen Schluß zu: Die Irritation der Gelenkrezeptoren als Teil des Propriorezeptorensystems im Kopfgelenksbereich im Rahmen einer Blockierung müssen nicht eine Gleichgewichtsstörung bedingen. Erst das durch die Blockierung ausgelöste, neurophysiologische Geschehen, dessen Auslösungsschwelle starken inter- und intraindividuellen Schwankungen unterliegt, führt zu einer objektiven und subjektiven Gleichgewichtssymptomatik. Andererseits kann die Frage, ob die Gelenkrezeptoren allein (Kornhuber 1969) oder die Propriorezeptoren der tiefen Kopfgelenksmuskulatur allein (Jongkees 1969a) für die zervikale Gleichgewichtsstörung verantwortlich gemacht werden müssen, nicht entschieden werden. Es muß vielmehr angenommen werden, daß erst die über einen Reflex erfolgende Irritation des gesamten somatosensiblen Propriorezeptorenfeldes im Kopfgelenksbereich eine Gleichgewichtsstörung hervorrufen kann.

Obwohl der pathogenetische Weg zwischen Kopfgelenksblockierung und Irritation des Rezeptorensystems noch nicht endgültig geklärt ist – eine elektrophysiologische oder gar pathologisch-anatomische Klärung dieses Pathomechanismus muß so lange ausbleiben, wie der Begriff der Gelenksblockierung wissenschaftlich präzise nicht dargestellt werden kann –, weisen die Erfolge der Manualtherapeuten daraufhin, daß eine solche Verbindung bestehen muß. Kunstgerecht eingesetzte manualtherapeutische Handgriffe führen zu einer Entblockierung und zu einer Wiederherstellung der vollen Funktionsfähigkeit der Wirbelgelenke. Gleichzeitig verschwindet der muskuläre Hartspann der tiefen Nackenmuskulatur. Mit dieser Befundbesserung gehen auch die subjektiven Schwindelbeschwerden zurück, und ein Zervikalnystagmus als objektivierbares Symptom des Schwindels ist nicht mehr nachweisbar (Abb. 55).

Erst diese registrierbare Besserung des subjektiven Beschwerdebildes hat uns dazu veranlaßt, das enzephale Zervikalsyndrom, das auf einer funktionellen Kopfgelenksstörung beruht, als eigenes Krankheitsbild herauszuarbeiten. Unsere Beobachtungen wurden von mehreren otologischen Autoren bestätigt, in neuerer Zeit erst wieder von Moser u. Simon (1977), die bei 28 Patienten nach Manualtherapie einen zuvor registrierten Zervikalnystagmus und eine subjektive Gleichgewichtsstörung nicht mehr nachweisen konnten.

Da die Manipulation des Kopfgelenkbereiches meist nur von „Spezialisten" vorgenommen wird, fiel dem Otologen bisher nur eine Kontrollfunktion zu. Bisher wurde die Diagnose des Schwindels bei funktioneller Kopfgelenksstörung von anderen ex juvantibus gestellt. Diese Arbeit soll dazu beitragen, dem bisher meist nur beobachtenden Otologen Kriterien an die Hand zu geben, die eine exakte Diagnose ermöglichen, und die es erlauben, eine manualtherapeutische Behandlung einzuleiten oder von einer solchen Therapie abzuraten.

Eine exakte Diagnostik des Otologen trägt so nicht nur dazu bei, die Manualtherapie gezielt einzusetzen, sondern auch Gefahren rechtzeitig zu erkennen, die zu Komplikationen führen könnten.

3.10.1 Kontraindikationen der Manualbehandlung

„Die Blockierung ist die einzige Indikation für eine chirotherapeutische Behandlung" (Neumann 1977a). Darüber hinaus muß bedacht werden, daß Gelenksblockierungen im Rahmen anderer Erkrankungen bestehen können.

Die Diagnose einer Gleichgewichtsstörung bei funktioneller Kopfgelenksstörung ist dann neu zu überdenken, wenn nach 3–4 Behandlungen kein Erfolg erzielt wurde (Lewit 1977a). Auf jeden Fall ist eine vollständige Vestibularisuntersuchung erforderlich, wenn die Gleichgewichtsstörungen nach einem beschwerdefreien Intervall erneut auftreten. Die Beschwerden sind zwar häufig Ausdruck einer neuerlichen Kopfgelenksblockierung, können aber auch Zeichen einer andersartigen Erkrankung sein. Lewit (1977a) berichtet über einen Patienten mit einem Akustikusneurinom, der nach einer Manualtherapie ca. 3 Monate beschwerdefrei war. Hier kann natürlich auch ein nicht zervikalbedingter „Zervikalnystagmus" zu einer Fehldiagnose führen.

Die Kontraindikation zur Manualtherapie muß jeder Manualmediziner kennen. Er ist daher auf die Mitarbeit verschiedener Fachdisziplinen angewiesen. Wolff (1972b, 1982) unterscheidet zudem scharf zwischen Kontraindikation einerseits und Fehldiagnose oder Kunstfehler andererseits.

Geht man davon aus, daß nur die Blockierung eines Gelenkes Objekt der gezielten Handgrifftherapie ist (Wolff 1982; Lewit 1977a; Eder et al. 1978; Schwarz 1974;

Naumann 1977 a; u. v. a.), kann ein klinisches Bild, das nicht auf einer solchen Funktionsstörung beruht, gar keine Indikation für die Handgrifftherapie darstellen.

Als Kontraindikation führt Wolff (1972 a) z. B. eine pathologische Überbeweglichkeit (Hypermobilität) der Halswirbelsäule an, die zwar klinische Erscheinungen wie eine Blockierung verursachen, die aber durch Handgriffe nicht kompensiert werden kann. Als relative Kontraindikation muß auch die mehrfach wiederholte, erfolglose Manipulation angeführt werden.

Nichtrheumatische Entzündungen, Tumoren, Verletzungen oder sonstige zerstörende Prozesse können nicht Gegenstand manueller Therapie sein. Würden diese Zustände mit Handgriffen angegangen, kann nur eine fehlende oder falsche Diagnose zum Eingriff veranlaßt haben. Eine Beeinflussung dieser klinischen Bilder ist logischerweise ausgeschlossen. Eine Vielzahl von Zwischenfällen belegt, wie gefährlich solch ein kritikloses Vorgehen ist. Hier kann also überhaupt nicht von „Kontraindikation" gesprochen werden. Es handelt sich um „Nicht-Indikation" oder schlicht um einen Kunstfehler (Wolff 1972 a). Hier müssen auch Fehlbildungen, wie basiläre Impression, Densaplasie und Os odontoides, Blockwirbelbildung und Atlasassimilation aufgeführt werden.

Zukschwerdt et al. (1960) erwähnen, daß es im Verlauf von multipler Sklerose, Syringomyelie, spastischer Spinalparalyse und Rückenmarkstumoren zu sekundären Veränderungen der Wirbelsäule wie auch zu Blockierungen kommen kann. Bei Entzündungen der HWS werden die Beschwerden durch Extension verstärkt und durch Manualbehandlung irreversible Schäden riskiert (Kaiser 1974).

Da ich weiß, daß die Diskussion über Indikation und Kontraindikation der Handgriffe lebhaft diskutiert wird, möchte ich mich als Otologe nicht an dieser Diskussion beteiligen.

In der Literatur erscheinen immer wieder Berichte über Todesfälle nach gezielter Handgrifftherapie infolge von Thrombosen der A. vertebralis oder A. basilaris (Pratt-Thomas u. Berger 1947; Boudin u. Barbizet 1958; Pia 1968 a; Janzen 1966; Lorenz u. Vogelgesang 1972; Davidson et al. 1975; Schmitt 1978; Wolff 1972 a; Guerrier 1981; Krüger u. Okazaki 1980; Lädermann 1981; Dvorak u. Orelli 1982).

Bronisch (1970) berichtet über apoplektische Insulte bei zerebraler Arteriosklerose. Er zählt, wie auch schon zuvor Ford u. Clark (1956) und Grossiord (1966), die VBI zu den Kontraindikationen der Manualtherapie. Diese Auffassung, die auch von uns geteilt wird, unterstreicht erneut, wie bedeutsam es ist, das vaskuläre Zervikalsyndrom von der funktionellen Kopfgelenksstörung mit Gleichgewichtsbeschwerden abzugrenzen. Insofern müssen wir auch der Leserzuschrift von Gutmann (1976) widersprechen, die auf die Arbeit von Hülse et al. (1975) hin veröffentlicht wurde: „Daß bei voll ausgebildetem Zervikalsyndrom (Gleichgewichtsstörung, Hörstörung, Sehstörung, Kopfschmerz, Neuralgien, Sprach- und Schluckstörungen) die Manipulationstherapie nicht in gleicher Weise indiziert sei, muß bezweifelt werden. Sie ist auf jeden Fall in gleicher Weise indiziert, wenn auch nicht für alle Komponenten des Syndroms in gleicher Weise erfolgreich." Diese Meinung beruht auf einer unzureichenden Differenzierung innerhalb des Sammelbegriffes „zervikale Syndrome" und birgt nicht unwesentliche Gefahren in sich.

Dvorak u. Orelli (1982) veröffentlichten eine Umfrage bei schweizerischen Manualtherapeuten und erfuhren von 1255 Komplikationen nach Manipulation im HWS-Bereich. Die Autoren wiesen auch auf die große Gefahr der durch eine Vertebralisschädigung auftretenden Komplikationen hin. Hier soll daher nochmals auf die De Kleijn-Probe (s. Abschn. 3.7.1) hingewiesen werden.

Diese Hinweise auf Komplikationsmöglichkeiten einer falsch indizierten Manualtherapie sollen nicht vor der Handgrifftherapie abschrecken, die sehr erfolgreich ist, wenn sie bei richtiger Indikation technisch richtig ausgeführt wird. Sie sollen nur die Notwendigkeit einer exakten differentialdiagnostischen Abklärung innerhalb der „zervikalen Syndrome" unterstreichen. Diese notwendige, exakte, differentialdiagnostische Abklärung gehört zur ärztlichen Sorgfaltspflicht.

Eine weitere und häufig nicht beachtete Kontraindikation stellt das akute posttraumatische Zervikalsyndrom dar. Uns sind 3 Patienten bekannt, bei denen· die Schwindelsymptomatik erst nach Manipulation der HWS in der ersten Woche nach einem HWS-Unfall auftrat. Wie bei jeder heftigen Gelenkdistorsion sind alle Dehnungsmaßnahmen (z. B. Glisson-Schlinge an der HWS oder chiropraktische Manipulationen im akuten Stadium streng kontraindiziert, da hierdurch evtl. lädierte Bänder und Gelenkkapseln u. U. irreversibel geschädigt werden können (Moser 1970; Herrmann 1971; Wiesner u. Mumenthaler 1975; Gutmann 1976). Daß in dieser Phase eine brüske Manipulation zur Rückenmarksschädigung führen kann, wurde von Herrmann (1976) angegeben. Während wir nur 3 Patienten haben, die in der Akutphase manipuliert wurden, berichten Wiesner u. Mumenthaler (1975), daß von ihren 104 Patienten 19 in den ersten Wochen nach dem Unfall „chiropraktisch" behandelt worden seien. In 11 Fällen (d. h. über die Hälfte) wurde durch die Manipulation eine deutliche Exazerbation der Symptomatik hervorgerufen. Interessant sind unsere Patienten hier insofern, weil ihre Schwindelbeschwerden erst nach dem „chiropraktischen" Eingriff auftraten.

In der Akutphase nach einer HWS-Distorsion (aus welchem Unfallmechanismus auch immer entstanden) hat sich allgemein die Ruhigstellung bewährt (Herrmann 1971; Decher 1969a; Lewit 1977a; Kuhlendahl 1970; Wiesner u. Mumenthaler 1975). Von uns wird der Schanz-Watteverband bevorzugt, der die HWS fixiert und zudem die Nackenmuskulatur erwärmt. Während zunächst die Schanz-Krawatte ständig getragen wird, sollte der Patient nach ca. 3–4 Wochen von ihr wieder entwöhnt werden, ein Umstand, gegen den sich viele Patienten wehren, da die Krawatte zu einer deutlichen Beschwerdeverringerung führt. Die Heilungsvorgänge im HWS-Stützgewebe bedürfen jedoch einer „dosierten" Funktion. Eine dauernde Ruhe und Immobilisation führt zu einer muskulären Insuffizienz und das Beschwerdebild des Patienten wird „förmlich petrifiziert" (Lewit 1977a). Als weitere unterstützende Maßnahmen werden paravertebrale Infiltrationen mit Procain (Jongkees 1969a; Herrmann 1971; Onkelinx 1972), die Gabe von Hydergin (Pia u. Tönnis 1953; Kasperek 1969; Herrmann 1971; Lewit 1977), Cinnarizin (Herrmann 1971) oder Sulpirid (Hirschmann 1972) sowie von Myotonolytika (Kasperek 1969; Neumayer 1974) empfohlen.

Wenn bei der funktionellen Kopfgelenksstörung die muskuläre Komponente im Vordergrund steht, haben paravertebrale Infiltrationen mit Procain eine gute Wirkung. Wie die Untersuchungen von Lewit (1977a) an Patienten in Narkose zeigen, wird eine Blockierung der Wirbelgelenke durch eine Aufhebung des Muskelhartspanns i. allg. nicht behoben. Dies wird auch von Wolff (pers. Mitteilung) bestätigt. Bei 6 Patienten führte er die Procainisation der tiefen paravertebralen und der Kopfgelenksmuskulatur durch. Bei allen Patienten verschwand nach ca. 30–45 s die subjektive Symptomatik, kehrte jedoch nach 6–12 h wieder und wurde nun häufiger als noch unangenehmer empfunden (s. a. Lewit 1977). Wolff empfiehlt daher die paravertebrale Infiltration und die gezielte Lokalanästhesie von Muskeln, Sehneninsertionen und ggf. der Gelenkkapseln als unterstützende Maßnahme. Die Therapie darf sich jedoch nicht darin erschöpfen.

Wertvolle Hilfen bietet auch die Krankengymnastik in Form der zervikalen Traktionsmassage, Komplexbewegungen gegen Widerstand nach Kabat (PNF = propriorezeptive, neuromuskuläre Faszilitation), segmentale Widerstandstechniken nach Lewit (1977a) und ähnliches. Unterstützt wird diese Therapie durch die verschiedensten Wärmeanwendungen, wie z. B. Kurzwellen, Diathermie usw.

3.11 Frakturen, Luxationen und Dysplasien im Kopfgelenksbereich

Bisher wurde nur von funktionellen Kopfgelenksstörungen mit begleitenden Gleichgewichtsstörungen gesprochen. Die funktionelle Kopfgelenksstörung stellt eine reversible Funktionseinbuße der Gelenke von Okziput bis C 2/3 dar. Daß eine Gleichgewichtsstörung nicht mit einer bestimmten isolierten Gelenksblockierung korreliert ist und auch nicht ein obligates Symptom dieser Gelenksstörung darstellt, wurde bereits dargelegt. Im weiteren soll nun untersucht werden, ob eine schwere, teils lebensbedrohliche Veränderung im Kopfgelenksbereich (Fraktur, Luxation, Dysplasie) auch zu entsprechend stärkeren Gleichgewichtsstörungen führt. Da derartige pathologische Veränderungen durch den Orthopäden und Neurochirurgen, evtl. auch den Neurologen, behandelt werden, liegen keine eigenen Erfahrungen zu dieser Fragestellung vor. Es wird im folgenden allein auf die Literatur zurückgegriffen, die speziell auf vestibuläre Störungen hin durchgesehen wurde. Eine Untersuchung auf Zervikalnystagmus ist zudem bei einer Fraktur, Luxation oder schweren Dysplasie im Kopfgelenksbereich kontraindiziert, so daß man sich vom subjektiven Beschwerdebild und einem Spontannystagmus leiten läßt. Einschränkend zu diesen Angaben muß bemerkt werden, daß bei der erforderlichen Ruhigstellung eine leichtere Gleichgewichtsstörung dem Patienten häufig keine subjektiven Beschwerden bereitet und so übersehen werden kann.

3.11.1 Fraktur und traumatische Luxation

Auffällig ist, daß Braakman u. Penning (1971) in ihrer Monographie über Verletzungen der HWS bei keinem Patienten Schwindelbeschwerden oder Gleichgewichtsstörungen auch nur erwähnen. Desgleichen sind in den folgenden Arbeiten über Atlas- und Axisfrakturen sowie Luxation die vestibulären Störungen nicht berücksichtigt, obwohl im übrigen die neurologische Symptomatik eingehend besprochen wird: Bierwag (1971), Böhler (1971a, b), Brocher (1955, 1973) Brunon et al. (1978) Elliott et al. (1972), Fried (1973), Gabrielsen u. Maxwell (1966), Gaufin u. Goodman (1975), Hentzer u. Schalimtzek (1971), Herrmann (1976), Horlyck u. Rabek (1974), Jahna (1971), McGraw u. Rusch (1973), McLaurin et al. (1972), McWhorter (1976), Mourgues et al. (1972), Murray u. Seymour (1974), Page et al. (1973), Paradis u. Janes (1973), Patzakis et al. (1974), Penning (1970), Poser et al. (1971) und Schneider (1973).

Nur Sachse u. Kunz (1974) berichten über einen Patienten mit einer Atlasberstungsfraktur nach Jefferson (1960), der bei Kopfbewegungen und schnellem Lagewechsel subjektive Schwindelbeschwerden klagte. Der Romberg-Versuch fiel unauffällig aus, Nystagmus wurde nicht erwähnt.

Selbst unter der Berücksichtigung, daß unter den aufgeführten Autoren kein Otologe vertreten ist, scheint eine vestibuläre Symptomatik nicht zum Bild der Atlas- oder Axisfraktur oder Luxation zu gehören.

3.11.2 Nichttraumatische atlantoaxiale Subluxation bzw. Luxation

Auch dem HNO-Arzt bekannt sind die v.a. in der Kindheit auftretenden Grisel- und die Hadley-Krankheit.

Grisel beschrieb 1930 den „Torticollis nasopharyngien", der durch eine spontane, seitliche Atlasluxation bzw. atlantoaxiale Dislokation charakterisiert ist. Grisel (1930) sah die Luxation als Folge einer Kontraktur der tiefen Halsmuskulatur an, während heute meist eine Band- und Kapselerschlaffung als Ursache angenommen wird (Brocher 1955; Chüden u. Teske 1970; Teske u. Chüden 1970; Thalmann et al. 1972; Robinson u. de Boer 1981). Ätiologisch tritt der M. Grisel in 80% bei Kindern zwischen dem 5. und 13. Lebensjahr nach infektiös-entzündlichen Halsaffektionen auf. Auf nichtinfektiöser Basis ist die Grisel-Erkrankung beim Erwachsenen im Spätstadium der primär-chronischen Polyarthritis (Thalmann et al. 1972) sowie bei der Trisomie 21 (Dzentis 1966) zu beobachten. Typisch ist die Kopfhaltung: Flexions-Rotations-Abduktionsstellung mit Bewegungseinschränkung und Schmerzen im Versorgungsgebiet des N. occipitalis. Als seltene (!) neurologische Zeichen werden eine Medullakompression, Verschluß der A. spinalis anterior und isolierte Ausfälle der Hirnnerven XI und XII erwähnt. Während es beim M. Grisel zu einer seitlichen Verschiebung von C 1 gegenüber C 2 kommt, tritt beim M. Hadley eine pathologische atlantoaxiale Subluxation in der Sagittalrichtung ein.

Ebenso wie die Grisel-Erkrankung tritt der M. Hadley bei Kindern nach entzündlichen Prozessen des Nasenrachenraumes, z.T. postoperativ nach Adenotomie auf. Ursächlich wird eine Lockerung oder Zerstörung des Lig. transversum diskutiert (Teske u. Chüden 1970). Im Gegensatz zum M. Hadley handelt es sich bei der chronischen atlanto-axialen Dislokation McRae definitionsgemäß um eine spontane Verschiebung der oberen Halswirbel gegeneinander ohne entzündliche Vorerkrankung (Chüden u. Teske 1970). Röntgenologisch zeigen M. Hadley und M. McRae ein gleiches Bild. Bei den in diesem Abschnitt angeführten Arbeiten waren bis auf die Veröffentlichung von Brocher immer HNO-Kollegen beteiligt oder federführend. Dennoch wurden bei keinem der publizierten Fälle Schwindelbeschwerden, Gleichgewichtsstörungen oder Nystagmus beobachtet. Dies gilt auch für den Patienten von Jung u. Breninek (1969), bei dem nach Adenotomie eine Subluxation von C 2/C 3 auftrat.

Boyle (1971), Sukoff et al. (1972) und Vogelsang et al. (1973) berichteten über rheumatoide atlantoaxiale Subluxationen, ohne eine Gleichgewichtsstörung zu erwähnen. In dem Krankengut mit atlantoaxialen Dislokationen (130 Patienten) von Smith et al. (zit. bei Vogelsang et al. 1973) entwickelten 6 Patienten Symptome einer VBI. Pandya (1972) brachte eine ausführliche Literaturzusammenstellung über die atlantoaxialen Dislokationen, ohne ein einziges Mal Schwindelbeschwerden anzuführen. (In dieser Literaturübersicht berücksichtigte Pandya seine 1 Jahr zuvor erschienene eigene Publikation nicht, in der er eine tuberkulöse atlantoaxiale Dislokation beschrieb. Dieser Fall zeigte gleichzeitig einen Horizontalnystagmus nach rechts I. Grades und einen „positiven Romberg".) Aus der Arbeit von Pandya (1972) läßt sich ableiten, daß sicherlich in einigen Fällen vorhandenen Gleichgewichtsstörungen nicht die für unsere Fragestellung erforderliche, gezielte Aufmerksamkeit gewidmet wurde. Trotz dieser Einschränkung muß, ebenso wie bei den Atlas- und Axisfrakturen, festgestellt werden, daß eine vestibuläre Symptomatik nicht zur atlantoaxialen Dislokation gehört.

Bei Decher (1969 a) findet sich eine ausführliche HNO-ärztliche Würdigung des akuten rheumatischen Schiefhalses. An neurologischen Symptomen wurden Okzipitalneuralgie, zervikale Migräne und seltener Otalgien aufgeführt; Schwindelbeschwerden werden auch bei diesem Krankheitsbild nicht beschrieben.

Die in den beiden letzten Abschnitten genannten Publikationen, die ganz speziell nach Hinweisen auf eine Schwindelsymptomatik durchgearbeitet wurden, lassen mit voller Absicht die große Diskrepanz zwischen der funktionellen Kopfgelenksstörung auf der einen Seite, und den Frakturen und Dislokationen im Kopfgelenksbereich auf der anderen Seite erkennen. Während bei der ersteren Erkrankung eine vestibuläre Störung häufig zu beobachten ist, gehört diese Gleichgewichtsstörung nicht in das Bild der atlantoaxialen Frakturen und Dislokationen. Diese Diskrepanz wurde in der Literatur bisher nicht namentlich erwähnt. Sie mag aber unbewußt viele Orthopäden, Neurochirurgen und Neurologen davon abhalten, eine Gleichgewichtsstörung als Folge einer Störung im Propriorezeptorensystem des Kopfgelenksbereiches anzuerkennen. Die Frage dieser Diskrepanz kann otologischerseits allein sicher nicht gelöst werden. Die manualtherapeutischen und otologischerseits gesicherten Heilerfolge werden als Argument zwar herangezogen, können aber zur Beantwortung der Frage nicht beitragen, warum in dem einen Fall Gleichgewichtsstörungen auftreten und im anderen nicht. Rein hypothetisch soll hier eine von der Otologie her bekannte Beobachtung angeführt werden, daß ein nur teilweise geschädigtes Labyrinth häufig über Monate und Jahre anhaltende Schwindelbeschwerden verursacht, während ein kompletter Labyrinthausfall schon nach wenigen Wochen keine subjektiven Symptome mehr auslöst. Auf die funktionelle Kopfgelenksstörung übertragen würde dies bedeuten, daß nicht eine einmalige Irritation des Propriorezeptorensystems die Gleichgewichtsstörung verursacht, sondern der ständig wechselnde Irritationszustand. Hierfür spräche auch die immer wieder berichtete subjektive Linderung der Beschwerden bei Tragen einer Schanz-Krawatte. Eine Lösung dieses Problems wird nur durch ein interdisziplinäres Gespräch möglich sein.

3.11.3 Okzipitozervikale Dysplasie

Im Gegensatz zu den Frakturen und Luxationen im Kopfgelenksbereich ist bei den kraniozervikalen Übergangsmißbildungen der Schwindel eines der häufigsten und oft auch ersten Symptome (Godlewski 1972). Godlewski führte bei 38 Patienten eine Labyrinthprüfung durch und fand nur 6mal eine normale Erregbarkeit. In den übrigen Fällen zeigte sich eine Unter- bzw. Unerregbarkeit auf einer oder beiden Seiten. Bei 100 Patienten mit den verschiedensten Dysplasien bestand 31mal ein horizontaler oder rotatorischer Nystagmus, 3mal ein reiner vertikaler und 13mal ein diagonaler Nystagmus. Taubheit wurde 4mal beobachtet, Ohrgeräusche 2mal. Dieckmann (1966) fand bei 35 von 75 Beobachtungen von okzipitozervikaler Dysplasie einen Nystagmus.

Die häufigste Mißbildung im Kopfgelenksbereich stellt ohne Zweifel die basiläre Impression (BI) dar (Klaus 1966). Beim Zustandekommen des klinischen Erscheinungsbildes der BI spielt nach zahlreichen angiographischen Untersuchungen der gefäßbedingte Faktor [A. vertebralis, A. cerebelli inferior posterior („loop sign"), A. basilaris] eine oder gar die maßgebende Rolle (Brunon u. Goutelle 1974; Carella 1972; Carella et al. 1969; Dean Hart et al. 1970; Herrschaft 1970; Janeway et al. 1966, Janzen 1974; Klaus 1969; Klaus u. Urbánek 19; Klausberger et al. 1965; Sartor et al. 1974; Spatz 1975; Elies et al. 1980). Aber auch eine Beeinträchtigung der Medulla oblongata wird als pathogenetischer Faktor diskutiert (Bodechtel 1974; Brocher 1973; Busch u. Reisner 1970; Becher 1969a; Klausberger et al. 1965; Poeck 1970). Da Tumoren (Meningeome und Schwannome) im Foramen magnum keine cochleovestibuläre Symptomatik verursachen (Philipszoon 1970; Lazorthes et al. 1971), scheint eine Gleichgewichtsstörung nur ausnahmsweise auf eine direkte Irritation des oberen Spinalmarkes zurückzuführen zu sein. Die vestibuläre Symptomatik bei der BI muß demnach v.a. auf den vaskulären Faktor zurückgeführt werden. Nach Bodechtel (1974) sind 80% der Patienten mit einer BI beschwerdefrei. Die ersten klinischen Manifestationen zeigen sich meist erst im 5. Lebensjahrzehnt. Die Häufigkeit der kochleovestibulären Symptomatik bei der BI veranlaßte die Tübinger HNO-Klinik (Direktor Prof. Dr. Plester), umgekehrt alle Patienten mit Tinnitus, Hörverlust oder Schwindel auf BI zu untersuchen. Von 180 Patienten zeigten 32 eine kraniozervikale Dysplasie (Elies et al. 1980). Das Durchschnittsalter lag bei 52 Jahren. 26 Patienten zeigten eine einseitige, fluktuierende, aber langsam zunehmende Schwerhörigkeit. Das Recruitment nach Fowler (Nachweis einer kochleären Haarzellschädigung) war in 9 von 11 Fällen positiv. 17 Patienten klagten über einen meist einseitigen Tinnitus, 18mal fand sich ein horizontaler oder rotatorischer Nystagmus. Die kalorische Prüfung zeigte 15mal eine einseitige Untererregbarkeit und 3mal eine Unerregbarkeit.

Wird diese doch erhebliche Zahl zu Grunde gelegt, drängt sich der Vergleich zu den zahlreichen Arbeiten auf, die einen M. Menière auf eine zervikale Ursache zurückführen. Da die vaskuläre Komponente bei der Entstehung der Symptomatik der BI kaum umstritten erscheint, sehen wir darin eine Bestätigung, daß die *menièriforme Symptomatik* zervikaler Genese auf eine vaskuläre Ätiologie zurückgeführt werden muß.

Ebenso wie bei der BI wird nach angiographischen Untersuchungen eine kochleovestibuläre Symptomatik auch beim Os odontoideum, der Densaplasie und einer atlantookzipitalen Instabilität auf eine VBI zurückgeführt (Bell 1969; Nagashima 1970; Kirschbichler 1972a).

3.12 Differentialdiagnose

Eine Abgrenzung der Gleichgewichtsstörung bei der funktionellen Kopfgelenksstörung muß gegen die folgenden Krankheitsbilder erfolgen:

1. vertebrobasiläre Insuffizienz,
2. M. Menière,
3. Neuronitis vestibularis,
4. benigner paroxysmaler Lagerungsschwindel.

3.12.1 Vertebrobasiläre Insuffizienz

Wenn Decher (1969 a) eine Gleichsetzung der Begriffe VBI und enzephales zervikales Syndrom ablehnt, so erfolgt dies aus seiner theoretischen Überlegung heraus, daß das obere Zervikalsyndrom nicht nur vaskulär, sondern wesentlich neural, d. h. über eine Sympathikusirritation, ausgelöst wird. Nach den kaum mehr zu übersehenden Veröffentlichungen über die VBI ist jedoch nicht mehr zu leugnen, daß dieses Krankheitsbild ein Morbus sui generis darstellt. In diesem Fall ist es auch gerechtfertigt, das vaskuläre-enzephale-zervikale Syndrom und die VBI als Synonym zu gebrauchen (Pfaltz u. Richter 1958; Pfaltz u. Gulick 1962; Pfaltz 1969; Decroix et al. 1964; Jung et al. 1972 a, b; Secrétan 1971 a, b). Der Abgrenzung dieses Zervikalsyndroms gegenüber den Gleichgewichtsstörungen bei der funktionellen Kopfgelenksstörung kommt eine besondere Bedeutung zu, da die Manualbehandlung bei der letzteren die Therapie der Wahl darstellt, bei der VBI jedoch absolut kontraindiziert ist. Todesfälle nach chiropraktischen Eingriffen bei VBI sind leider keine Einzelbeobachtungen mehr (Schmitt 1978; Krueger u. Okazaki 1980; Lädermann 1981; Dvorak u. Orelli 1982).

Die VBI wird durch eine „intermittierende" (Rau 1970) oder „transitorische" (Herrschaft 1976) Ischämie im vertebrobasilären Stromgebiet verursacht. Charakteristisch sind also die Flüchtigkeit und Reversibilität (während der ersten 2–10 Anfälle) der neurologischen Symptome (Herrschaft 1970, 1971, 1976; und Herrschaft u. Duus (1972) Mertens u. Nadjmi 1973; Kayser-Gatchalian et al. 1976). Auf den Symptomenwechsel zwischen den einzelnen ischämischen Attacken ist besonders Herrschaft (1971, 1976) eingegangen.

Bei der VBI liegen in ca. 80% erhebliche arteriosklerotische Veränderungen der vestibulären Gefäße vor (Kornhuber 1968; Decher 1969 a; Bechinger et al. 1969; Herrschaft 1970, 1976; Castaigne et al. 1973; Mertens u. Nadjmi 1973). Aus der Vorgeschichte ist häufig eine Hypertonie bekannt (Collard u. Conraux 1970; Krämer 1970; Schrader u. Stochdorpf 1974).

Die Symptomatik beginnt bei der VBI zwischen dem 50. und 70. Lebensjahr (Herrschaft 1970; Jongkees 1969 a; Barber u. Dionne 1971). Kayser-Gatchalian et al. (1976) konnten an ihrem Patientengut zeigen, daß Männer deutlich früher als Frauen erkranken. Das Alter des Patienten bietet bereits einen differentialdiagnostischen Hinweis, da Schwindelbeschwerden bei den funktionellen Kopfgelenksstörungen meist in der 3.–5. Lebensdekade zu beobachten sind. (Das Alter darf aber nicht zu starr gesehen werden, da auch bei jüngeren Patienten eine A.-vertebralis-Störung beobachtet werden kann.)

Schwindelbeschwerden gehören bei der VBI oft zu den Initialsymptomen (Krämer 1970; Goutelle et al. 1972). Die Angaben über die Häufigkeit des Schwindels schwanken zwischen 50% (Barber u. Dionne 1971) und 90% (Kayser-Gatchalian et al. 1976) und 100% bei Nagashima (1982). Von allen Autoren wird aber betont, daß der Schwindel das häufigste Symptom bei der VBI ist. Die Angabe über Drehschwindelattacken herrscht deutlich vor der Angabe über Schwankschwindel oder über „nicht näher definierbaren" Schwindel vor. Ebenso wie bei der funktionellen Kopfgelenksstörung wird teilweise vom Patienten berichtet, daß die Beschwerden mit einer plötzlichen Kopfbewegung, meist Kopfrückneigung und -rotation, eingesetzt hätten.

Ungefähr gleichhäufig wie über Kopfschmerzen wird von Patienten über Sehstörungen geklagt (zwischen 20 und 40%). Da, wenn auch seltener (17,5%) bei der funktionellen Kopfgelenksstörung, Sehstörungen angegeben werden können, ist eine Analyse der Beschwerden wertvoll: Zu einem besseren Vergleich setzten wir die Sehstörung unseres Patientengutes = 100%:

- 58% Verschwommensehen,
- 28% Flimmern,
- 14% Doppelbilder.

Bei der VBI seien Verschwommensehen, Amaurosis fugax und Halluzinationen selten (Legent et al. 1973). Besonders in der ophthalmologischen Literatur wird die Häufigkeit der Diplopie hervorgehoben. Perrin (1973) spricht hier als von dem häufigsten Augensymptom. Minor et al. (1959) und Rosselet (1973) fanden eine Diplopie in 20–30% der Augenstörung. Eine gleiche Häufigkeit wird für die Gesichtsfeldausfälle (Minor et al. 1959; Herrschaft 1970; Perrin 1973; Sullivan et al. 1975). Auch eine Blickparese wird in einigen Fällen auf eine VBI zurückgeführt (Minor et al. 1959; Legent et al. 1973; Miller-Fisher u. Boston 1970; Rosselet 1973).

Während unter den Augenstörungen bei der funktionellen Kopfgelenksstörung meist ein Verschwommensehen, häufig als Akkommodationsschwäche gedeutet, im Vordergrund steht und Doppelbilder nur ausnahmsweise angegeben werden, scheinen Doppelbilder und Gesichtsfeldausfälle das Bild der Augenstörung bei der VBI zu beherrschen. Die weiter berichteten Augensymptome der VBI gehören nicht zum Bild der funktionellen Kopfgelenksstörung.

Der Tinnitus, der als Pfeifen oder Brummen beschrieben wird, ist bei beiden Krankheitsbildern mit ca. 25% gleich häufig vertreten.

Synkopale Anfälle, die nach den Literaturangaben bei ca. 10–15% (Dutton u. Riley 1969, 34%) der VBI-Patienten auftreten, sind auf eine Mangeldurchblutung im Stammhirn zurückzuführen. Die Synkopen können ebenso wie die „drop attacks" *nicht* bei den funktionellen Kopfgelenksstörungen beobachtet werden, während sie für die VBI als recht charakteristisch (Pluvinage 1970; Legent et al. 1973) gelten. Petit (1972) spricht von den „drop attacks" als einem „VBI-Zeichen".

Die EEG-Befunde werden als uncharakteristisch beschrieben (Ketz 1971; Neumayer 1974). Als pathologisch sind sie in 30% (Herrschaft 1971) bis 40% (Kayser-Gatchalian et al. 1976) zu werten. Pfaltz (1969) erklärt den von ihm beobachteten größeren Prozentsatz an pathologischen Befunden (63%) damit, daß er ein EEG auch bei Kopfrückneigung durchgeführt hat. Symptome der VBI wie Ataxie (30%: Herrschaft 1971; Mertens u. Nadjmi 1973) und Dysarthrie (17,5%: Herrschaft 1971;

Gänshirt 1972;) können bei der funktionellen Kopfgelenksstörung nicht beobachtet werden.

Die Häufigkeit der objektivierbaren Hörstörung wird in Abhängigkeit von der Ausbildung der Autoren sehr verschieden angegeben. So finden wir bei Dutton u. Riley (1969) 8%, während Marco u. Morote (1973) nur in 30% ein normales Gehör registrieren konnten.

Berezin (1981) beschreibt sogar nachweisbare Hörstörungen in 81%. Die erheblichen Schwankungen erklären sich sicherlich aus dem Vorliegen der meist vorhandenen, aber verschieden stark ausgeprägten Altersschwerhörigkeit bei der VBI. Bei den von uns herangezogenen 50 Patienten mit VBI fanden sich in 10% eine einseitige und in 42% eine beidseitige Schwerhörigkeit, die jedoch in 16% auch als ausgeprägte Presbyakusis hätte gewertet werden können. Die Befunde von Marco u. Morote (1973) und Labaeye (1973) können wir bestätigen, nämlich daß in annähernd 80% das negative Recruitment auf eine retrochochleäre Schwerhörigkeit hinweist.

Bei der funktionellen Kopfgelenksstörung ist nur dann ein Ausfall des Stapediusreflexes zu beobachten, wenn die Störung auf ein akutes HWS-Schleudertrauma oder ein akutes Schädeltrauma zurückgeführt wird.

Tabelle 15. Differentialdiagnostische Kriterien zwischen der funktionellen Kopfgelenksstörung (fKgS) und der VBI

	fKgS	VBI
Alter	15–55 Jahre	45–70 Jahre
Prädisponierende Erkrankungen	Keine	Hypertonie, aber auch Hypotonie
Kopfschmerz	Seitenbetont	Keine sichere Seitenbetonung
Augenstörungen	v. a. Verschwommensehen	Teilweise Verschwommensehen, aber auch Diplopie, Halluzination, Blickparese, Amaurosis fugax
Synkope	Keine	Möglich
„drop attack"	Keine	Möglich
EEG	Unauffällig	Uncharakteristische Veränderungen
Manualbefund	Immer positiv	In der Regel negativ
Hörstörung	Wenn, dann pankochleär 20–30 dB	Häufig, v. a. im Hochtonbereich, 80% retrokochleär
Stapediusreflex	Negativ *nur* nach akuten HWS-Traumen	Veränderungen von Latenz und Amplitude Negativ: wegen Hypakusis Fazialisparese (unter 10%)
Spontannystagmus	10–20%	ca. 50%
Wechselnder BRN	Nein	Häufig
Sakkadierung der PBlF	Nein	Häufig
OKN	Symmetrisch, o. B.	Störung, v. a. im Bereich des vertikalen OKN
Experimenteller Nystagmus	Unauffällig	Kleine Nystagmusschrift

Tabelle 16. Unterscheidungsmerkmale zwischen propriorezeptivem und vaskulärem Zervikalnystagmus

Propriorezeptiv	Vaskulär
Immer vorhanden	Fehlt in ca. ⅓ der Fälle (32%)
CN I°–III°	Nur III°
Setzt während der Körperdrehung ein	Tritt in der Regel erst bei maximaler Halsrotation auf, ggf. De Kleijn-Probe über 3 min
Keine Latenzzeit	Latenzzeit von wenigen Sekunden bis 3 min
CN zeigt deutlichen Dekreszendocharakter	CN zeigt deutlichen Kreszendocharakter
Immer in verschiedene Richtungen nachweisbar	Schlägt häufig nur in einer Richtung (Vertebralisstenose in 90% auf gleicher Seite)
Wenn Vertikalnystagmus, dann nach oben *und* unten	Wenn Vertikalnystagmus, dann nur nach unten

Bei der VBI kann der Stapediusreflex (besonders bei 2000 Hz) eine verlängerte Latenz und eine verringerte Amplitude aufweisen. Der Reflex kann aber auch auf Grund einer Fazialisschwäche (Mertens u. Nadjmi 1973; Herrschaft 1976; Kayser-Gatchalian et al. 1976) ausfallen. Zu berücksichtigen ist, daß bei entsprechender retrokochleärer Schwerhörigkeit der Reflex allein auf Grund der Hypakusis negativ ausfällt.

Für die Diagnose der Gleichgewichtsstörung bei der funktionellen Kopfgelenksstörung ist das Elektronystagmogramm von entscheidender Bedeutung. Wenn auch Hallpike (1962) schreibt, daß es bei der VBI kein konstantes elektronystagmographisches Muster gibt, beschreiben Corvera et al. (1980) in 41 von 42 Fällen einer beginnenden VBI ENG-Auffälligkeit. Auch wir konnten wesentliche differentialdiagnostische Kennzeichen in der Abgrenzung beider Krankheitsbilder herausarbeiten (s. Tabellen 15 u. 16).

Der Zervikalnystagmus ist für die Diagnostik der VBI von besonderer Bedeutung. Im Zweifelsfall muß dieser nach der De Kleijn-Probe (s. auch Abb. 22) untersucht werden. Nach den Untersuchungen von Greiner et al. (1971 a), Moser et al. (1972), Thiébaut et al. (1969 a) wie auch nach eigenen Erfahrungen schlägt der Zervikalnystagmus in 90% zu der Seite hin, auf der die A.-vertebralis-Stenose besteht. Bei positivem Ausfall sollte dieser Befund mit der Doppler-Untersuchung weiter verfolgt werden (Berezin 1981).

Ist andererseits ein Zervikalnystagmus nicht zu registrieren, so wird eine funktionelle Vertebralisangiographie gegenüber der einfachen Angiographie keine zusätzlichen Aussagen ermöglichen (Thiébaut et al. 1969 c).

Da eine wenn auch nur transitorische Ischämie ein ganzes Hirngebiet betrifft, sind bei der VBI regelmäßig mehrere neurologische Ausfallserscheinungen festzustellen (Rau 1970; Erbslöh 1969). Insofern kann und muß die Diagnose „vertebrobasiläre Insuffizienz" vom Neurologen gestellt werden.

3.12.2 Morbus Menière

Der M. Menière ist als idiopathischer Labyrinthhydrops ein streng definiertes Krankheitsbild. Er umfaßt die Symptome anfallsweiser Schwindel von Stundendauer, fluktuierende, meist einseitige kochleäre Hörminderung, v.a. im Tieftonbereich und Druck- oder Völlegefühl vor dem Anfall im betroffenen Ohr.

Moritz (1953 a, b) sieht die Menière-Erkrankung immer als Zervikalsyndrom an, ähnlich Lewit (1977 a), wenn auch etwas weniger prononciert ausgedrückt. Greiner et al. (1970 b, 1971 a) nehmen für den M. Menière in ca. ⅓ der Fälle eine zervikale Genese an. Domnick (1956) hat eine Kasuistik über einen „typischen" zervikalen M. Menière veröffentlicht, von dem aber nach obiger Definition gesagt werden muß, daß dieser Fall sicher kein M. Menière sein kann: eine 35jährige Patientin, die „seit Jahren an Dauerkopfschmerz" leidet und seit „10 Tagen mit schwerem Menière-Anfall im Bett" liegt, ist sicher nicht unter dem M. Menière einzuordnen.

In diesem Rahmen kann nur betont werden, daß der M. Menière ein klar definiertes Krankheitsbild ist, das von den verschiedenen vertebragenen Krankheitsbildern differentialdiagnostisch abgegrenzt werden muß. Eine zervikale Genese des M. Menière kann und darf durch diese Differentialdiagnose nicht suggeriert werden. Anschließend sei hierzu Jongkees (1978) zitiert: „Schwindel ist nur ein Symptom. Dieses Symptom nach Menière zu benennen, stellt eine pseudowissenschaftliche Bemühung dar, die eigene Unkenntnis hinter einem nebulösen und sinnlosen Wort, das eine diagnostische Leistung suggerieren soll, zu verbergen."

3.12.3 Neuronitis vestibularis

Diese Erkrankung kann bis heute nicht als eigene, fest umrissene Krankheit mit geklärter Ätiologie, Pathogenese und Histopathologie gelten. Es werden entzündliche, fokal-toxische und vaskuläre Formen diskutiert. Die Neuronitis vestibularis zeigt einen plötzlichen Beginn mit Drehschwindel, Übelkeit und Erbrechen. Die Beschwerden klingen nach einigen Tagen langsam ab. Es zeigen sich regelmäßig ein Ausfallnystagmus und eine einseitige (nur in 18% beidseitig, Depondt 1973) *kalorische Unter-* bzw. *Unerregbarkeit.*

Auf Grund von Anamnese und Befund ist die differentialdiagnostische Abklärung gegenüber der funktionellen Kopfgelenksstörung mit Gleichgewichtsstörung nicht schwierig. Abschließend soll jedoch noch darauf hingewiesen werden, daß bei der Neuronitis vestibularis regelmäßig (geringer ausgeprägt auch beim M. Menière) die subjektiven Schwindelbeschwerden durch schnelle Kopfbewegungen und Lageänderungen deutlich exazerbiert werden (Abb.56) (Dix u. Hallpike 1952 a, b; Morgenstein u. Seung 1971; Depondt 1973; Greisen 1974).

Bei Kopfneigung zur Seite kommt es zu einer Modulation des Vestibularistonus: das obere Labyrinth steigert seine Feuerungsrate, der Tonus im unteren Labyrinth wird abgeschwächt. Entsprechend dem Beschwerdebild ist elektronystagmographisch zu erkennen, daß ein Ausfallnystagmus sowohl in Amplitude wie auch in Frequenz dann am geringsten ist, wenn der Patient auf der gesunden Seite liegt. Eine Verwechslung mit einem echten Zervikalnystagmus sollte jedoch nicht unterlaufen können.

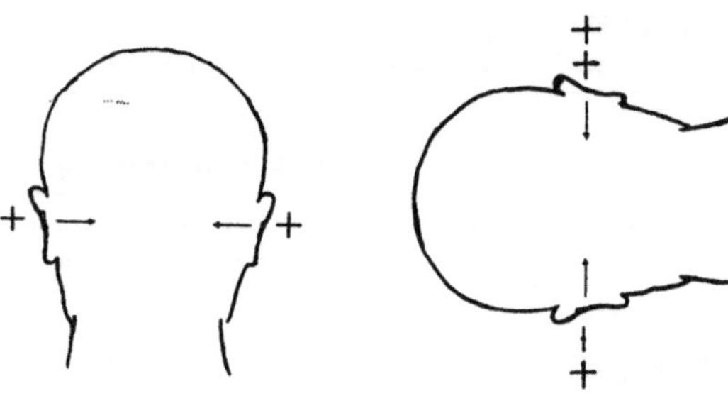

Abb. 56. a, b. Der Vestibulartonus
in Abhängigkeit von der Kopfhaltung

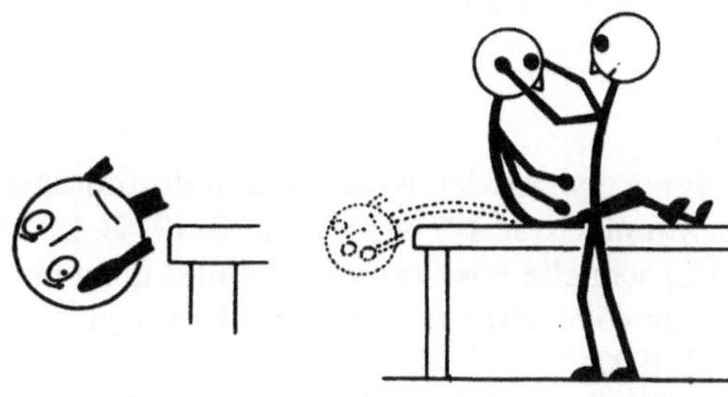

Abb. 57. Untersuchung auf benignen, paroxysmalen Lagerungsschwindel. [Aus Citron L, Hallpike CS (1956) J Laryugol 70: 253]

Prüfung auf „positional nystagmus of the benign paroxysmal type", die einen Teil der gesamten Lagerungsprüfung darstellt. *(Aus L. CITRON u. C. S. HALLPIKE: J. Laryng. 70 [1956], 253.)*

Wenn Decher (1969 a) die zervikale Genese der Neuronitis vestibularis diskutiert, so kommt unserer Meinung nach eine funktionelle Kopfgelenksstörung pathogenetisch nicht in Frage.

3.12.4 Benigner paroxysmaler Lagerungsschwindel (BPLS)

Dieses klinische Bild wurde bereits 1921 von Barany und 1952 von Dix u. Hallpike (1952 a, b) beschrieben. Die Hauptbeschwerden sind das Auftreten plötzlicher Drehschwindelattacken bei Einnahme von bestimmten Kopfhaltungen. Fast alle Patienten berichten über eine Attacke beim Herumdrehen im Bett nach der einen oder der anderen Seite, nicht aber nach beiden Seiten (Schuknecht u. Ruby 1973).

Geprüft wird der BPLS, indem der auf einem Untersuchungstisch, mit dem Kopf zum Untersucher gewandt, sitzende Patient abrupt in die Rückenlage mit Kopfhängelage gebracht wird (Abb. 57). Der Kopf sollte um 30–40° nach der Seite gedreht bleiben. Nach einer kurzen Latenzzeit (2 – 10 – 12 s) ist ein vorwiegend rotatorischer Nystagmus zum unten liegenden Ohr zu beobachten. Der Nystagmus zeigt über 3–10 s ein Kreszendo, um dann ebenso schnell wieder abzuklingen. Er ist immer mit einem starken subjektiven Drehschwindel verbunden. Wird anschließend der Patient wieder aufgerichtet, so ist meist ein Horizontalnystagmus zur Gegenseite mit deutlicher geringerer Intensität zu beobachten. Der BPLS kann meist nur 2- bis 3mal hintereinander mit nachlassender Ausprägung wiederholt werden. Er ist

Tabelle 17. Benigner paroxysmaler Lagerungsschwindel (BPLS). Differentialdiagnostische Merkmale gegenüber der funktionellen Kopfgelenksstörung

	Funktionelle Kopfgelenksstörung	BPLS
Subjektiver Schwindel	Nystagmus ohne subjektive Beschwerden möglich	Nystagmus immer mit Schwindel verbunden
Nystagmuslatenz	–	1–12 s
Nystagmusrichtung	Meist horizontal	Rotatorisch
Nystagmusdauer	Auch über 30 s möglich	Meist unter 30 s
Reproduzierbarkeit	Sicher	Nach 2- bis 3mal halbstündige Pause erforderlich

dann erst wieder nach einer halbstündigen oder längeren Pause reproduzierbar (Minnigerode 1971 a; Hall et al. 1979). Entscheidend ist bei diesem Krankheitsbild der schnelle Positionswechsel und nicht eine bestimmte Körperlage.

In 45% findet sich bei dem BPLS eine kalorische Untererregbarkeit (McClure et al. 1977).

Hieraus ergeben sich folgende differentialdiagnostische Merkmale gegenüber der funktionellen Kopfgelenksstörung mit Gleichgewichtsbeschwerden (Tabelle 17).

Wie Arbeiten aus neuerer Zeit erkennen lassen (Debain 1979; Hall et al. 1979), ist das Krankheitsbild des BPLS noch nicht ausreichend definiert. So soll abschließend eine persönliche Mitteilung von Falkenau 1982 angeführt werden, nach der der Lagerungsschwindel gut auf Chirotherapie ansprechen soll.

4 Schlußbemerkung

Das enzephale Zervikalsyndrom ist ein häufiges und viele Fachdisziplinen berührendes Krankheitsbild. Die Symptomatik, bei der der subjektive Schwindel meist im Vordergrund steht, wird in der Literatur entweder auf eine Durchströmungsminderung im Bereich der A. vertebralis („vaskuläre Theorie") oder auf eine Irritation des sympathischen N. vertebralis („neurale Theorie") zurückgeführt. Nicht beachtet wird bei diesen beiden Theorien, daß das System, welches das Gleichgewicht gewährleistet, nicht nur Informationen aus den peripheren Labyrinthen, sondern ebenso aus dem somatosensiblen, optischen und gering auch aus dem akustischen System erhält und koordiniert. Eine „Dysharmonie" der aus den einzelnen Rezeptorensystemen im Zentrum einlaufenden Afferenzen führt zum subjektiven Beschwerdebild des Schwindels. Die Bedeutung des Propriorezeptorenfeldes im Kopfgelenksbereich ist in der klinischen und theoretischen Betrachtung der Gleichgewichtsstörung bisher keineswegs hinreichend erkannt und gewürdigt worden.

Unter Berücksichtigung der einschlägigen Publikationen, besonders nach dem Erscheinen der Monographie von Decher (1969 a) und anhand eigener tierexperimenteller und klinischer Erfahrungen wurde versucht, die Gleichgewichtsstörung im Rahmen der funktionellen Kopfgelenksstörung nach Ätiologie, Pathogenese, subjektiven und objektiven Befunden und therapeutischen Gesichtspunkten darzustellen. Die Schilderung dieses Krankheitsbildes konnte nur im Vergleich und gleichzeitig in der Abgrenzung zu den anderen vertebragenen, enzephalen Syndromen erfolgen.

Die in diesem Buch aufgezeigten Symptome und differentialdiagnostischen Kriterien ermöglichen eine Präzisierung der einzelnen, ihrem Wesen nach vollkommen unterschiedlichen Krankheitsbilder im Rahmen der zervikalen Syndrome, so daß in Zukunft die Pauschalfeststellung „Zervikalsyndrom" vermieden werden kann. Die exakte Diagnosestellung ist aber auch Voraussetzung einer verantwortungsbewußten und hilfreichen Therapie.

Die Präzisierung der vertebragenen Gleichgewichtsstörungen ist bei allen Traumafolgen im HWS-Bereich hilfreich. Nur sie kann bei einer Begutachtung eine gerechte Beurteilung ermöglichen. Die Bedeutung dieser Arbeit für die Rechtssprechung in Prozessen, in deren Mittelpunkt eine traumatische Kopfgelenksstörung mit Gleichgewichtsstörungen steht, ist heute noch nicht abzusehen. Es kann aber gesagt werden, daß auf diesem schwierigen, gutachterlichen Feld, auf dem oft kaum objektive Beurteilungskriterien zu gewinnen sind, der Elektronystagmographie und ihrer sachgerechten Anwendung und Interpretation erstmals ein Diagnostikum erwächst, dem das Kriterium der Objektivität nicht abzusprechen ist.

5 Literatur

Abrahams VC (1972) Neck muscle proprioceptors and a role of the cerebral cortex in postural reflexes in suprimates. Rev Can Biol 31: 115

Adams CBT, Logue V (1971a) Beobachtungen bei Myelopathien durch Halswirbelsäulenspondylose. I. Bewegungen der cervicalen Wurzeln, der Dura und des Halsmarkes und ihre Beziehungen zu dem Verlauf der extrathecalen Wurzeln. Brain 94: 557

Adams CBT, Logue V (1971b) Beobachtungen bei Myelopathien durch Halswirbelsäulenspondylose. II. Die Bewegung und Konturierung des Rückgrades in Beziehung zu nervalen Komplikationen bei Halswirbelsäulenspondylose. Brain 94: 569

Adam CBT, Logue V (1971c) Beobachtungen bei Myelopathien durch Halswirbelsäulenspondylose. III. Einige funktionelle Auswirkungen der Operationen wegen Myelopathien durch cervicale Spondylose. Brain 94: 587

Afzelius LE, Henriksson NG, Wahlgren L (1980) Drehschwindel und Schwankschwindel funktioneller Genese. Laryngoscope 90: 649

Albano V (1971) Otoneurologische Befunde bei der Bellschen Paralyse. Ann Laringol Othol Rhinol Faringol 70: 221

Albano V (1971) Reperti otoneurologici nella paralisi de Bell. Arch Ital Otol 82: 319

Albert v HH (1977) Neurologische Komplikationen beim Wirbelsäulensyndrom und ihre Erkennung in der Praxis. Therapiewoche 27: 1304

Alstaedt F (1977) Steal-Effekt nach Karotis-Subklavia-Bypass. Praxis-Kurier 15: 33

Andersson S, Gernandt BE (1954) Cortical projection of vestibular nerve in cat. Acta Otolaryngol [Suppl] (Stockh) 116: 10

Andrzejewski C (1955) Histologische Studien zur vegetativen und cerebralen Innervation des Innenohres und seiner Gefäße beim Menschen und beim Hund. Z Zellforsch 42: 1

Andrzejewski W, Baranowska-George T (1969) Accomodation insufficiency after head trauma with cerebral concussion. Klin Oczna 39: 431

Argenson C, Francke J, Sylla S et al. (1980) Die vertebralen Arterien (Segmente V1 und V2). Anat Clin (Berl) 2: 29

Arslan M (1972) Zur Therapie des Schwindels. J Fr Otorhinolaryngol 21: 373

Aschoff JC (1978) Differentialdiagnostische Überlegungen zur Schwindelsymptomatik. HNO 26: 149

Aubry M, Pialoux P, Narcy P, Fontelle P (1968) Sindrome cervicale post-traumatique. Recenti Prog Med 45: 422

Aubry M, Pialoux P, Dreyfuss P, Narcy P, Fontelle P (1969) Sémiologie des troubles vestibulaires d'origine cervicale. Ann Otolaryngol Chir Cervicofac 86: 662

Aufdermaur M (1975) Das Schleudertrauma, pathologische Anatomie. Radiol Clin North Am 44: 234

Badet JM, Picart P (1979) Der Nachweis des cervicalen Nystagmus durch rotatorische Pendelreize. Bull Audiophonol (Besançon) 9/7: 41

Bärtschi-Rochaix W (1949) Migraine cervicale (Das encephale Syndrom nach Halswirbeltrauma). Huber, Bern

Barany R (1918) Über einige Augen- und Halsmuskelreflexe bei Neugeborenen. Acta Otolaryngol (Stockh) 1: 97

Barany R (1921) Diagnose von Krankheitserscheinungen im Bereiche des Otolithenapparates. Acta Otolaryngol (Stockh) 2: 434

Barber HO, Dionne J (1971) Vestibularisbefunde bei Vertebro-basilärer Ischämie. Ann Otol Rhinol Laryngol 80: 805

Barber HO, Morrison MD (1973) Clinical manifestations of otolith dysfunction. Adv Otorhino-laryngol 20: 396

Barlow D, Freedman W (1980) Cervico-ocular reflex in the normal adult. Acta otolaryngol (Stockh) 89: 487

Barnes GR, Forbat LN (1979) Afferente cervicale und vestibuläre Steuerung der oculomotorischen Antwort beim Menschen. Acta Otolaryngol (Stockh) 88: 79

Barnett HJM, Wortzman G, Gladstone RM, Lougheed WM (1970) Diversion and reversal of cerebral blood flow. Neurology (Minneap) 20: 1

Barolin GS (1976) Über das Zusammenspiel psychischer und somatischer Faktoren beim Kopfschmerz. Fortschr Neurol Psychiatr 44: 597

Barré JA (1926a) Le syndrome sympathique cervical postérieur. Rev Neurol (Paris) 33: 248

Barré JA (1926b) Sur un syndrom sympathique cervical postérieur et sa cause fréquente: l'arthrite cervicale. Rev Neurol (Paris) 33: 1246

Barré JA, Lieou YC (1928) Le syndrome sympathique cervical postérieur. Schuler & Mink, Strasbourg

Batchvarov NK (1971) Der Einfluß der Blickrichtung auf gewisse Nachnystagmusformen. Rev Laryngol Otol Rhinol (Bord) 92: 833

Barton JW, Margolis MT (1975) Rotationsbedingte Obstruktion der Vertebralarterie in Höhe des atlantoaxialen Gelenkes. Neuroradiology 9: 117

Baumhackl E, Oberhummer J, Sunder-Plassmann M, Zapotocsky HG, Zaunbauer F (1978) Psychische Störungen bei zervikalen Bandscheibenschäden und Osteochondrosen. Psychiatr Clin (Basel) 11: 163

Baur E (1975) Das Schleudertrauma der Wirbelsäule aus der Sicht der SUVA. Radiol Clin North Am 44: 251

Bechinger D, Kornhuber HH, Krott HM (1969) Zur Vertebralis-Basilaris-Insuffizienz. HNO 17: 175

Beickert P (1956) Plötzlich auftretende einseitige Ertaubung und ihre Behandlung (Psychoemotionelle und cervicale Genese). Z Laryngol Rhinol 35: 384

Beickert P (1962) Diskussion zur Ätiologie und Pathogenese des Mb. Menière. Z Laryngol Rhinol 45: 247

Beickert P (1974) Akuter Hörverlust als Notfallsituation, Kreislauf- und gefäßbedingte Erkrankungen im Hals-Nasen-Ohrenbereich. Herz Kreislaufforsch 6: 363

Bell HS (1969) Basilar artery insufficiency due to atlanto-occipital instability. Am Surg 35: 695

Benini A, Pinkepank H (1973) Physikalische Therapie der Zervikobrachialgien. Schweiz Rdsch Med 62: 1360

Berezin A (1981) Action de pervincamine forte retard dans les insuffisances vertebro-basilaires. Cah Otorhinolaryngol Chir Cervicofac 16: 279

Berkowitz WP, Stroud MH (1973) Frühstadium vasculärer Insuffizienz und Vestibularissystem. Laryngoscope 83: 1084

Berman JM, Fredrickson JM (1978) Vertigo after head injury – a five year follow-up. J Otolaryngol 7: 237

Bertrand RA (1973a) Übererregbarkeit der vestibulären Antwort. Acta Otorhinolaryngol Belg 24: 393

Bertrand RA (1973b) Änderungen des vestibulären Verhaltens bei bestimmten Halserkrankungen innerer und äußerer Ursache. Acta Otorhinolaryngol Belg 24: 622

Bertrand RA (1974) Dysmetrie der Augen bei vestibulärer Übererregbarkeit. Can J Otolaryngol 3: 314

Bertrand RA, Veenhof VB (1964) Efferent vestibular potentials by canalicular and otolithic stimulations in the rabbit. Acta Otorhinolaryngol Belg 58: 515

Biemond A (1961) Nystagmus de position d'origine cervicale. Psychiatr Neurol Neurochir 64: 149

Biemond A, de Jong JMBV (1969) On cervical nystagmus and related disorders. Brain 92: 437

Bierwag K (1970) Dekapitation durch unzweckmäßigen Sicherheitsgurt. Monatsschr Unfallheilk 73: 421

Bierwag K (1971) Traumatische Epiphysenlösung des Dens axis beim Kleinkind. Monatsschr Unfallheilk 74: 504

Bikeles G, Ruttin E (1915) Über die reflektorischen kompensatorischen Augenbewegungen bei beiderseitiger Ausschaltung des N. vestibularis. Neurol Zentralbl 34: 807

Bischoff A (1961) Neurologische Erscheinungen bei Skelettmißbildungen der occipito-cervicalen Übergangsregion (basiläre Impression, Atlasassimilation, Atlassporn). Schweiz Med Wochenschr 91: 851

Bochenek Z, Janczewski G, Kalinowski B (1969) ENG investigations of positional nystagmus after head trauma. Otolaryngol Pol 23: 17

Bodechtel G (1962) Das klinisch-neurologische Bild des Zervicalsyndroms. Z Orthop 97: 148

Bodechtel G (1974) Differentialdiagnose neurologischer Krankheitsbilder. Thieme, Stuttgart

Böhler J (1948) Die Verrenkung des Atlas nach hinten mit Abbruch des dens epistrophei und ihre Behandlung. Schweiz Med Wochenschr 8: 184

Böhler J (1971 a) Morphologie der Halswirbelverletzungen nach ätiologischen Gesichtspunkten. Hefte Unfallheilkd 108: 10

Böhler J (1971 b) Operative Behandlung von Halswirbelsäulenverletzungen. Hefte Unfallheilkd 108: 132

Bogousslavsky J, Regli F, Hungerbühler JP (1980) Nach unten gerichteter Nystagmus. Neuroophthalmol 1: 137

Boisacq-Schepens N, Roucoux-Hanus M (1978) Die aufsteigenden thalamo-corticalen Vestibularis-Projektionen. Acta Otorhinolaryngol Belg 32: 160

Boquet J, Boismare F, Courtin P, Boquet-Masiéc F, Montier J (1975) Etude clinique des troubles de l'équilibre postural chez 40 sujets traumatisés cervicaux ou cranio-cervicaux présentant un syndrome subjectif. Agressologie 16: 65

Bos JH, Philipszoon AJ (1963) Some forms of nystagmus provoked by stimuli other than accelerations. Pract Otorhinolaryngol 25: 108

Bosch J (1970) Etude électronystagmographique de l'insuffisance vertébrobasilaire. Acta Otorhinolaryngol Belg 24/ 418

Boudin G, Barbizet J (1958) Les accidents nerveux des manipulations du rachis cervical. Rev Prat 8: 2235

Boyle AC (1971) Der rheumatische Hals. Proc R Soc Med 64: 1161

Boyle R, Pompeiano O (1980) Responses of vestibulospinal neurons to sinusoidal rotation of neck. J Neurophysiol 44: 633

Braaf MM, Rosner S (1975) Trauma of cervical spine as cause of chronic headache. Trauma 15: 441

Braakman R (1970) Some neurological and neurosurgical aspects of injuries of the lower cervical spine. Acta Neurochir (Wien) 22: 245

Braakman R, Penning L (1968) The hyperflexion sprain of the cervical spine. Radiol Clin (Basel) 37: 309

Braakman R, Penning L (1971) Injuries of the cervical spine. Excerpta Medica, Amsterdam

Braakman R, Penning L (1973) Verletzungsmechanismen der HWS. Paraplegia 10: 314

Braus H, Elze C (1960) Anatomie des Menschen. Springer, Berlin Göttingen Heidelberg

Brink EE, Hirai N, Wilson VJ (1980) Influence of neck afferents on vestibulospinal neurons. Exp Brain Res 38: 285

Brocher JEW (1938) Der Kreuzschmerz in seiner Beziehung zur Wirbelsäule. Thieme, Stuttgart

Brocher JEW (1955) Die Occipito-cervical-Gegend. Thieme, Stuttgart

Brocher JEW (1966) Die Wirbelsäulenleiden und ihre Differentialdiagnose. Thieme, Stuttgart

Brocher JEW (1973) Die Prognose der Wirbelsäulenleiden. Thieme, Stuttgart

Brodal A (1974) Anatomy of the vestibular nuclei and their connections. In: Kornhuber HH (ed) Vestibular system. Springer, Berlin Heidelberg New York

Brodal A, Pompeiano O, Walberg F (Handbook of sensory physiology, vol VI) (1962) The vestibular nuclei and their connections. Thomas, Springfield

Bronisch FW (1970) Neurologische Syndrome im Cervicalbereich. Phys Med Rehab 11: 223

Bronisch FW (1974) Erkrankungen im Bereich der oberen Wirbelsäule aus klinisch-neurologischer Sicht. Med Welt 25: 1741

Brookler KH (1970) Directional preponderance in clinical electronystagmography. Laryngoscope 80: 747

Broser F (1970) Leitsymptom: Schwindel aus der Sicht des Nervenarztes. Münch Med Wochenschr 112: 1985

Bruggencate ten G, Teichmann R, Weller E (1972 a) Neuronal activity in the lateral vestibular nucleus of the cat. I. Patterns of postsynaptic potentials and discharges in Deiters neurones evoked by stimulation of the spinal cord. Pflügers Arch 337: 119

Bruggencate ten G, Teichmann R, Weller E (1972 b) Neuronal activity in the lateral vestibular nucleus of the cat. II. EPSPs in Deiters neurons mediated by fast conducting fibres of the spinal cord. Pflügers Arch 337: 135

Bruggencate ten G, Teichmann R, Weller E (1972 c) Neuronal activity in the lateral vestibular nucleus of the cat. III. Inhibitory actions of cerebellar Purkinje cells evoked via mossy and climbing fibre afferents. Pflügers Arch 337: 147

Bruggencate ten GT, Teichmann R, Weller E (1975) Neuronal activity in the lateral vestibular nucleus of the cat. Pflügers Arch 360: 302

Brügger A (1977) Die Erkrankungen des Bewegungsapparates und seines Nervensystemes. Fischer, Stuttgart

Brunon J, Goutelle A (1974) Die chirurgische Behandlung der Vertebralis-Basilaris-Insuffizienz infolge äußerer Kompression der extrakraniellen Arteria vertebralis. Neurochirurgie 20: 127

Brunon J, Robin M, Mansuy L (1978) Les luxations atloidoaxoidiennes traumatique à propos de deux observations à révélation tardive. Neurochirurgie 24: 336

Buchheit A, Scott M (1971) Chirurgie von Rückenmark und Wirbelsäule. Prog Neurol Psychiatr 26: 385

Burke DC (1971) Hyperextension injuries of the spine. J Bone Jt Surg [Br] 53: 3

Burke DC, Berryman D (1971) The place of closed manipulation in the management of flexion-rotation dislocations of the cervical spine. J Bone Jt Surg [Br] 53: 165

Buscaglia LC, Crowhurst HD (1979) Trauma der A. vertebralis. Am J Surg 138: 269

Busch G (1972) Operationsindikationen bei Wirbelsäulenverletzungen mit Rückenmarksbeteiligung. Nervenarzt 43: 188

Busch G, Reisner K (1970) Zur Diagnostik und Therapie der basilären Impression beim Morbus Paget des Schädels. Nervenarzt 41: 157

Calseyde van de P, Ampe W, Depondt M (1977) ENG and the cervical syndrome. Neck torsion nystagmus. Adv Otorhinolaryngol 22: 119

Capella G, Garcia Piris A, Vega J (1978) Halswirbelsäulen-Traumen und ihre Auswirkung im HNO-Bereich. Zentralbl Ges Neurol Psychiat 5: 391

Carella A (1971 a) Apparato stilo-ioideo e malformazioni della cerniera atlo-occipitale. Acta Neurol (Napoli) 26: 466

Carella A (1971 b) Le lievi anomalie di sviluppo dell'atlante: loro significatio patogenetico. II. Reperti clinini. Acta Neurol (Napoli) 26: 515

Carella A (1972) Entwicklungsanomalien des Atlas leichten Ausmaßes: ihre pathogenetische Bedeutung. Neuroradiology 3: 224

Carella A (1973) Variations of the sagittal diameter of the atlas and axis in cases of slight anomaly of the atlas. Neuroradiology 5: 195

Carella A, Cavone L, Lamberti P (1969) Cranio-cervical malformation associated with anomalies of the cephalic vessels. Acta Neurol (Napoli) 24: 680

Carella A, Racanelli A, Germinario L (1971) Un caso di aplasia dell'arco anteriore dell'atlante associata a schisi deglich archi posteriori di C1 e C2 ed ad una cardiopatia congenita. Acta Neurol (Napoli) 26: 563

Caron JP, Hurth M, Cophignon J, Julian H, Tayon B (1970) Le traitement chirurgical des radiculopathies par cervicarthrose par abord antéro-latéral du rachis. A propos de vingt cas. Neurochirurgie 16: 221

Castaigne P, Lhermitte F, Gautier JC, Escourolle R, Derouesné C, Der Agopian P, Popa C (1973) Arterielle Verschlüsse im Vertebralis-Basilaris-System. Eine Studie über 44 Patienten mit autoptischen Befunden. Brain 96: 133

Causse JB, Causse J (1979) Ein neuer nystagmographischer Test zur Aufdeckung einer subklinischen vertebro-basilären Insuffizienz und einer schlechten cochleo-vestibulären Vascularisation. J Laryngol Otol 93: 969

Causse JB, Conraux C, Causse J (1978 a) Der Nystagmus infolge vertebro-basilärer Insuffizienz. Ann Otolaryngol Chir Cervicofac 95: 225

Causse JB, Conraux C, Causse J (1978 b) Der Nystagmus infolge vertebro-basilärer Insuffizienz. Cah Otorhinolaryngol Chir Cervicofac 13: 257

Causse JB, Gillet B, Conraux C, Causse J (1978 c) Der Nystagmus infolge der vertebro-basilären Insuffizienz. Rev Laryngol Otol Rhinol (Bord) 99: 351

Causse JB, Bel J, Conraux C, Collard M (1979 a) Vertebro-basilärer Ausschluß-Nystagmus. Rev Otoneuroophtalmol 51: 35

Causse JB, Conraux C, Causse J (1979 b) Nystagmus bei Vertebralis-Basilaris-Insuffizienz. J Fr Otorhinolaryngol 28: 25

Celestino D, Rengo F, Migliau G (1968) Studio reografico del circolo vertebrale nei vertiginosi. Ann Laringol Otol Rhinol Faringol 67: 1043

Chüden HG, Teske HJ (1970) Griselsyndrom und Morbus Hadley als seltene Komplikationen der Tonsillektomie. HNO 18: 339

Claussen CF (1969 a) Das Frequenzmaximum des kalorisch ausgelösten Nystagmus I als Kennlinienfunktion des geprüften Vestibularorganes. Acta Otolaryngol (Stockh) 67: 639

Claussen CF (1969 b) Die graphische Frequenzanalyse des manuell registrierten Blickfolgenystagmus („Drachenschema"). Z Laryngol Rhinol 48: 670

Claussen CF (1970 a) Der Kalorisations-Pendel-Interferenz-Test (KPIT). II. Möglichkeiten der Retinookulären und der vestibulookulären Interferenz, dargestellt an klinischen Fällen. Z Laryngol Rhinol 49: 325

Claussen CF (1970 b) Die Cranio-Corpo-Graphie (CCG), eine einfache photooptische Registriermethode für vestibulospinale Reaktionen. Z Laryngol Rhinol 49: 634

Claussen CF (1973) Neurootologische Betrachtungen zum Morbus Menière. Z Laryngol Rhinol 52: 196

Claussen CF, Ranke E (1973) Zur Diagnostik posttraumatischer Schwindelzustände. Klinikarzt 2: 7

Claussen CF, Ranke E, Aust G, Breu B (1972) Schädelhirntrauma, posttraumatischer Schwindel und neuro-otologisch objektivierbare Hirnfunktionsstörungen. Dtsch Med Wochenschr 23: 665

Clemens HJ, Burow K (1972) Experimentelle Untersuchungen zur Verletzungsmechanik der Halswirbelsäule beim Frontal- und Heckaufprall. Arch Orthop Unfallchir 74: 116

Cohen LA (1961) Role of eye and neck proprioceptive mechanismus in body orientation and motor coordination. J Neurophysiol 24: 1

Cogan D (1968) Down-beat nystagmus. Arch Ophthalmol 80: 757

Cogan D, Barrows LJ (1954) Platybasia and the Arnold Chiari malformation. Arch Ophthalmol 52: 13

Collard M, Conraux C (1970) Le nystagmus dans les atteintes du tronc cérébral. Acta Otorhinolaryngol Belg 24: 357

Collard M, Conraux C, Eber AM (1976) Der zervikale Nystagmus: Physiologie, Experimente, Ergebnisse, klinische Bedeutung. Rev Otoneuroophthalmol 48: 313

Compere WE (1968) Electronystagmographic findings in patients with whiplash injuries. Laryngoscope 79: 1226

Compere WE Jr (1971) Rheoencephalography in the evaluation of the vertiginous patient. Laryngoscope 81: 264

Corvera J, Torres-Courtney G, Lopez-Rios G (1973) The neurotological significance of alternations of pursuit eye movements and the pendular eye tracking test. Ann Otol Rhinol Laryngol 82: 855

Corvera J, Benitez LD, Lopez-Rios G et al. (1980) Vestibuläre und oculomotorische Abnormitäten bei der vertebrobasilaren Insuffizienz. Ann Otol Rhinol Laryngol 89: 370

Costen JB (1934) Syndrome of ear and sinus symptoms dependent upon disturbed function of the temporomandibular joint. Ann Otol Rhinol Laryngol 43: 208

Courtin P, Boismare F, Boquet J (1975) Le nystagmus cervical dans les séquelles des traumatisés cranio-cervicaux. Agressologie 16: 27

Coyas A, Bossinacou M (1969) Xylocaine and its effect on vertigo. J Laryngol Otol 83: 735

Dagrada A (1965) Der kranio-zervicale Peitschenschlag-Mechanismus bei Verkehrsunfällen. Chir Prax 9: 43

Dahmen G (1975) Differentialdiagnose der degenerativen Wirbelsäulenerkrankungen. Therapiewoche 25: 3945

Dankmejer J, Rethmeier BJ (1943) Lateral movements in the Atlanto-axial joints and its clinical significance. Acta Radiol 24: 55

Davidson KC, Weiford EC, Dixon GD (1975) Traumatic vertebral artery pseudoaneurysm following chiropractic manipulation. Radiology 115: 651

Davis D, Bohlman H, Walker AE, Fisher R, Robinson R (1971) The pathological findings in fatal craniospinal injuries. J Neurosurg 34: 603

Dayal VS, Tarantino L, Farkashidy J, Paradisgarten A (1974) Spontan- und Lagenystagmus: eine Neubewertung seiner klinischen Bedeutung. Laryngoscope 84: 2033

Deák G, Pásztor E, Gorácz J, Pintér N, Szabó G (1971) Vertebro-basiläre Kreislaufstörungen infolge cervicaler Osteochondrose. Zentralbl Ges Neurol Psychiat 203: 329

Dean Hart JC, Sanders MD (1970) Nach unten schlagender Nystagmus. Trans Ophthalmol Soc UK 90: 483

Debain JJ (1974) Zum Begriff der vestibulären Neuronitis? Ann Otolaryngol Chir Cervicofac 91: 267

Debain J (1979) Entschädigung von Schwindel. Cah Otorhinolaryngol Chir Cervicofac 14: 865

Decher H (1969a) Die zervikalen Syndrome in der Hals-Nasen-Ohren-Heilkunde. Thieme, Stuttgart

Decher H (1969b) Halswirbelsäule und Vestibularorgan. Arch. Klin Exp Ohr Nase Kehlkopfheilkd 194: 188

Decher H (1969c) Innenohr und vaskuläre Erkrankungen der hinteren Schädelgrube. HNO 17: 97

Decher H (1970) Zur Diagnostik der Menière'schen Krankheit. Z Laryngol Rhinol 49: 66

Decher H (1975) Hörstörungen bei vertebro-basilärer Insuffizienz. Laryngol Rhinol Otol (Stuttg) 54: 728

Decher H (1976) Morbus Menière und zervikale Syndrome. Arch Otorhinolaryngol (N4) 212: 369

Decher H, Sonntag J (1966) Störung des optokinetischen Nystagmus durch zervikale Irritation. Z Laryngol Rhinol 45: 791

Decher H, Rohr H, Unterharnscheidt F (1958) Der Einfluß von traumatischen cervicalen Wurzelausrissen auf den Hör- und Gleichgewichtsapparat. HNO 7: 365

Decher H, Unterharnscheidt F, Rohr H (1959) Weiterer otologischer Beitrag zum synkopalen cervicalen Vertebralissyndrom (Das nichttraumatische Syndrom). HNO 7: 321

Decroix G, Nicolas G, Massol P, Grailles MA, Waghemacker R (1964) Intérêt de l'électronystagmographie et de la cupulometrie dans l'évaluation du syndrome de l'artére vertébrale consécutif aux traumatismes cervicaux mineurs. Excerpta, Amsterdam, p 538

Delank HW (1972) Klinisch-neurologische Diagnostik nach Schleudertraumen der HWS. Hefte Unfallheilkd 110: 34

Delank HW (1976) Die Schleuderverletzung aus dem Blickpunkt der Unfallradiologie. In: Erdmann H (Hrsg) A propos Schleudertraumen – ein Expertengespräch. Hippkrates, Stuttgart

Depondt M (1973) Die Neuronitis vestibularis. Vestibuläre Paralyse mit besonderen Charakteristika. Acta Otorhinolaryngol Belg 27: 322

Depondt M (1974) Das posttraumatische Zervikalsyndrom. C. Der zervikale Nystagmus. Acta Otorhinolaryngol Belg 28: 759

Depondt M, Ampe W, van de Calseyde P (1973) Beitrag der Elektronystagmographie beim Zervikalsyndrom. Tijdschr Geneeskd 29: 1141

Depondt M, Ampe W, van de Calseyde P (1974) Zervikaler Nystagmus. Acta Otorhinolaryngol Belg 28: 313

Dichgans J, Bizzi E, Morasso P, Tagliasco V (1973) Mechanisms underlying recovery of eye-head coordination following bilateral labyrinthectomy in monkeys. Exp Brain Res 18: 548

Dieckmann H (1966) Basiläre Impression, Atlasassimilation und andere Skelettfehlbildungen der Zervikookzipital-Region. In: Junghanns H (Hrsg) Die Wirbelsäule in Forschung und Praxis, Bd XXXII. Hippokrates, Stuttgart

Dieckmann H (1969) Basiläre Impression, Atlasassimilation und andere Skelettfehlbildungen der Zervico-Occipital-Region. In: Die Wirbelsäule in Forschung und Praxis, Bd XXXII. Hippokrates, Stuttgart

Dionne J (1974) Cervikaler Nystagmus durch Halsdrehung. Can J Otolaryngol 3: 37

Dix MR (1969) Modern tests of vestibular function, with special reference to their value in clinical practice. Br Med J III: 317

Dix MR (1979) Wissenschaftliche Begründung und Technik von Kopf-Bewegungsübungen in der Therapie von Schwindel. Acta Otorhinolaryngol Belg 33: 370

Dix MR, Hallpike CS (1952a) The pathology, symptomatology and diagnosis of certain common disorders of the vestibular system. Proc R Soc Med 45: 431

Dix MR, Hallpike CS (1952b) The pathology, symptomatology and diagnosis of certain common disorders of the vestibular system. Ann Otol Rhinol Laryngol 61: 987

Dix MR, Hood JD (1970) Vestibular habituation, its clinical significance and relationship to vestibular neuronitis. Laryngoscope 80: 226

Doerr M, Leopold HC, Thoden U (1981) Vestibulo-Ocular Reflex, Cervico-ocular Reflex. Arch Psychiatr Nervenkr 230: 117

Dohlmann G (1963) Vegetative Funktionen des inneren Ohres (Labyrinth). Der Endolymph- und

Blutkreislauf des inneren Ohres. In: Monnier M (Hrsg) Physiologie und Pathophysiologie des vegetativen Nervensystems, Bd II. Hippokrates, Stuttgart

Dohlmann GF (1974) Histochemistry and metabolism of the inner ear. In: Kornhuber HH (Hrsg) Vestibular system, Part 1. Springer, Berlin Heidelberg New York

Dolowitz DA (1972) Cristo-oculäre und cristo-spinale Reflexe: ein Überblick über 1000 Fälle mit Schwindel. Laryngoscope 82: 1410

Domnick L (1956) Die zervikale Extensionsmassage. Neuralmed 4: 14

Domnick L (1959) Zervikale Noxe und zervikale Extensionsmassage. Hippokrates 30: 1

Domnick L (1965) Über die Beziehungen der Halswirbelsäule zu Hals-, Nasen-, Ohrenerkrankungen. Erfahrungsheilkd 14: 585

Dreyfus P, Dorfmann H (1972) Komplikationen im Schädel-Hals-Bereich bei Autounfällen, das Schleudertrauma-Syndrom. Münch Med Wochenschr 114: 614

Ducker TB, Kindt GW, Kempe LG (1971) Pathologische Befunde bei akuter experimenteller Rükkenmarksverletzung. J Neurosurg 35: 700

Duensing F, Schaeffer KP (1958) Die Aktivität einzelner Neurone im Bereich der Vestibulariskerne bei Horizontalbeschleunigungen. Arch Psychiatr Nervenkr 198: 225

Dufour A (1978) Der optokinetische Nystagmus in der Neurologie. Rev Otoneuroophthalmol 50: 202

Dufour A, Galvano V (1970) Insufficienza vertebro-basilare ed apparato vestibolare. Arch Ital Otol 81: 67

Dufour A, Lazzaroni M, Zibordi F (1968) Ulteriore contributo elettronistagmografico allo studio del nistagmo spontaneo alternante. Arch Ital Otol 79: 739

Dufour A, Felletti V, Lazzaroni M, Zibordi F (1970) Considérations électronystagmographiques et étio-pathogénétiques sur cinq cas de nystagmus spontané alternant. Rev Laryngol Otol Rhinol (Bord) 91: 1009

Dutton CB, Riley LH Jr (1969) Cervical migraine. Not merely a pain in the neck. Am J Med 47: 141

Duus P (1950) Die Einengung der Foramina intervertebralia und ihre klinische Bedeutung. Neue Med Welt 1: 1403 + 1413

Duus P (1974) Neurologische Syndrome bei Einengung der Foramina intervertebralia. Wien Med Wochenschr 124: 9

Dvorak J, Dvorak V (1982) Neurologie der Wirbelbogengelenke. Manuel Med 20: 77

Dvorak J, v. Orelli F (1982) Wie häufig sind Komplikationen nach Manipulation der Halswirbelsäule? Fallbericht und Ergebnisse einer Umfrage. Schweiz Med Wochenschr 71: 64

Dzentis AJ (1966) Spontanious atlanto-axial dislocation in a mongoloid child with spinal cord compression. J Neurosurg 25: 458

Eder M, Tilscher H (1978) Schmerzsyndrome der Wirbelsäule. In: Junghanns H (Hrsg) Die Wirbelsäule in Forschung und Praxis, Bd 81. Hippokrates, Stuttgart

Edmeads J (1978) Kopfschmerz und Halswirbelsäulenerkrankungen. Symposion. Med Clin North Am 62: 533

Elies W, Plester D (1980) Basiläre Impression. Eine Differentialdiagnose des Morbus Menière. Arch Otolaryngol 106: 232

Elies W, Mitzkat K, Bosch T (1980) Cochleo-vestibuläre Befunde bei „HWS-Syndrom" und idiopathischer Skoliose. Arch Otorhinolaryngol 227: 496

Elliot JM Jr, Rogers LF, Wissinger JP, Lee JF (1972) Die „Henkerfraktur". Radiology 104: 303

Emami Nouri M (1973) Schematische Darstellung der Vestibularerregbarkeit. Monatsschr Ohrenheilkd 107: 522

Emminger E (1971) Wirbelsäule und Nervensystem. Ärztl Fortbild 19: 143

Erbslöh F (1969) Schwindel als intern-neurologisches Leitsymptom. Arch Klin Exp Ohr Nas Kehlkopfheilkd 194: 151

Erdmann H (1968) Die röntgenologische Diagnostik der Schleudertraumen der HWS. Verh. Dtsch Orthop Ges 54: 273

Erdmann H (1973) Schleuderverletzung der Halswirbelsäule. Hippokrates, Stuttgart

Erdmann H (1976) Die Schleuderverletzung aus dem Blickpunkt der Unfallradiologie. In: Erdmann H (Hrsg) A propos Schleudertrauma, ein Expertengespräch. Hippokrates, Stuttgart

Erdmann H (1978) Das posttraumatische Zervikalsyndrom aus unfallchirurgischer Sicht. Z Unfallmed Berufskr 71: 2

Erdmann H, Probst J, Arens W, Hinz P (1973) Über Unfallschäden an den Wirbelbogengelenken der Halswirbelsäule. Zugleich Stellungnahme zum Beitrag Gutmann in Monatsschr Unfallheilkd 75: 523 (1972). Monatsschr Unfallheilkd 76: 498

Essig CF, Hampson JL, McCanley A, Himwich HE (1950) An experimental analysis of biochemically induced circling behavior. J Neurophysiol 13: 269

Euzière J (1952) Le syndrome sympathique cervical postérieur, syndrome de Barré-Lieou. Rev Otoneuroophthalmol 24: 22

Exner G (1970) Die pathologische Anatomie und klinische Wertigkeit beim Zervikalsyndrom. Beitr Orthop Traumatol 17: 620

Exner G (1973) Vertebragener Kopfschmerz. Dtsch Ärztebl 70: 1049

Fabbri F (1978) Le vertigini di origine cervicale. Ann Laringol Otol Rhinol Faringol 76: 481

Fabijanić H, Ročić B, Salaj B, Hebrang A (1978) Diagnostik des vertebrobasialen Syndroms. Arch Otorhinolaryngol 219: 503

Falk P (1966) Diskussionsbemerkung. Z Laryngol Rhinol Otol 45: 247

Falkenau HA (1976) Kasuistischer Beitrag zur Pathogenese und Chirotherapie des cervicalen Syndromes in der Hals-Nasen-Ohrenheilkunde. HNO 24: 339

Falkenau HA (1977) Chirotherapie der cervicalen Syndrome in der Hals-Nasen-Ohrenheilkunde. HNO 25: 269

Falkenau HA (1977) Pathogenese und Chirotherapie des pharyngo-ösophagealen zervikalen Syndroms. Laryngol Rhinol Otol (Stuttg) 56: 466

Falkenau HA (1978) Das Zervikalsyndrom des Kindes in der Hals-Nasen-Ohrenheilkunde. HNO 26: 384

Farhat SM, Schneider RC, Gray JM (1973) Traumatische, spinale extradurale Haematome in Verbindung mit zervikalen Frakturen bei rheumatischer Spondylitis. J Trauma 13: 591

Fasano VA, Broggi G, Ghilardi F, Lombard GF (1971) Traitement chirurgical du syndrome d'insuffisance de l'artère vertébrale par compression spondylotique. Neurochirurgie 17: 107

Fassbender HG (1980) Der rheumatische Schmerz. Med Welt 31: 1263

Feldmann S, Wagman JH, Bender MB (1961) Anterior brainstem and sciatic nerve connections to vestibular nuclei in cat. J Neurophysiol 24: 350

Fenz E (1941) Symptomatik und Therapie der Halswirbelspondylose. Z Rheumaforsch 4: 638

Fiebach O, Teske HJ (1971) Subclavian steal syndrome. Münch Med Wochenschr 113: 5

Fisher CM (1970) Occlusion of the vertebral arteries. Causing transient basilar symptoms. Arch Neurol 22: 13

Fite JD (1970) Neuro-ophthalmologische Syndrome bei Autounfällen. South Med J 63: 567

Fleischer K (1962) Die Halswirbelsäulensyndrome. In: Ganz H (Hrsg) Almanach der Ohr-Nasen-Rachen- u. Kehlkopfheilkunde. Lehmann, München

Fluur E (1973) The reason why the patient with acute labyrinthine destruction lies on his sound ear. ORL 35: 253

Fluur E, Eriksson L (1961) Nystagmographic recording of vertical eye movements. Acta Otolaryngol (Stockh) 53: 486

Fluur E, Mellström A (1970a) Utricular stimulation and oculomotor reactions. Laryngoscope 80: 1701

Fluur E, Mellström A (1970b) Saccular stimulation and oculomotor reactions. Laryngoscope 80: 1713

Fluur E, Mendel L (1963/64) Habituation, efference and vestibular interplay. Acta Otolaryngol (Stockh) 56: 521, 57: 459

Ford FR (1952) Syncope, vertigo and disturbances of vision resulting from intermittent obstructions of the vertebral arteries. Bull Johns Hopkins Hosp 91: 168

Ford FR, Clark D (1956) Thrombosis of the basilar artery with softenings in the cerebellum and brain stem due to manipulation in the neck. Bull Johns Hopkins Hosp 98: 37

Fredrickson JM, Schwarz D, Kornhuber HH (1965) Convergence and interaction of vestibular and deep somatic afferents upon neurons in the vestibular nuclei of the cat. Acta Otolaryngol (Stockh) 61: 168

Fredrickson JM, Kornhuber HH, Goode RL (1969) Nystagmus; diagnostic significance of recent observations. Arch Otolaryngol (Chicago) 89: 504

Frenzel H (1928) Rucknystagmus als Halsreflex und Schlagfeldverlagerung des labyrinthären Drehnystagmus durch Halsreflexe. Z Klin Exp Hals Nasen Ohrenheilkd 21: 177

Frenzel H (1930) Halsreflektorisches Augenrucken von vestibulärer Schlagform, ein typisches Vorkommnis bei vollständig oder nahezu vollständig Labyrinthlosen. Physiol Pathol Ther Ohr Nase Hals 28: 305

Fricke M, Haasner E (1974) Doppelseitiges Subclavian-Steal ohne Hirnsymptomatik. Diagnostik 7: 575

Fried K (1963) Der Wirbelblock. Radiol Diagn (Berl) 4: 165

Fried LC (1973) Atlanto-axiale Luxationsfraktur. J Bone Joint Surg [Br] 55: 490

Fried LC, Goodkin R (1971) Mikroangiographische Beobachtungen am experimentell traumatisierten Rückenmark. J Neurosurg 35: 709

Fukuda T (1961) Studies on human dynamic postures from the viewpoint of postural reflexes. Acta Otolaryngol (Stockh) [Suppl] 161: 1–52

Fukuda T (1976) Postural behavior and motion sickness. Acta Otolaryngol (Stockh) 81: 237

Fukuda T, Tokita T (1971) Physiology of nystagmus. Acta Otolaryngol (Stockh) 71: 282

Gabrielsen TO, Maxwell JA (1966) Traumatic atlanto-occipital dislocation; with case report of a patient who survived. AJR 97: 624

Gabrielsen TO, Seeger JF (1973) Die Vertebralis-Angiographie zur Diagnose intraspinaler Massen im oberen Halsbereich. Neuroradiology 5: 7

Gacek RR (1960) Efferent component of the vestibular nerve. In: Rasmussen GL, Windle WF (eds) Neural mechanisms of the auditory and vestibular systems. Thomas, Springfield

Gacek RR (1974) Morphological aspects of the efferent vestibular system. In: Kornhuber HH (ed) Vestibular system. (Handbook of sensory physiology, vol VI) Springer, Berlin Heidelberg New York

Gänshirt H (1972) Der Hirnkreislauf, Physiologie, Pathologie und Klinik. Thieme, Stuttgart

Gaizler G (1971) Das Treppenphänomen an der Halswirbelsäule. Fortschr Röntgenstr 114: 317

Galetti G, Balli R, Palmieri L (1969) Rilievi elettronistagmografici ed oftalmodinamografici dopo bloco anestetico del ganglio stellato in pazienti affetti da sindromi vertiginosi. Minerva Otorinolaringol 19: 75

Ganz H (1961) Plötzliche Ausfälle der Labyrinthfunktion. HNO 9: 89

Gaufin LM, Goodman SJ (1975) Cervical spine injuries in infants. Problems in management. J Neurosurg 42: 179

Gay JR, Abbott KH (1953) Common whiplash injuries of the neck. JAMA 152: 1698

Gegenbaur C (1885) Lehrbuch der Anatomie des Menschen. Engelmann, Leipzig

Geiger W (1952) Zur zervikalen Migräne. Dtsch Med Wochenschr 77: 198

Geissinger JD, Gruner G, Ruge D (1972) Vertebral artery occlusion by a cervical ‚hourglass‘ neurofibroma. J Neurol Neurosurg Psychiatry 35: 899

Gerencsér F, Gyeney L (1977) Gleichgewichtsstörung bei zervicalen Syndromen und ihre Beziehungen zur HNO-Heilkunde. Z Laryngol Rhinol 56: 91

Gerstenbrand F, Kotscher E, Tilscher H (1972) Reflexorgan Wirbelsäule, neuroorthopädische Problematik. 88. Wandervers Südwestdtsch Neurol und Psychiater, Baden-Baden. Zentralbl Ges Neurol Psychiat 205: 362

Gerstenbrand F, Kotscher E, Tilscher H (1974) Das obere Zervikalsyndrom. Z Orthop 112: 1249

Geyer N, Ott E (1977) Nil nocere bei der zerebralen Hypoxydose. Ärztl Prax 29: 1224

Giebel MG (1971) Schleudertrauma der Halswirbelsäule, Unfallchirurgische Gesichtspunkte. Ärztl Fortbild 19: 150

Gleissner L, Henriksson NG (1963) Efferent and afferent activity pattern in the vestibular nerve of the frog. Acta Otolaryngol (Stockh) 58: 90

Godlewski S (1972) Einige neuere Aspekte zum Thema Fehlbildung des Occipito-cervicalbereiches. Sem Hôp Paris 48: 1635

Gottstein M (1968) Therapie der zerebralen Zirkulationsstörungen. Dtsch Wochenschr 93: 1815

Goutelle A, Brunon J, Haguenauer JP, Eyssette M, Setiey A (1972) Eine mögliche Ursache von Lagenystagmus: die äußeren Kompressionen des 2. Abschnittes der Vertebralarterie. Diagnostik und chirurgische Behandlung. J Otorhinolaryngol 21: 29

Grahe K (1926) Beckenreflexe auf die Augen beim Menschen. Z Hals Nasen Ohrenheilkd 13: 613

Gramowski KH, Unger E, Weinaug P (1973) Zur Ursache von Lage- und Lagerungsnystagmus. Monatsschr Ohrenheilkd 107: 285

Grand W (1971) Positional nystagmus: an early sign in medulloblastoma. Neurology (N4) 21: 1157

Grant G, Aschan G, Ekvall L (1964) Nystagmus produced by localized cerebellar lesions. Acta Otolaryngol (Stockh) [Suppl] 192: 78

Gray LP (1956) Extra-labyrinthine vertigo due to cervical muscle lesions. J Laryngol 70: 352

Greenhoot JH, Shiel FO'M, Mauck HP Jr (1972) Experimentelles Rückenmarkstrauma, EKG-Anomalien und fuchsinophile Myokarddegeneration. Arch Neurol 26: 524

Greiner GF (1971) Über die funktionelle Diagnostik in der Otolaryngologie und über die funktionelle Larynxpathologie. HNO 19: 59

Greiner GF, Conraux C, Picart T (1964) L'enregistrement du nystagmus réactionnel d'origine cervicale. Rev Otoneuroophthalmol 36: 3

Greiner GF, Conraux C, Moser M (1970a) Untersuchung des vestibulären Systems durch eine Kombination von Pendel- und klassischer Drehstimulation. Z Laryngol Rhinol 49: 580

Greiner GF, Fett M, Conraux C, Dillenschneider E, Collard M, Babin E (1970b) Vertige de Menière et atteintes vasculaires vertébro-basilaires à propos de 5 cas. Rev Otoneuroophtalmol 42: 319

Greiner GF, Conraux C, Collard M, Kieny R, Fett M (1971a) Vertige de Menière et anomalies vertébro-basilaires. Ann Otolaryngol Chir Cervicofac 88: 43

Greiner GF, Pialoux P, Legent F (1971b) Les sequelles des traumatismes cranio-cervicaux. Arnette, Paris

Greiner GF, Conraux C, Collard M (1975) Die zentralvestibulären Syndrome. Acta Otolaryngol (Stockh) [Suppl] 330: 38

Greisen O (1974) Neuronitis vestibularis: eine Verlaufsstudie von 16 Patienten. J Laryngol 88: 741

Gresty MA (1976) Erneute Untersuchung der „Nacken-Reflex" bedingten Augenbewegungen des Kaninchens. Acta Otolaryngol (Stockh) 81: 386

Gribenski A (1970) L'innervation efférente du vestibule. Ann Otolaryngol Chir Cervicofac 87: 77

Grisel P (1930) Torticollis nasopharyngien. Presse Méd 38: 50

Grossiord A (1966) Les accidents neurologiques des manipulations cervicales. Ann Méd Phys 9: 283

Guedry FE Jr (1974) Psychophysics of vestibular sensation. In: Kornhuber HH (ed) Vestibular system. Springer, Berlin Heidelberg New York (Handbook of sensory physiology, vol VI, part 2)

Guerrier Y (1981) Insuffisances vertébro-basilaires survenant après manipulations vertébrales. Cah Otorhinolaryngol Chir Cervicofac 16: 272

Guillaume J, Roulleau J, Fardou H, Treil J, Manelfe C (1976) Congenital spondylolysis of cervical vertebrae with spondylolisthesis and frontal narrowing of the spinal canal. Report of two cases. Neuroradiology 11: 159

Guillén Asensio V (1969) La electroencefalografia en el sindrome cervical posterior. Zentralbl HNO 102

Gutmann G (1963) Das zerviko-dienzephale Syndrom mit synkopaler Tendenz und seine Behandlung. In: Junghanns H (Hrsg) Die Wirbelsäule in Forschung und Praxis, Bd XXVI. Hippokrates, Stuttgart

Gutmann G (1968a) Halswirbelsäule und Hals-Nasen-Ohrenkrankheiten. HNO 16: 289

Gutmann G (1968b) Schulkopfschmerz und Kopfhaltung. Z Orthop 105: 497

Gutmann G (1968c) Osteochondrose der Halswirbelsäule, Trauma und Begutachtung. Man Med 4: 90

Gutmann G (1971) Durchblutungsstörung der A. vertebralis im Zusammenhang mit HWS-Verletzungen. Man Med 9: 112

Gutmann G (1975) Beitrag zur biochemischen Pathogenese und differenzierten Therapie des zervikalen Kopfschmerzes. Münch Med Wochenschr 117: 1949

Gutmann G (1976) Die Schleuderverletzung der HWS. Man Med 14: 17

Haas E, Becker W (1958) Die vestibuläre Neuronopathie (Neuronitis) und ihre Differentialdiagnose. Z Laryngol Rhinol 37: 174

Hall SF, Ruby RRF, McClure JA (1979) Der Mechanismus des gutartigen paroxysmalen Schwindels. J Otolaryngol 8: 151

Hallpike CS (1962) Vertigo of central origin. Proc R Soc Med 65: 365

Hansen D (1967) Otalgie. Dtsch Med Wochenschr 92: 715

Hansen K, Schliack H (1962) Segmentale Innervation. Thieme, Stuttgart

Harrison M (1966) Benign positional vertigo. In: Wolfson RJ (ed) The vestibular system and its diseases. Univ. Press, Philadelphia

Heide M (1969) Zervikalsyndrom bei röntgenologisch nachweisbaren Veränderungen an der Halswirbelsäule. Med Klin 64: 391

Heimburger RF, Slominski A, Griswold P (1973) Cervicale Hinterwurzeldurchschneidung zur Minderung der Spastik bei cerebraler Kinderlähmung. J Neurosurg 39: 30

Henriksson NG (1955) The correlation between the speed of the eye in the slow phase of nystagmus and vestibular stimulus. Acta Otolaryngol (Stockh) 45: 120

Henriksson NG (1962) Speed of slow component and duration in caloric nystagmus. Acta Otolaryngol (Stockh) [Suppl] 125: 1

Henriksson NG, Novotny M, Tjernström Ö (1974) Augenbewegungen als eine Funktion aktiver Kopfdrehungen. Acta Otolaryngol (Stockh) 77: 86

Hensell V (1970) Zervikale Bandscheibenschäden. Med Welt 21: 763

Hentzer L, Schalimtzek M (1971) Frakturen und Subluxationen des Atlas und Epistropheus. Acta Orthop Scand 42: 251

Herndon JW, Haug O, Horowitz MJ, Lynes TE (1975) Benign paroxysmal positional vertigo. Ann Otol Rhinol Laryngol

Herrmann HD (1970) Das Schleudertrauma der Halswirbelsäule. Terminologie und Diagnose. Med Welt 21: 1797

Herrmann HD (1971) Das Schleudertrauma der Halswirbelsäule, Therapie II. Med Welt 22: 1366

Herrmann HD (1972) Indikationen zur operativen Behandlung von Verletzungsfolgen der Halswirbelsäule. Therapiewoche 22: 2172

Herrmann E (1972) Der funktionelle Kopfschmerz. Internist 13: 7

Herrmann HD (1975) Metal plate fixation after anterior fusion of unstable fracture dislocations of the cervical spine. Acta Neurochir (Wien) 31: 101

Herrmann HD (1976) Frühe und späte Rückenmarkschädigung nach Schleuderverletzung der Halswirbelsäule. In: Erdmann H (Hrsg) A propos Schleudertrauma, ein Expertengespräch. Hippokrates, Stuttgart

Herrmann HD, Loew F (1972) Indikationen zur konservativen und operativen Therapie der Folgen des Schleudertraumas der Halswirbelsäule. Hefte Unfallheilkd 110: 49

Herrschaft H (1970) Die Zirkulationsstörungen der Arteria vertebralis. Arch Psychiatr Nervenkr 213: 22

Herrschaft H (1971) Die Beteiligung der A. vertebralis bei der Schleuderverletzung der HWS. Arch Orthop Unfallchir 71: 248

Herrschaft H (1975) Der Einfluß vaso- und stoffwechselaktiver Substanzen auf die regionale Gehirndurchblutung bei Patienten mit cerebraler Mangeldurchblutung. 91. Tagg. Südwestdtsch. Neurol., Baden-Baden. Zentralbl Ges Neurol Psychiat 213: 391

Herrschaft H (1976) Diagnose und Differentialdiagnose der akuten cerebralen Durchblutungsstörungen. Internist 17: 16

Herrschaft H, Duus P (1972) Die obstruierenden Erkrankungen der A. vertebralis in ihrer zervikalen Verlaufstrecke. Folia Angiol 20: 22

Hikosaka O, Maeda M (1973) Cervical effects on abducens motoneurons and their interaction with vestibular-ocular reflex. Exp Brain Res 18: 512

Hinoki M, Niki H (1975) Neurootologische Studien über die Rolle des sympathischen Nervensystems bei der Bildung posttraumatischen Schwindels cervicalen Ursprungs. Acta Otolaryngol (Stockh) [Suppl] 330: 185

Hinoki M, Ushio N (1975) Lumbomuscular proprioceptive reflexes in body equilibrium. Acta Otolaryngol (Stockh) [Suppl] 330: 197

Hinz P (1970) Die Verletzung der HWS durch Schleuderung und durch Abknickung. In: Junghanns H (Hrsg) Die Wirbelsäule in Forschung und Praxis, Bd 47. Hippokrates, Stuttgart

Hinz P, Erdmann H (1967) Zur manuellen Untersuchung der HWS in der Gutachterpraxis. Z Orthop 104: 28

Hinz P, Junghanns H (1972) Verletzungsmuster der Halsorgane in Abhängigkeit zur Impulsrichtung. Hefte Unfallheilkunde 110: 15

Hinz P, Plaue R (1972) Die Begutachtung von Schleuder- und Abknickverletzungen der Halswirbelsäule. Thieme, Stuttgart

Hinz P, Tamaska L (1968) A. vertebralis und Schleuderverletzung der HWS. Arch Orthop Unfallchir 64: 268

Hinz P, Coermann RR, Lange W (1969) Das Verhalten der Halswirbelsäule bei der Simulation von Auffahrunfällen. Monatsschr Unfallheilkd 72: 321

Hirschmann J (1972) Paroxysmaler Schwindel. Therapiewoche 22: 193

Hofmann E, Scherzer E (1969) Traumatisch bedingter Lagenystagmus. Monatsschr Ohrenheilkd 103: 418

Hofmann W, Scherzer E (1970) Der unfallbedingte-Lageschwindel. Monatsschr Ohrenheilkd 104: 352

Hofmann M, Scherzer E (1971) Seltener elektronystagmographischer Befund bei sekundärer Hirnstammläsion. Ideggyóg Szle 24: 515

Holland C, Stolle W (1970) Fehlbildungen der Wirbelbogenreihe. Fortschr Röntgenstr 112: 120

Horlyck E, Rahbek M (1974) Halswirbelverletzungen, klinische und röntgenologische Folgestudie im Hinblick auf örtliche Beschwerden und röntgenologische Befunde. Acta Orthop Scand 45: 845

Huber G, Piepgras U (1976) Ursprung der linken Arteria vertebralis aus der linken Arteria carotis externa. Fortschr Röntgenstr 125: 63

Huberty P (1974) Das posttraumatische Zervikalsyndrom. A. Allgemeines. Acta Otorhinolaryngol Belg 28: 753

Hülse M (1978) Kritische Betrachtung des Zervikalsyndromes. Berufsverb. d. HNO, Essen

Hülse M (1981) Die Gleichgewichtsstörung bei der funktionellen Kopfgelenksstörung. Manuel Med 19: 92

Hülse M (1982a) Der Schwindel aus otologischer Sicht. Z Allgemeinmed 58: 498

Hülse M (1982b) Die differentialdiagnostische Auswertung des Zervikalnystagmus. HNO 30: 192

Hülse M (1982c) Differentialdiagnose der Schwindelbeschwerden bei funktionellen Kopfgelenksstörungen und bei vertebrobasilärer Insuffizienz. HNO 30: 440

Hülse M, Partsch CJ (1976) Cervical-Nystagmus ausgelöst durch Halsrezeptoren. HNO 24: 268

Hülse M, Partsch CJ, Wolff HD (1975) Akuter zervikaler Schwindel. Z Laryngol Rhinol 54: 263

Huhn B, Schone A, Reuter R (1971) Hirnfunktionsstörungen bei arteriosklerotischer Zirkulationsbehinderung im Vertebralis-Basilaris-Kreislauf. Z Gerontol 4: 90

Huizinga E (1955) The physiological and clinical importance of experimental work on the pigeon's labyrinth. Z Laryngol Rhinol 69: 260

Igarashi M, Alford BR, Watanabe T, Maxian PM (1969) Role of neck proprioreceptors for the maintenance of dynamic bodily equilibrium in the squirrel monkey. Laryngoscope 79: 1713

Igarashi M, Miyata H, Alford BR, Wright WK (1972) Nystagmus nach eyperimentellen zervikalen Läsionen. Laryngoscope 82: 1609

Jackson R (1958) The cervical syndrome. Thomas, Springfield

Jahna H (1971) Behandlung und Behandlungsergebnisse von 90 Densfrakturen und Luxationsfrakturen. Hefte Unfallheilkd 108: 72

Jahna H, Wittich H (1971) Was kann man mit der konservativen Behandlung der Halswirbelfrakturen, Luxationen und Luxationsfrakturen erreichen? Hefte Unfallheilkd 108: 63

Janeway R, Toole JF, Leinbach LB, Miller HS (1966) Vertebral artery obstruction with basilar impression. An intermittend phenomenon related to head turning. Arch Neurol 15: 211

Jansen HH (1973) Der echoenzephalographische Nachweis hydrozephaler Veränderungen zervikaler Genese. Med Welt 24: 1892

Janus L (1978) Veränderungen im Selbstgefühl während der Symptombildung bei Patienten mit funktionellem Cervikal-Syndrom. Aktuel Rheumatol 3: 139

Janzen R (1966) Schleudertrauma der HWS. Neurolog. Probleme. Arch Klin Chir 316: 461

Janzen R (1974) Diagnostische Schwierigkeiten bei pathologischen Prozessen der hinteren Schädelgrube und der kraniozervikalen Übergangsregion. Schulmeinungen und klinische Erfahrungen. Wien Klin Wochenschr 86: 605

Jatho K (1969) Tagungsbericht 51. Tg. Nordwestdtsch. HNO, Braunschweig (1968). HNO 17: 285

Jenkins HA, Honrubia V, Ward PH (1969) Pharmacological labyrinthectomy. Ann Otol 78: 562

Jensen HP (1970) Diagnostik von vertebralen und radikularen Syndromen. Therapiewoche 20: 3031

Jirout J (1971a) Schema der Veränderungen der Halswirbelsäule bei Lateroflexion. Neuroradiology 2: 164

Jirout J (1971b) Tilting of cervical vertebrae in the sagittal plane during lateroflexion. Csl Neurol 34: 225

Jirout J (1972) Der Effekt der Mobilisation einer Segmentblockade auf die sagittale Bewegungskomponente bei der Lateralflexion der HWS. Neuroradiology 3: 210

Jirout J (1973) Changes in the atlas-axis relations on lateral flexion of the head and neck. Neuroradiology 6: 215

Jirout J (1976) Bedeutung der Synkinesen für die Entstehung der Wirbelblockierungen. Man Med 3: 43

Jongkees LBW (1969 a) Physiologie und Pathophysiologie des Vestibularorgans. Arch Klin Exp Ohr Nasen Kehlkopfheilkd 194: 1, 195: 9

Jongkees LBW (1969 b) Cervical vertigo. Laryngoscope 79: 1473

Jongkees LBW (1974) Pathology of vestibular sensation. In: Kornhuber HH (ed) Vestibular system. Springer, Berlin Heidelberg New York (Handbook of sensory physiology, vol VI)

Jongkees LBW (1978) Schwankschwindel, Benommenheit und Drehschwindel. ORL J Otorhinolaryngol Relat Spec 40: 293

Jongkees LBW, Philipszoon AJ (1964) Electronystagmography. Acta Otolaryngol (Stockh) [Suppl] 189: 1

Jouvet M (1967) Neurophysiology of the states of sleep. Physiol Rev 47: 117

Jung A, Kehr P (1972 a) Die cervical bedingten Brachialgien. Orthopäde 1: 105

Jung A, Kehr P (1972 b) Das zerviko-enzephale Syndrom bei Arthrosen und nach Traumen der Halswirbelsäule. Man Med 5: 97

Jung A, Vierling JP, Lohr AA (1966) Les troubles auriculaires de l'arthrose cervicale uncovertébrale, leur traitement par l'uncusectomie et la décompression de l'artère vertébrale dans 15 cas. Ann Chir 20: 181

Jung A, Kehr P, Sall B (1970) Le problème de l'artère vertébrale unique. Chirurgie 96: 592

Jung A, Kehr P, Haller G (1972 a) Zur chirurgischen Behandlung schwerer Cervicalarthrosen. J Méd Strasbourg 3: 681

Jung A, Kehr P, Sall B (1972 b) Diagnostik und Behandlung des posttraumatischen cervicocephalen Syndroms. Ann Chir 26: 133

Jung A, Kehr P, Hamid M (1974 a) Die Unkoforaminektomie bei Läsionen der Arteria vertebralis und der Zervikalnervenwurzeln. Z Orthop 112: 736

Jung A, Kehr P, Magerl F, Weber BG (1974 b) The cervical spine. Primary and posttraumatic disorders. Advances in surgical management. Huber, Bern

Jung A, Kehr P, Nuss JM (1974 c) Das zerviko-enzephale Syndrom bei Arthrosen und Traumen der Halswirbelsäule. Z Orthop 112: 736

Jung A, Kehr P, Jung F (1975) Posttraumatisches Cervicalsyndrom. Schleudersyndrom der Halswirbelsäule. Symptomatologie, Diagnostik, Behandlung. Radiol Clin (Basel) 44: 288

Jung A, Kehr P, Jung F (1976) Neurochirurgische Eingriffe nach Schleuderverletzung der Halswirbelsäule. In: Erdmann H (Hrsg) A propos Schleudertrauma, ein Expertengespräch. Hippokrates, Stuttgart

Jung HP, Breninek A (1969) Subluxation der Halswirbelsäule. Beitr Orthop 16: 409

Jung K, Schumann E (1975) Korrelation zwischen Beschwerden im Sinne eines vertebragenen Syndroms und röntgendiagnostisch nachweisbaren Veränderungen der Halswirbelsäule. Wien Med Wochenschr 125: 79

Jung R, Kornhuber HH (1964) Results of electronystagmography in man. In: Bender MB (ed) The oculomotor system. Harper & Row, New York

Junghanns H (1966) Schleudertrauma der HWS. Arch Klin Chir 316: 475

Junghanns H (1970 a) Operative Behandlung von wirbelsäulenbedingten Wurzelsyndromen. Therapiewoche 20: 3038

Junghanns H (1970 b) Verblockungsoperationen bei Frakturen der Halswirbelkörper. Monatsschr Unfallheilkd 73: 443

Junghanns H (1971) Operative Behandlungen für die Schleuder- und die Abknickverletzungen der Halswirbelsäule. Monatsschr Unfallheilkd 74: 485

Junghanns H (1972) Die sozialmedizinische Bedeutung von Wirbelsäulenschäden. Einleitende Worte zum Thema. Arbeitsmed Sozialmed Arbeitshyg 7: 29

Junghanns H (1973 a) Metallfixation von Knochenblocks an der Halswirbelsäule. Chirurg 44: 87

Junghanns H (1973 b) Die Wirbelsäule in Forschung und Praxis. Referatenband 1972/II. Hippokrates, Stuttgart

Junghanns H (1974) Die Wirbelsäule in Forschung und Praxis. Referatenband 1973/I. Hippokrates, Stuttgart

Kaiser G (1973) Die manuelle Therapie der Wirbelsäule und ihre Indikation. Beitr Orthop Traumatol 20: 581

Kaiser G (1974) Halswirbelsäule und Hals-Nasen-Ohren-Erkrankungen. Beitr Orthop Traumatol 21: 137

Kasper J, Thoden U (1981) Effects of natural neck afferent stimulation on vestibulo-spinal neurons in the decerebrate cat. Exp Brain Res 44: 401

Kasperek HG (1969) Das Zervikalsyndrom, seine Differentialdiagnose und seine Behandlung. Beitr Orthop Traumatol 16: 241

Kawamura S, Wada M, Abe T (1977) The threshold shift due to the neck torsion. Otol Fukuoka [Suppl 3] 23: 726

Kayser-Gatchalian MC, Kayer K, Bischoff H (1976) Die Insuffizienz der A. vertebralis und basilaris. Nervenarzt 47: 562

Keane JR (1974) Periodisch alternierender Nystagmus mit abwärtsschlagendem Nystagmus. Eine klinisch-anatomische Fallstudie von multipler Sklerose. Arch Neurol 30: 339

Kehaiov AN (1972) Das otoneurologische Bild bei Kranken mit Wallenbergschem Syndrom. Monatsschr Ohrenheilkd 106: 274

Kehaiov AN (1976a) Der Einfluß der gestörten Vestibularisfunktion auf das Sehen. Minerva Otorinolaryngol 26: 96

Kehaiov AN (1976b) Der Einfluß der gestörten Vestibularisfunktion auf das Sehen; die Richtung der falschen Deformation. Minerva Otorhinolaryngol 26: 102

Kerr FW (1961) A mechanism to account for frontal headache in cases of posterior fossa tumors. J Neurosurg 18: 605

Ketz E (1971) Die Vertebro-Basilaris-Thrombose im konventionellen EEG. EEG EMG 2: 36

Kileny P, Wilson AF (1981) Vestibulo-oculäre und oculomotorische Störungen im ENG nach cerebrovasculärem Hirnstamm-Insult. Ann Otol Rhinol Laryngol 90: 194

Kirschbichler T (1969) Die atlanto-okzipitale Dysplasie. Entwicklungsgeschichte, Röntgendiagnose und Klinik an Hand eines seltenen Befundes. Fortschr Röntgenstr 111: 674

Kirschbichler T (1972a) Die traumatische basiläre Impression. Wien Z Nervenheilkd 30: 241

Kirschbichler T (1972b) Die paarig angelegten Processus odontoidei epistrophei. Eine seltene Fehlbildung im kraniozervikalen Übergangsbereich. Fortschr Röntgenstr 117: 654

Klaus E (1964) Neurologické projevy v rámci bazilárnick impresi. Csl Neurol 27: 323

Klaus E (1966) Gibt es ein charakteristisches klinisches Erscheinungsbild der basilären Impression? Schweiz Arch Neurol 97: 21

Klaus E (1969) Vertebralisbefunde bei der basilären Impression. Radiologe 9: 293

Klaus E, Urbánek K (1972) Zur Frage der angiographischen Vertebralisbefunde bei der basilären Impression. Fortschr Röntgenstr 116: 378

Klausberger EM, Samec P (1975) Foramen retroarticulare atlantis und das Vertebralisangiogramm. Münch Med Wochenschr 117: 483

Klausberger E, Prosenz P, Tschabitscher H (1965) Zur Genese neurologischer Störungen in der okzipitozervikalen Übergangsregion. Fortschr Röntgenstr 103: 432

Kleijn A de (1921) Tonische Labyrinth- und Halsreflexe auf die Augen. Pfluegers Arch 186: 82

Kleijn A de, Nieuwenhuyse AC (1927) Schwindelanfälle und Nystagmus bei einer bestimmten Stellung des Kopfes. Acta Otolaryngol (Stockh) 11: 155

Kleinert B, Zwicky N, Graber J, Fellmann N (1977) Manuelle Therapie als zusätzliche Maßnahmen in der physikalisch-balneologischen Behandlung des Zervikalsyndroms. Z Unfallmed Berufskr 70: 195

Koella W (1947) Die Beeinflußbarkeit des postrotatorischen Augennystagmus durch propriozeptive Halsreflexe beim Kaninchen. Helv Physiol Acta 5: 430

Köppel FW (im Druck) Der Stapediusreflex bei der HWS-Schleuderverletzung. HNO

Kollmannsberger A, Leheta F, Mackert B (1972) Schmerzsyndrome im Nacken-, Schulter, Armbereich: Diagnostik und operative Therapie. Münch Med Wochenschr 114: 2029

Koltai V, Vecsei V (1975) Die Peitschenschlagverletzung der Halswirbelsäule. Diagnostik, Therapie. Aktuel Traumatol 5: 265

Kornhuber HH (1960) Optisch-vestibuläre Blickregulation und Großhirnrinde. Pfluegers Arch 272: 77

Kornhuber HH (1966) Physiologie und Klinik des zentralvestibulären Systems. In: Berendes J, Link R, Zöllner F (Hrsg) Hals-Nasen-Ohrenheilkunde, Bd III/3. Thieme, Stuttgart

Kornhuber HH (1969) Physiologie und Klinik des vestibulären Systems. Arch Klin Exp Ohr Nasen Kehlkopfheilkd 194: 111–112, 150

Kornhuber HH (1974) Handbook of sensory physiology, vol IV, part 1. Vestibular system. Springer, Berlin Heidelberg New York

Kornhuber HH (1976a) Zur Differentialdiagnose des Schwindels. Arch Otorhinolaryngol 212: 339

Kornhuber HH (1976b) Diskussionsbemerkung. Arch Otorhinolaryngol 212: 374

Kornhuber HH, Fredrickson JM (1970) Gegenwärtige klinische und experimentelle Ergebnisse der vestibulären und oculomotorischen Mechanismen. Int J Neurol 8: 23

Kornhuber HH, Waldecker G (1958) Akute isolierte Vestibularisstrg. Arch Klin Exp Ohr Nasen Kehlkopfheilkd 173: 340

Krämer G (1980) Das zerviko-zephale Beschleunigungstrauma („HWS-Schleudertrauma") in der Begutachtung. Unter besonderer Berücksichtigung zentralnervöser und psychischer Störungen. Aktuel Neurol 7: 211

Krämer J (1977) Ursachen des Wirbelsäulensyndromes. Therapiewoche 27: 8298

Krämer V (1978) Untersuchungen über den Einfluß des Vigilanzniveaus auf den vestibularen Spontannystagmus. Inaug.-Dissertation, Universität Mannheim

Krämer W (1970) Basiläre Durchblutungsstörungen, ein häufiges, gefährliches und meist verkanntes Krankheitsbild. Ärztl Fortbild 18: 302

Krausová L, Krejcová H, Novotný Z, Starý O, Siroký A, Jirout J (1968) Otoneurologische Symptomatologie bei dem Cervicocranialsyndrom vor und nach der Manipulationstherapie. Man Med 2: 25

Krayenbühl H, Yasargil MG (1957) Die vaskulären Erkrankungen im Gebiet der A. vertebralis und A. basilaris. Thieme, Stuttgart

Krenkel W (1962) Zur Differentialdiagnose des zervikalen Vertebralsyndroms. Landarzt 38/34

Krischek J (1958) Kopfschmerzen. Karger, Basel

Kristensson K, Olsson Y, Sjöstrand J (1971) Axonal uptake and retrograde transport of exogenous proteins in the hypoglossal nerve. Brain Res 32: 399

Krogdahl T, Torgersen O (1940) Uncovertebralgelenke und die Arthrosis uncovertebralis. Acta Radiol 21: 231

Krueger RK, Okazaki H (1980) Vertebral-basial distribution infarction following chiropractic cervical manipulation. Mayo Clin Proc 55: 322

Kuhlendahl H (1964) Die neurologischen Syndrome bei der Überstreckungsverletzung der Halswirbelsäule und dem sog. Schleudertrauma. Münch Med Wochenschr 22: 1025

Kuhlendahl H (1966) Schleudertrauma der Halswirbelsäule. Arch Klin Chir 316: 470

Kuhlendahl H (1970) Schleudertrauma und Überstreckungsverletzung. In: Trostdorf E, Stender H (Hrsg) Wirbelsäule und Nervensystem. Thieme, Suttgart

Kuilman J (1959) The importance of the cervical syndrome in otorhinolaryngology. Pract Otorhinolaryngol 21: 174

Kunert W (1955) Blockwirbelbildungen der Halswirbelsäule, mit einem eigenen Beitrag zur Klippel-Feil'schen Krankheit. Ärztl Wochenschr 10: 922

Kunert W (1959) Über die Grundlagen der Schädelrheographie. Z Klin Med 156: 94

Kunert W (1961) Arteria vertebralis und Halswirbelsäule. Hippokrates, Stuttgart

Kunert W (1963a) Wirbelsäule-vegetatives Nervensystem und innere Medizin. Enke, Stuttgart

Kunert W (1963b) Das Zervikalsyndrom. In: Junghanns H (Hrsg) Die Wirbelsäule in Forschung und Praxis, Bd XXVI. Hippokrates, Stuttgart

Kunert W (1973) Wirbelsäule und vegetatives Nervensystem. Aus internistischer Sicht. Orthop Prax 9: 114

Kunert W (1975) Wirbelsäule und Innere Medizin. Enke, Stuttgart

Kup W (1970) Rückwirkungen von HWS-Veränderungen auf die HNO-Symptomatik. Beitr Orthop 17: 623

Labaeye P (1973) Die vertebrobasiläre Insuffizienz und ihre HNO-Symptomatik: cochleovestibuläre Befunde bei vertebrobasilärer Insuffizienz. J Franc Otorhinolaryngol 22: 217

Labauge R, Thévenet A, Grouzet G (1967) Les hémodétournements dans les artères du cou á destineé encéphalique. Rev Neurol 116: 5

Lädermann SP (1981) Accidents of spinal manipulation. Ann Swiss Chiropract Assoc 7: 161

Laubichler W (1973) Cerebrale Störungen nach Schleudertraumen der Halswirbelsäule; elektroencephalographische Untersuchungen. Beitr Gerichtl Med 30: 264

Lausberg G (1978) Spezielle diagnostische Maßnahmen im akuten Stadium einer HWS-Verletzung. Hefte Unfallheilkd 132: 303

Laux G, Guerrier Y (1947) Innervation de l'artère vertébral. Assoc Anatom 34: 298

Lazorthes G (1949) Le système neurovasculaire. Masson, Paris

Lazorthes G, Espagno J (1971) Les tumeurs du trou occipital. Neurochirurgie 17: 443

Lazorthes G, Gouazé A, Santint JJ, Lazorthes Y, Laffont J (1971) Le modelage du polygone de Willis. Rôle des compression des voies artérielles d'apport dans les mouvements de la colonne cervicale et de l'extrémité céphalique. Neurochirurgie 17: 361

Le Beau J, Gabersek V, Maton P (1972) Der Einfluß der Arteriographie auf die Reaktionen des Vestibularsystemes. Ann Otolaryngol 89: 397

Legent F, Fève JR, Delobel R (1973) Schwindel bei vertebro-basilärer Insuffizienz. Vie Méd 54: 485

Lehnhardt E (1958) Zur Ätiologie und Therapie des Lermoyez-Syndroms. Z Laryngol Rhinol 37: 599

Lehnhardt E (1978) Praktische Audiometrie. Thieme, Stuttgart

Lehrer JF, Poole DC (1981) Abnormitäten des Stapediusreflexes bei Patienten mit Vertigo. Am J Otol 3: 96

Leichsenring F (1964) Pathologische-anatomische Befunde in der HWS-Region bei verstorbenen Patienten mit Schädeltrauma. Dtsch Med Wochenschr 89: 1469

Lewin W (1965) Cerebral effects of injury to the vertebral artery. Br J Surg 52: 223

Lewit K (1963) Menièresche Krankheit und die Halswirbelsäule. In: Junghanns H (Hrsg) Die Wirbelsäule in Forschung und Praxis, Bd XXVI. Hippokrates, Stuttgart

Lewit K (1971) Bandscheibenschmerz und Anteflexion-Kopfschmerz. Eur Neurol 5: 365

Lewit K (1973) Manuelle Therapie im Rahmen der ärztlichen Rehabilitation. Lehrbuch und Atlas. Barth, Leipzig

Lewit K (1977 a) Manuelle Medizin. Urban & Schwarzenberg, München

Lewit K (1977 b) Pathomechanismen des zervikalen Kopfschmerzes. Psychiatr Neurol Med Psychol (Leipz) 29: 661

Lieou YC (1928) Syndrome sympathique cervical postérieur et arthrite chronique de la colonne vertébrale cervicale. Étude clinique et radiologique. Diss., Universität Strasbourg

Lindemann K, Kuhlendahl H (1953) Die Erkrankung der Wirbelsäule. Enke, Stuttgart

Lishman WA (1973) Die psychiatrischen Folgen von Schädeltraumen; eine Übersicht. Psychol Med 3: 304

Llinás R, Precht W (1969) The inhibitory vestibular efferent system and its relation to the cerebellum in the frog. Exp Brain Res 9: 16

Löwenstein OE (1974) Comparative morphology and physiology. In: Kornhuber HH (ed) Vestibular system. Springer, Berlin Heidelberg New York (Handbook of sensory physiology, vol VI)

Lorenz R, Vogelgesang HG (1972) Thrombose der A. basilaris nach chiropraktischen Manipulationen an der HWS. Dtsch Med Wochenschr 97: 36

Lüscher E (1959) Psychische Faktoren bei Hals-, Nasen- und Ohrenleiden. Arch Klin Exp Ohr Nasen Kehlkopfheilkd 175: 69

Maggio E, Perella F (1957) Vecchi e nuovi aspetti della sindrome de simpatico cervicale. Arch Ital Laringol [Suppl] 65: 4

Magnus R (1912) Über die Beziehung des Kopfes zu den Gliedern. Münch Med Wochenschr 59: 68

Mahmud K, Ripley D, Doscherholmen A (1970) Paroxysmaler positional vertigo in vitamin B_{12} deficiency. Arch Otolaryngol 92: 278

Mangat KS, McDowall GD (1973) Schwindel und Nystagmus bei cervicaler Spondylosis und die Rolle der „anterioren cervicalen Dekompression". J Laryngol Otol 17: 555

Marco J, Morote F (1973) Die Elektronystagmographie bei der vertebro-basilaren Insuffizienz. Acta Otorhinolaryngol 24: 655

Marks RL, Freed MM (1973) Nonpenetrating injuries of the neck and cerebrovascular accident. Arch Neurol 28: 412

Marneros A, Philipp M (1978) Zyklothymie und Hirnstamm. Psychiatr Clin (Basel) 11: 132

Maurer HJ, Schwarzhoff V (1971) Unfallmechanismus nach Wirbelverletzung. Hefte Unfallheilkd 108: 13

Maurizi M, Pizzichetta V, D'Arco F (1971) Lesioni vestibolari nei postumi delle sindromi commotive cerebrali da incidente della strada. Clin Otorinolaringol 23: 157

McCabe BF (1970) Labyrinthine exercises in the treatment of diseases characterized by vertigo: their physiologic basis and methodology. Laryngoscope 80: 1429

McCabe BF (1975) ENG of the month. Ann Otol Rhinol Laryngol 84: 260

McCabe BF, Ryu JH (1969) Medical vestibular nucleus: nuclear and intranuclear activity. Laryngoscope 79: 806

McClure J, Lycett P, Rounthwaite J (1977) Vestibuläre Dysfunktion kombiniert mit benignem paroxysmalem Vertigo. Laryngoscope 87: 1434

McCouch GP, Deering JD, Ling TH (1951) Location of receptors for tonic neck reflexes. J. Neurophysiol 14: 191

McCullough D, Nelson KM, Ommaya AK (1971) Die Sofortwirkungen experimenteller Schädelhirnverletzung auf die vertebro-basiläre Zirkulation: angiographische Beobachtungen. J Trauma 11: 422

McGraw RW, Rusch RM (1973) Atlanto-axiale Verblockung. J Bone Joint Surg [Br] 55: 482

McLaurin L, Vernal R, Salmon JH (1972) Behandlung von Frakturen von Atlas und Axis durch Drahtumschlingung ohne Fusion. J Neurosurg 36: 773

McWhorter JM (1976) Posterior cervical fusion in children. J Neurosurg 45: 211

Mehmke S (1963) Zur Klinik der Neuronitis vestibularis. Z Laryngol Rhinol 42: 679

Meinecke FW (1970) Rückenmarkschäden bei Schleuderverletzungen der Halswirbelsäule. Dtsch Med Wochenschr 95: 1209

Mennell JM (1964) Joint pain. Churchill, London

Mertens HG, Nadjmi M (1973) Insuffizienz des Vertebralis-Basilaris-Kreislaufs. Folia Angiol 21: 336

Meunieur JL, Avril G, Forestier R, Loubes J (1973) Die elektronystagmographische Diagnostik des kongenitalen Nystagmus. Ann Otolaryngol Chir Cervicofac 90: 437

Meyer zum Gottesberge A, Stupp HF (1972) Akute beiderseitige Ertaubung bei Insuffizienz der A. basilaris. Arch Klin Exp Ohr Nasen Kehlkopfheilkd 202: 578

Michel J, Richard J, Piaget F, Charachon R (1970) Intérêt de la recherche du nystagmus spontané et du nystagmus de position. Notion de nystagmus captif. Technique de libération. J Fr Otorhinolaryngol 19: 639

Michel J, Fouillet J, Sequinard M, Drevet D, Guy F, Michoid J (1973) Schwindel und Gesichtsschmerzen hervorgerufen durch cervikale „Blockade". J Fr Otorhinolaryngol 22: 427

Miehlke A (1953) Tierexperimentelle Untersuchungen über die Ursache und den Ort der Auslösung des peripheren Lage-Nystagmus. Arch Klin Exp Ohr Nasen Kehlkopfheilkd 166: 327

Miller-Fisher C, Boston MD (1970) Occlusion of the vertebral arteries. Arch Neurol 22: 13

Minnigerode B (1971a) Der vestibuläre Schwindel, seine Ursache und seine Bedeutung. Med Klin 66: 131

Minnigerode B (1971b) Zur Methodik der Nystagmusprüfung bei Schädelverletzungen. Monatsschr Unfallheilkd 74: 282

Minnigerode B (1972) Das Nystagmusbild beim synkopen vertebro-basilären Anfallsyndrom. ORL 34: 101

Minor RH, Kearns TP, Millikan CH, Siekert RG, Sayre GP (1959) Ocular manifestations of occlusive disease of the basilar arterial system. Arch Ophthalmol 62: 112

Mörl C, Mörl H (1970) Zur Symptomatologie des Subclavian-Steal-Syndroms. Dtsch Gesundh Wes 25: 1773

Mörl H (1977) Zerebrale Durchblutungsstörungen durch extrakranielle Gefäßverschlüsse. Dtsch Ärztebl 13: 871

Montandon A (1969) Recent advances in vestibulometry. Arch Otolaryngol 90: 715

Montandon A (1971) Les troubles vestibulaires en practique médicale. Ther Umsch 28: 142

Montandon A (1973) Diagnostik des posttraumatischen Schwindels. J Otorhinolaryngol 22: 647

Montandon A, Huguenin S (1969) Le nystagmus spontané est-il un symptome vestibulaire? Etude expérimentale des corrélations entre le système nystagmogène et l'appareil vestibulaire. Rev Laryngol Otol Rhinol (Bord) 90: 512

Montandon A, Huguenin S, Luyet M (1969) Etude expérimentale des modifications du nystagmus diencéphalique en relation avec la position de la tête dans l'espace. Pract Otorhinolaryngol 31: 204

Morgenstein KM, Seung HI (1971) Vestibular neuronitis. Laryngoscope 81: 131

Moritz W (1953a) Das cervicale Sympathicussyndrom und seine praktische Bedeutung. Z Laryngol Rhinol 32: 270

Moritz W (1953b) Das cervicale Sympathicussyndrom unter besonderer Berücksichtigung der Hör- u. Gleichgewichtsstörungen. Langenbeck's Arch Klin Chir 276: 141

Moritz W (1963) Hinweise auf die cervicale Genese des Morbus Menière. HNO 11: 92

Moritz W (1967) Kritik am „Costen-Syndrom". Z Laryngol Rhinol 46: 217

Moser H (1970) Verletzungen der Wirbelsäule. Wien Med Wochenschr 120: 952

Moser M (1972) Morbus Menière im Nystagmogramm der Pendelprüfung. Menière-Symposium. Monatsschr Ohrenheilkd 106: 15

Moser M (1974) Zervikalnystagmus u. seine diagnostische Bedeutung. HNO 22: 350

Moser M (1977) Das postcommotionelle Syndrom im ENG der Pendelprüfung. Arch Otorhinolaryngol (N4) 215: 129

Moser M (1978a) Fehlermöglichkeiten bei der Untersuchung des Cervicalnystagmus. HNO 26: 142

Moser M (1978b) Die kleine Nystagmusschrift als Ausdruck der Mangeldurchblutung der vestibulären Zentren (MVZ), klinische und tierexperimentelle Ergebnisse. HNO 26: 215

Moser M, Schmid P (1978) Hypoxämie und Nystagmusreaktion. Wien Med Wochenschr 128: 393

Moser M, Simon H (1977) Der Cervicalnystagmus als objektiver Befund beim HWS-Syndrom und seine Beeinflußbarkeit durch Manualtherapie. HNO 25: 265

Moser M, Conraux C, Greiner GF (1972) Der Nystagmus zervikalen Ursprungs und seine statistische Bedeutung. Monatsschr Ohrenheilkd 106: 259

Moser M, Schmidt P, Wolf W (1980) Zentrale Gleichgewichtsstörungen bei Boxern. Laryngol Rhinol Otol (Stuttg) 59: 467

Mourgues de G, Fisher L, Comtet JJ, Schnepp J, Caltran M (1972) Frakturen des Processus odontoides des Epistropheus. Bericht über 80 Frakturen. Acta Orthop Belg 38: 137

Müller E (1963) Zerviko-zephale Syndrome. Ärztl Mitt 39: 1977

Müller E (1971) Schleuderverletzungen des Kopfhalteapparates, neurologische Aspekte, Diagnosen/Fehldiagnosen. Ärztl Fortbild 19: 156

Müller E, Ott J (1971) Posttraumatischer Verschluß der Arteria basilaris bei einem Kind. Zentralbl Neurochir 32: 273

Münchow H, Mucha H (1965) Zur Frage der Übergangswirbelbildung im occipito-cervicalen Bereich. Psychiatr Neurol Med Psychol (Leipz) 149: 240

Mulch G, Trincker U (1975) Physiologischer Spontan- und Lagenystagmus; elektromyographische Untersuchungen zu seiner Art, Häufigkeit und Intensität. Laryngol Rhinol Otol (Stuttg) 54: 841

Mumenthaler M (1957) Cervicale Spondylose und cervicale Discushernien. Acta Neurochir (Wien) 5: 552

Murray JWG, Seymour RJ (1974) Ein vorderer, extrapharyngeal-suprahyoidaler Zugang zu den drei oberen Halswirbeln. Acta Orthop Scand 45: 43

Näf E (1978) Das posttraumatische Horner-Syndrom. Klin Monatsbl Augenheilkd 172: 517

Nagashima C (1970) Atlanto-axial dislocation due to agensis of the os odontoideum or odontoid. J Neurosurg 33: 270

Nagashima C (1972) Cervical myelopathy due to ossification of the posterior longitudinal ligament. J Neurosurg 37: 653

Nagashima C (1973) Cervicalmyelopathie infolge einer Entwicklungsstenose des Halsmarkkanals II. Neurol Surg 1: 503

Nagashima C (1982) Mikrochirurgisches Operationsverfahren bei zervikaler spondylogener Insuffizienz der Arteria vertebralis. HNO-Prax (Leipz) 7: 40

Nagashima C, Iwama K, Sakata E, Mici Y (1970) Effects of temporary occlusion of a vertebral artery on the human vestibular system. J Neurosurg 33: 388

Nagler W (1973) Vertebral artery obstruction by hyperextension of the neck: report of three cases. Arch Phys Med Rehabil 54: 237

Nelson JR, Cope D (1971) The otoliths and the ocular countertorsion reflex. Arch Otolaryngol 94: 40

Nelson JR, House WF (1971) Gegenrollbewegung des Auges als Indicator für die Otolithenfunktion: Effekte einseitiger Vestibularisstörung. Otolaryngol Clin North Am 75: 1313

Neumann HD (1977a) Ein klar definiertes Krankheitsbild: Zervikalsyndrom. DDA 17: 93

Neumann HD (1977b) Die manuelle Behandlung der oberen und unteren Zervikalsyndrome. Phys Med Rehabil 18: 184

Neumayer E (1974) Wirbelsäule, Nervensystem und Psyche. Wien Med Wochenschr 124: 651

Neundörfer B (1974) Die Bedeutung des Nystagmus in der neurologischen Diagnostik. Med Welt 25: 126

Neundörfer B (1978) Diagnose von Polyneuritiden und Polyneuropathien in der Allgemeinpraxis. Mater Med Nordm 30: 117

Nève de W (1969) Auffahrunfall und Halswirbelsäulenverletzung. Beitr Orthop 16: 485

Norré M (1973) Vestibuläre Unter- oder Unerregbarkeit. Reizung in der Stellung nach Brünings I und V mit gleichzeitiger elektronystagmographischer Registrierung. Acta Otorhinolaryngol-Belg 27: 403

Norré M (1976) Der Zervikal-Nystagmus und die Gelenkblockierung. Man Med 3: 45

Norré ME, Stevens A (1979) Neck torsion nystagmus and neck motility. J Belge Rhumatol Med Phys 2: 30

Norré ME, Stevens A, Roose H (1981) Nos expériences concernant le nystagmus cervical. Rev Oto-neuroophthalmol 53: 51

Norton T, Pawl RP (1972) The Arnold-Chiari deformity in elderly patients: diagnosis and treatment. Neurochirurgia 15: 153

Novotný M, Koenig S (1974) Syndroma cervicocraniale – Diagnostik und Behandlung. Csl Otolaryngol 23: 270

Nylén CO (1926) Experimenteller Kopflagennystagmus. Acta Otolaryngol 9: 179

Ommaya AK, Faas F, Yarnell P (1968) Whiplash injury and brain damage: an experimental study. JAMA 204: 285

Ommaya AK, Corrao P, Letcher FS (1973) Kopfunfälle beim Schimpasen. J Neurosurg 39: 152

Onkelinx A (1972) Kopfschmerzen cervicalen Ursprungs. Rev Med Liege 27: 572

Ornilla E, Ansell BM, Swannell AJ (1972) Polyarthritische Halswirbelsäulenschäden bei Patienten, die zur operativen Polyarthritis-Behandlung der Extremitäten vorgesehen wurden. Ann Rheum Dis 31: 364

Otradovec J (1969) Ocular symptoms of vertebro-basial circulatory disturbances. Csl Oftalmol 25: 230

Ott H, Wettstein P, Radi I, Mosimann U (1970) Aspects radiologiques de la colonne cervicale dans l'arthrite rhumatoide. Importance de la tomographie. Schweiz Med Wochenschr 100: 1726

Page CP, Story JL, Wissinger JP, Branch CL (1973) Dislokation des Atlanto-Occipital-Gelenks durch Trauma; Fallbericht. J Neurosurg 39: 394

Pandya SK, (1971) Tuberculous atlanto-axial dislocation. With remarks on the mechanism of dislocation. Neurol India 19: 116

Pandya SK (1972) Atlantoaxiale Dislokationen. Überblick. Neurol India 20: 13

Pang LQ (1971) Peitschenschnur-Schädigungen aus otologischer Sicht. Laryngoscope 81: 1381

Paradis GR, Janes JM (1973) Posttraumatische atlanto-axiale Instabilität: das Schicksal der Dens-Frakturen anhand von 46 Fällen. J Trauma 13: 359

Partsch CJ, Hülse M (1976) Die Schleuderverletzung aus der Sicht des HNO-Arztes. Manuel Med 14: 6

Patzakis J, Knops A, Elfering M, Hoffer M, Harvey JP Jr (1974) Posterior dislocation of the atlas on the axis. J Bone Joint Surg [Am] 56: 1260

Pecker J, Guy G, Jan M, Carsin M (1973) Cervicaldiscopathie und Vertebro-basiläre Insuffizienz. Rev Otoneuroophthalmol 45: 129

Peitersen E (1974) Measurement of vestibulo-spinal responses in man. In: Kornhuber HH (ed) Vestibular system. Springer, Berlin Heidelberg New York (Handbook of sensory physiology, vol VI/2)

Pellegrini G, de Firmas JL, Boutet P (1967) A propos d'un cas d'arthrose cervicale avec instabilté vestibulaire entretenne. Syndrome de Barré-Liéon ou Syndrome vertébro-basilaire? Rev Laryngol Otol Rhinol (Bord) 88: 414

Pellnitz D (1962) Differentialdiagnostik im Kiefergelenk-Ohrbereich (unter besonderer Berücksichtigung des Costen-Syndroms). Therapiewoche 12: 849

Penning L (1970) Diagnostic clues by X-ray injuries of the lower cervical spine. Acta Neurochir (Wien) 22: 234

Penning L (1976) Normale Bewegungen der Halwirbelsäule. In: Erdmann H (Hrsg) A propos Schleudertrauma, ein Expertengespräch. Hippokrates, Stuttgart

Perrin C (1973) L'insuffisance vertébrobasilaire et ses manifestations O.R.L.; physiopathologie et incidences cliniques. J Fr Otorhinolaryngol 22: 223

Petit H (1972) Pertes de connaissance brèves. Cah Méd 13: 609

Petroff AE (1955) An experimental investigation of the origin of efferent fiber projections to the vestibular neuroepithelium (Abstract). Anat Rec 121: 352

Pfaltz CR (1957) Die normale calorische Labyrinthreaktion. Arch Klin Exp Ohr Nasen Kehlkopfheilk 172: 131

Pfaltz CR (1969) The diacnostic importance of the galvanic test in otoneurology. Pract Otolaryngol 31: 193

Pfaltz CR (1970) Epreuve galvanique: importance diagnostique des réponses liminaires et supraliminaires. Rev Laryngol Otol Rhinol (Bord) 91: 835

Pfaltz CR, Gulick R (1962) Die pathologische calorische Labyrinthreaktion. Arch Klin Exp Ohr Nasen Kehlkopfheilkd 179: 525

Pfaltz CR, Kamath R (1970) Central compensation of vestibular dysfunction. I. Peripheral lesions. Pract Otorhinolaryngol 32: 335

Pfaltz CR, Pfiffko P (1972) Zentrale Kompensation retrolabyrinthärer Vestibularisstörungen. Acta Otolaryngol (Stockh) 73: 183

Pfaltz CR, Richter R (1958) Die cochleo-vestibulare Symptomatologie des Cervicalsyndroms. Arch Klin Exp Ohr Nasen Kehlkopfheilkd 172: 519

Philippot M, Peguret C, Thévenet A, Labauge R (1970) Diplopie et insuffisance vertébro-basilaire d'incidence chirurgicale; étude statistique à partir de 113 cas opérés. Bull Mém Soc Fr Ophtalmol 83: 501

Philipszoon AJ (1970) Vertige d'origine cervicale. Acta Otorhinolaryngol Belg 24: 370

Philipszoon AJ, Bos JH (1963) Neck torsion nystagmus. Pract Otorhinolaryngol 25: 339

Pia HW (1968a) Macht HWS-Syndrom Menière. Vortrag 16. Int. Fortb. Kongress BÄK, Grado. HNO 17: 284

Pia HW (1968b) Gefäßmißbildungen und raumfordernde Gefäßerkrankungen der hinteren Schädelgrube und ihre Behandlung. Ref. 51. Vers. nordwestdtsch. HNO-Ärzte, Braunschweig. HNO 17: 284

Pia HW, Tönnis W (1953) Diagnose und Therapie zervikaler Bandscheibenschäden. Dtsch Med 78: 1089

Pialoux P, Narcy P, Dreyfus P, Fontelle P (1970) Aspects nystagmographiques des syndromes vestibulaires dans les syndromes post-traumatiques cervicaux. Rev Laryngol Otol Rhinol (Bord) 91: 119

Picard L, Frisch R, Wéber M, Masingue M, Tridon P (1969) Syndrome de Parinaud symptomatique d'une sténose vertébrale post-traumatique. Rev Otoneuroophtalmol 41: 426

Pluvinage R (1970) L'ictus cérébral. Cah Méd 11: 299

Pluvinage R (1973) Die Behandlung der vestibulärbedingten Kopfschmerzen. Vie Méd 54: 3935

Poeck K (1970) Fehldiagnose „Bandscheibenschaden". Med Welt 21: 767

Poilici I, Crighel E (1970) Vegetative, EEG and nystagmic reactivity to vestibular stimulation in patients with cerebral vascular disorders. Confin Neurol 32: 385

Pompeiano O (1974) Cerebello-vestibular interrelations. In: Kornhuber HH (ed) Vestibular system. Springer, Berlin Heidelberg New York (Handbook of sensory physiology, vol VI)

Pompeiano O, Barnes CD (1971) Effects of sinusoidal muscle stretch on neurons in medial and descending vestibular nuclei. J Neurophysiol 34: 725

Pompeiano O, Brodal A (1957) The origin of vestibulospinal fibres in the cat. An experimental anatomical study, with comments on the descending medial longitudinal fasciculus. Arch Ital Biol 95: 166

Pompeiano O, Cotti G (1959) Analisi microelettrodica delle proiezioni cerebello-deitersiane. Arch Sci Biol 43: 57

Popeljanskij JJ (1963) Kokhleo-vestibuljarnye i gortannoglytocnye narusenija u bolnikh s sejnym osteokhondrozom. Vestn Otorinolaringol 25: 87

Poser H, Fölsch U, Gerspach A, Pingel J (1971) Pathologische Densfraktur mit seitlicher Atlasluxation. Fortschr Röntgenstr 115: 391

Powers SR Jr, Drislane TM, Nevins S (1961) Intermittent vertebral artery compression: a new syndrome. Arch Surg 66: 257

Pratt-Thomas HR, Berger KE (1947) Cerebellar and spinal injuries after chiropractic manipulation. JAMA 133: 500

Precht W (1974) Physiological aspects of the efferent vestibular system. In: Kornhuber HH (ed) Vestibular system. Springer, Berlin Heidelberg New York (Handbook of sensory physiology, vol IV, part 1)

Precht W, Grippo J, Wagner A (1967) Contribution of different types of central vestibular neurons to the vestibulospinal system. Brain Res 4: 119

Preibisch-Effenberger R (1970) Durchströmungsminderung im Arteria-vertebralis-System als Ursache Morbus Menière-ähnlicher Krankheitsbilder; operative Beseitigung; 5-Jahres-Heilung. Z Laryngol Rhinol 49: 185

Probst J (1972) Diagnostik und konservative Behandlung der chirurgischen Verletzungen nach Schleudertraumen. Hefte Unfallheilkd 110: 38

Probst J (1973) Klinische Rehabilitation Rückenmarkverletzter. Ther Ggw 112: 946

Prokop H (1963) Depressive Bilder als Begleiterscheinung der Basilarisinsuffizienz. Wien Klin Wochenschr 75: 670

Rau H (1970) Zur Klinik und Therapie der intermittierenden vertebrobasilären Insuffizienz. Schweiz Med Wochenschr 100: 1369

Rebattu JP, Bonnefoy J (1963) Le vertige et le nystagmus de position dans les arthroses cervicales. Rev Otoneuroophtalmol 35: 129

Reckel K (1975) Differentialdiagnostische Aspekte der Migräne. Schweiz Rdsch Med 64: 231

Reckel K, Reckel M (1978) Das Zervikalsyndrom. Dtsch Arzt 10: 48

Reicke N (1976) Der HWS-bedingte Schwindel. 46. Dtsch. HNO-Tg., Wiesbaden (1975). HNO 112: 559

Reisner H (1972) Das Menièresche Syndrom aus der Sicht des Neurologen. Menière-Symposium. Monatsschr Ohrenheilkd 106: 25

Reisner H (1975) Visuell-halluzinatorische Störungen bei vertebrobasilärer Insuffizienz. Wien Med Wochenschr 125: 334

Reisner H, Reisner T (1976) Über traumatisch bedingte zerebrale Gefäßthrombosen. Wien Klin Wochenschr 88: 158

Reisner H, Profanter W, Reisner T (1976) Zerebrale Gefäßthrombosen nach stumpfen Schädeltraumen. Wien Klin Wochenschr 88: 162

Reivich M, Holling HE, Roberts B, Toole JF (1961) Reversal of blood flow through the vertebral artery and its effect on cerebral circulation. N Engl J Med 265: 878

Recker U (1978) Neuronitis vestibularis. Dtsch Ärztebl 179

Reuter F (1955) Die Behandlung der Folgeerscheinungen von HWS-Erkrankungen. Therapiewoche 6: 9

Ricci V, Santoni P (1979) Die Halsvertigo. Nuovo Arch Ital Otol [Suppl] 7: 19

Richmond FJR (1977) Physiological charakteristics of neck muscle receptors. J Physiol (Lond) 272: 67

Richter HR (1971) Diskushernien und Einklemmungssyndrome der Rami dorsales der lumbalen und sakralen Spinalnerven. Schweiz Arch Neurol Neurochir Psychiatr 108: 75

Richter HR, Pfaltz CR, Niedecker HJ (1963) Das Syndrom der Arteria vertebralis. Zentralbl Ges Neurol Psychiatr 171: 252

Riechert T (1954) Diagnose und Therapie der Hirndurchblutungsstörungen. Regensb Jb Ärztl Fortbild 3: 494

Rieger P, Lischewski R, Sindermann F, Schurig E (1979) Schwindel und Vertebralisbeteiligung. HNO 27: 91

Riesco-Mc-Clure JS (1964) Caloric tests: Methods and interpretation. Ann Otol Rhinol Laryngol 78: 829

Robinson PH, de Boer A (1981) „La maladie de Grisel": das seltene Bild der spontanen Subluxation des atlanto-axialen Gelenks nach Pharyngoplastik. Br J Plast Surg 34: 319

Rösner J (1969) Beobachtungen zur Frage der funktionellen Durchblutungsstörung im Arteria Vertebralis-Bereich. Man Med 7: 1

Rohr H, Unterharnscheidt F, Decker H (1960) Cochleo-vestibuläre Störungen bei Halssympathikusschäden. Fortschr Neurol Psychiatr 28: 285

Rosenhall U, Hedner ML, Björkman G (1981) ABR bei Hirnstamm-Läsionen. Scand Audiol [Suppl] 13: 117

Roskamp H (1962) Angst und Cervikal-Syndrom. Z Psychosom Med 8: 157

Rossberg G (1966) Halswirbelsäule und Vestibularisstörungen. In: Berendes J, Link R, Zöllner F (Hrsg) Hals-Nasen-Ohrenheilkunde, Bd III. Thieme, Stuttgart, S 3

Rosselet E (1973) Vertebrobasiläre Kreislaufstörungen. Ophthalmologica 167: 288

Rossi G (1964) L'innervation efférente des récepteurs vestibulaires. Acta Otolaryngol (Stockh) 58: 230

Rossi G, Voena G, Buongiovanni S, Cortesina G (1964) Experimental studies on the local effects of acetylcholine, anticholinergic substances and cholinesterase inhibitors on vestibular function. Acta Otolaryngol (Stockh) 58: 159

Rubin W (1973) Peitschenhiebverletzung mit vestibulärer Beteiligung. Arch Otolaryngol 97: 85

Rubin AM, Youne JH, Milne A, Schwarz D, Fredrickson J (1975) Vestibular-neck integration in the vestibular nuclei. Brain Res 96: 99

Rubin AM, Liedgren SRC, Milne AC, Young JA, Fredrickson JM (1977) Vestibular and somatosensory interaction in the cat vestibular nuclei. Pflügers Arch 371: 155

Rubin AM, Liedgren SCR, Ödkvist LM, Milne AC, Fredrickson JM (1978) Labyrinthine and somatosensory convergence upon vestibulo-ocular units. Acta Otolaryngol (Stockh) 85: 54

Rüter A (1972) Pathomechanik der Wirbelsäulenverletzung und ihre Röntgendiagnostik. Hefte Unfallheilkd 110: 28

Sachse J, Kunz B (1974) Funktionelle Befunde an der Halswirbelsäule bei Atlasberstungsfraktur nach Jefferson. Beitr Orthop 21: 200

Säker G (1952) Zur Genese des Halswirbel-Syndroms und der Behandlung des vegetativen Anteils mit Hydergin. Nervenarzt 23: 333

Säker G (1954) Schädeltrauma und Halswirbelsäule. Dtsch Med Wochenschr 79: 547

Sakata E, Umeda Y, Takahashi K, Ohtsu K (1974) Die Läsion des vertikalen Systems und die Läsion des horizontalen Systems im optokinetisch-vestibulären System. Nippon Jibiinkoka Grakkai Zasshi 77: 14

Sala O (1962) Modificazioni dell'attivita del nervo vestibolare a seguito della stimulazione del sistema vestibolare efferente. Boll Soc Ital Biol Sper 38: 1048

Sala O (1965) The efferent vestibular system. Acta Orolaryngol (Stockh) [Suppl] 197: 1

Sandström J (1961) Cervical syndrome with vestibular symptoms. Acta Otolaryngol (Stockh) 54: 207

Sandström J (1962) Cervical syndrome with vestibular symptoms. Acta Otolaryngol (Stockh) 54: 207

Sartor K, Schmidt H, Schönberg F (1974) Über einen einseitigen Verschluß der A. vertebralis bei Atlassimilation. Fortschr Röntgenstr 121: 623

Sautier P (1977) HNO, Halswirbelsäule und Chirotherapie. Ärztl Prax 9: 320

Savary P, Giguere P, Aube L, Fradet JF (1973) Der cervikale Nystagmus in der Elektronystagmographie; Korrelation zwischen Radiologie und Klinik. Can J Otolaryngol 2: 313

Scalabrino F (1971) Ein häufiges Leiden, der Kopfschmerz. Diagnostik und Therapie der Zervikozephalgie. Med Welt 22: 2053

Schaefer KP, Meyer DL (1974) Compensation of vestibular lesions. In: Kornhuber HH (ed) Vestibular system. Springer, Berlin Heidelberg New York (Handbook of sensory physiology, vol VI, part 2)

Schätzle W (1968) Ätiologie und Diagnose der Vestibularisstörungen in der Praxis. Internist Prax 4: 563

Schätzle W (1971) Lagerungsnystagmus nach Saccotomie; ein Beitrag zur peripheren Genese dieses Nystagmustyps. HNO 19: 112

Scheibe G (1957) Klinik und Therapie muskulär bedingter Wirbelsäulen-Schäden. Hippokrates 28: 102

Scherzer E (1966) Nystagmographische Befunde nach Schädeltraumen. Wien Med Wochenschr 27: 614

Scherzer E (1968) Die Störung des Gleichgewichtssystems nach Unfällen. Wien. Med. Akad., Wien

Scherzer E (1970) Über den traumatisch bedingten Spontannystagmus. Monatsschr Ohrenheilkd 104: 505

Scherzer E, Rollett E (1971) Rückbildungsfähigkeit neurologischer Ausfälle nach Wirbelfrakturen und -Luxationen. Hefte Unfallheilkd 108: 45

Schiff M, Esmond WG, Himwich HE (1950) Forced circling movements (adversive syndrome). Correction with dinenhydrinate. Arch Otolaryngol 51: 672

Schlegel K (1976) Frühes Beschwerdebild nach Schleuderverletzungen der Halswirbelsäule. In: Erdmann H (Hrsg) A propos Schleudertrauma, ein Expertengespräch. Hippokrates, Stuttgart

Schliack H (1974) Frühdiagnose bei symptomatischen Neuralgien im Bereich von Rumpf und Extremitäten. Therapiewoche 24: 4900

Schmalbach U (1968) Experimentelle Untersuchungen über epileptische Reaktionen; chronische Reizungen des sensomotorischen Cortex der Katze und des Kaninchens. Springer, Berlin Heidelberg New York

Schmidt RF (1963) Frog labyrinthine efferent impulses. Acta Otolaryngol (Stockh) 56: 51

Schmitt HP (1978) Manuelle Therapie der HWS. Manuel Med 4: 71
Schmitt HP, Gladisch R (1977) Multiple Frakturen des Atlas mit zweiseitiger tödlicher Vertebralisthrombose nach Schleudertrauma der Halswirbelsäule. Arch Orthop Unfallchir 87: 235
Schneider D (1973) Traumatische Halswirbelläsionen unter besonderer Berücksichtigung der knöchernen Verletzungen. Arch Orthop Unfallchir 75: 113
Schott B, Bourrat C, Trillet M, Goutelle A (1965) Pathologie artérielle du système vertébrobasilaire. Masson, Paris
Schrader A, Stochdorpf O (1974) Zur Neurologie und Neuropathologie des Hochdruckleidens. Münch Med Wochenschr 116: 607
Schröder HJ, Hohenwald H (1977) Der optokinetische Nystagmus als Bestandteil otoneurologischer Diagnostik. Folia Ophthalmol (Leipz) 2: 117
Schubert P, Wildhagen FK (1958) Beobachtungen bei 120 Innenohrprozessen. HNO 6: 341
Schuknecht HF, Ruby RRF (1973) Cupulolithiasis. Adv Otorhinolaryngol 20: 434
Schuler B (1966) Probleme der Behandlung des Wirbelsäulenrheumatismus. In: Junghanns H (Hrsg) Die Wirbelsäule in Forschung und Praxis, Bd 34. Hippokrates, Stuttgart
Schwarz E (1974) Manuelle Therapie und innere Medizin. Schweiz Rdsch Med 63: 837
Sears ML, Kier EL, Chavis RM (1974) Horner-Syndrom durch Unterbrechung der Gefäßversorgung der sympathischen Ganglien. Am J Ophthalmol 77: 717
Secrétan JP (1971 a) L'insuffisance vertébro-basilaire et le nystagmus d'origine cervicale en pratique journalière. Pract Otorhinolaryngol 33: 26
Secrétan JP (1971 b) Über die vertebrobasiläre Insuffizienz. Pract Otorhinolaryngol 33: 52
Secrétan JP (1972) Drei durch Arteriographie bestätigte elektronystagmographische Prüfungen. ORL 34: 59
Secrétan JP (1972 b) Le syndrome cervical traumatique en oto-rhino-laryngologie. ORL 34: 362
Seifert K (1981) Cervical-vertebragene Schluckschmerzen. Manuel Med 19: 86
Serre H, Labauge R, Simon L, Lamboley C (1970) Le syndrome sympathique cervical postérieur dit „syndrome de Barré-Liéou" existe-t-il? Sem Hòp Paris 46: 1567
Seymour JC (1954) Observations on the circulation in the cochlea. J Laryngol Otol 68: 689
Sèze S de (1959) Diagnose der Cervicalarthrosen. Triangle 1: 1
Sèze S de, Dreyfus P, Guérin C, Prin P (1969 a) Le syndrome cervico-céphalique posttraumatique. I. Le syndrome cervical. Rev Rhum Mal Osteoartic 36: 357
Sèze S de, Pialoux P, Dreyfus P et al. (1969 b) Le syndrome cervico-céphalique post-traumatique. II. Le syndrome céphalique. Rev Rhum Mal Osteoartic 36: 365
Shapiro SL (1970) Clinic-of-the-month: some physiologic correlations between labyrinth and retina. Eye Ear Nose Thr Monthly 49: 469
Shimizu M, Weinberger J, Yahr MD (1975) Downbeat nystagmus as a sign of brainstem involvement in acute meningoencephalitis. Neurology (Minneap) 25: 267
Shrago GG (1973) Halswirbelsäulenverletzungen in Verbindung mit Schädeltrauma. Bericht über 50 Patienten. AJR 118: 670
Siedschlag WD, Serfling HJ (1969) Zur Diagnostik und neurochirurgischen Therapie von Sonderformen der Arnold-Chiarischen Deformität. Zentralbl Neurochir 30: 37
Simon H, Moser M (1973) Manuelle Medizin und Oto-Rhino-Laryngologie. Man Med 3: 49
Singer JM, Russell GV, Coe JE (1970) Changes in evoked potentials after experimental cervical spinal cord injury in the monkey. Exp Neurol 29: 449
Skrandies G (1961) Untersuchungen über die arterielle und vegetative Versorgung der hinteren Schädelgrube unter besonderer Berücksichtigung des Innenohres. Inaugural-Diss., Universität Freiburg
Soyka D (1970) Differentialdiagnose des Kopfschmerzes. Med Welt 21: 1537
Soyka D (1972) Prozesse der extrakraniellen arteriellen Strombahn als Ursache von Hirndurchblutungsstörungen. Fortschr Neurol Psychiatr 40: 229
Spatz R (1975) Kopfschmerz und okzipitozervikale Dysplasien. Münch Med Wochenschr 117: 1966
Spector M (1975) Electronystagmographic findings in central nervous system disease. Ann Otol Rhinol Laryngol 84: 374
Spencer Harrison M, Ozsahinoglu C (1972) Positional vertigo. Brain 95: 369
Spencer Harrison M, Ozsahinoglu C (1975) Positional vertigo. Arch Otolaryngol 101: 675
Spillane JD, Pallis C, Jones AM (1957) Developmental abnormalities in the region of the foramen magnum. Brain 80: 11

Spoendlin H, Lichtensteiger W (1965) Die adrenergische Innervation des Labyrinth. Pract Otorhinolaryngol 27: 371

Spoendlin H, Lichtensteiger W (1966) The adrenergic innervation of the labyrinth. Acta Otolaryngol (Stockh) 61: 423

Spoendlin H, Lichtensteiger W (1967) The sympathetic nerve supply to the inner ear. Arch Klin Exp Ohr Nasen Kehlkopfheilkd 189: 346

Spooner JW, Sakala SM, Baloh RW (1980) Effect of aging on eye tracking. Arch Neurol 37: 575

Stahle (1969) Impedanzplethysmographie über den Vertebralarterien. HNO 17: 284

Starr DE (1961) Conservative treatment of cervical spine injuries. Instruct Course Lect 18: 46

Stenger HH (1955/56) Über Lagerungsnystagmus unter besonderer Berücksichtigung des gegenläufigen transitorischen Provokationsnystagmus bei Lagewechsel in der Sagittalebene. Arch Klin Exp Ohr Nasen Kehlkopfheilkd 168: 220

Stenger HH (1966) Isolierter einseitiger Vestibularisausfall – Neuronitis vestibularis – Neuropathia vestibularis, Lagenystagmus – Lagerungsnystagmus – Otolithnystagmus. In: Berendes J, Link R, Zöllner F (Hrsg) Hals-Nasen-Ohrenheilkunde, Bd III. Thieme, Stuttgart

Stenger HH (1967) Zur Analyse von Schwindelerscheinungen. Therapiewoche 32: 1114

Stenger HH (1977) Ist der Vertigo meßbar? Selecta 22: 2149

Stierlen G, Stierlen-Schwartz H (1972) Der Schwindel. Seine Analyse und Behandlung. Ther Ggw 111: 946

Stolze H (1953) Das obere Kreuz. Lehmann, München

Stötzner H (1969) Zur Pathologie der Arteria vertebralis. Zentralbl Allg Pathol 112: 119

Streiff EB (1952) Troubles oculaires dans le syndrome cervical postérieur de Barré-Liéou. Rev Otoneuroophtalmol 24: 42

Strobel H (1971) Elektromyographische Untersuchungen über den Einfluß des Vestibularapparates auf die tonische Aktivität der quergestreiften Muskulatur beim Menschen. Arch Klin Exp Ohr Nasen Kehlkopfheilkd 198: 187

Stroud MH (1973) Spontan-, Lagerungs- und Lagenystagmus: eine Synopsis. Ann Otol Rhinol Laryngol 82: 844

Struppler A (1977a) Auf 1.Jahrestagung der ‚Ges. zum Studium des Schmerzes für Deutschland, Österreich und die Schweiz e. V.‘, Günzburg (1976). Ärztebl Baden-Württ 6: 499

Struppler A (1977b) Funktionelle Anatomie des Kreuzschmerzes und der Ischialgie. Münch Med Wochenschr 119: 1137

Stuck RM (1961) Whiplash injuries. SD J Med 14: 385

Sturm A Jr, Böck HJ (1972) Sofortdiagnostik und Notfalltherapie bei akutem Schwindel. Therapiewoche 22: 3594

Sudaka J (1958) Troubles cochléo-vestibulaires consécutifs á un traumatique cervical. Rev Otoneuroophtalmol 30: 242

Sukoff MH, Kadin MM, Moran T (1972) Transorale Dekompression bei Myelopathie verursacht durch rheumatoide Arthritis des Cervicalmarkes. J Neurosurg 37: 493

Sullivan HG, Harbison JW, Vines FS, Becker D (1975) Embolic posterior cerebral artery occlusion secondary to spondylotic vertebral artery compression. J Neurosurg 43: 618

Sutter M (1974) Versuch einer Wesensbestimmung pseudoradikulärer Syndrome. Schweiz Rdsch Med 63: 842

Suzuki J, Takemori S (1971) Eye movements induced from the spinal nerves. Equil Res [Suppl] 2: 33

Takemori S (1969) A study on eye deviations porvoked by neck torsion. Nippen Jibiinkoka Gakkai Zasshi 72: 55

Takemori S (1970) X-ray evidence of pathological changes in the cervical vertebrae and vertigo. Otolaryngology 42: 13

Takemori S (1975) Visual suppression of vestibular nystagmus after cerebellar lesions. Ann Otol Rhinol Laryngol 84: 318

Takemori S, Suzuki JI (1969) Influences of neck torsion on otolithogenic eye deviations in the rabbit. Ann Otol Rhinol Laryngol 78: 640

Terayama Y, Holz E, Beck C (1965) Fluorescenzmikroskopischer Naschweis adrenergischer Fasern in der Meerschweinchenschnecke. Monatsschr Ohrenheilkd 99: 513

Terayama Y, Holz E, Beck C (1966) Adrenergic innervation of the cochlea. Ann Otolaryngol Chir Cervicofac 75: 69

Terayama Y, Shige E, Sakamoto T (1973) Distribution and origin of adrenergic nerve fibers in the vestibular apparatus and their arterial supply in the guinea pig. Acta Otolaryngol (Stockh) 76: 244

Terrier JC (1968) Indikationen und Kontraindikationen der Manipulativen Therapie. Orthop Prax 4: 128

Teske HJ (1970) Griselsyndrom und Morbus Hadley als seltene Komplikationen der Tonsillektomie. HNO 18: 339

Teske HJ, Chüden H (1970) Die Atlasverschiebung als Folgezustand entzündlicher Veränderungen oder operativer Eingriffe im Nasen-Rachen-Raum. Krankheitsbilder nach Grisel und Hadley. Fortschr Röntgenstr 113: 519

Thalmann H, Schöll H, Tönz O (1972) Spontane Atlasdislokation bei einem Kind mit Trisomie 21 und rheumatoider Arthritis. Helv. Paediatr Acta 27: 391

Thiébaut F, Collard M, Conraux C (1967) Les atteintes vestibulaires au cours des syndromes vasculaires du tronc cerebral. Rev Neurol (Paris) 117: 587

Thiébaut F, Wackenheim A, Collard M, Thiébaut S (1969a) Effet nystagmogène de l'angiographie vertébrale. Rev Otoneuroophtalmol 41: 40

Thiébaut F, Wackenheim A, Collard M, Thiébaut S (1969b) Vertiges de position et malformations du rachis cervical avec pertubations des fonctions articulaires cervico-occipitales. Rev Otoneuroophtalmol 41: 49

Thiébaut F, Wackenheim A, Collard M, Thiébaut S (1969c) Valeur respective des renseignements fournis par l'angiographie vertébrale dynamique et la recherche du nystagmus d'origine cervicale dans l'insuffisance vertébro-basilaire. Rev Otoneuroophtalmol 41: 167

Thoden U (1977) Zur Differentialdiagnose des Kreuzschmerzes aus neurologischer Sicht. Münch Med Wochenschr 119: 1149

Thoden U, Schmidt P (1979) Vestibular-neck-interaction in abducens neurons. Prog Brain Res 50: 561

Thoden U, Golsong R, Wirbitzky J (1975) Cervical influence on single units of vestibular and reticular nuclei in cats. Pflügers Arch 355: 101

Thompson HS (1971) Neuro-Ophthalmologie. Arch Ophthalmol 86: 462

Thomsen J, Zilstorff K (1973) Vestibuläre Übererregbarkeit im differenzierenden calorischen Test. ORL 35: 258

Thorson J (1972) Halswirbelsäulenverletzungen bei Verkehrsunfällen. Häufigkeit akuter Verletzungen und deren Folgen bei stationären Patienten. Scand J Rehabil Med 4: 110

Thost A (1925) Die Erkrankungen der Halswirbelsäule. Z Hals Nasen Ohrenheilkd 12: 293

Tilscher H (1978) Gesichtsschmerz und Halswirbelsäule. Münch Med Wochenschr 120: 661

Tilscher H, Kotscher E (1975) Die Halswirbelsäule als Ursache für Kopfschmerzen. Münch Med Wochenschr 117: 1947

Toglia JU (1968) Periodic alternating nystagmus. Arch Otolaryngol 88: 148

Toglia JU, Rosenberg PE, Ronis ML (1970) Posttraumatic dizziness; vestibular, audiologic and medicolegal aspects. Arch Otolaryngol 92: 485

Tokita T, Taguchi T, Matuoka T (1972) Eine Untersuchung über die labyrinthäre Ataxie unter besonderer Berücksichtigung der proprioceptiven Reflexe. Acta Otolaryngol (Stockh) 74: 104

Torok N (1970a) A new parameter of vestibular sensitivity. Ann Otol Rhinol Laryngol 79: 808

Torok N (1970b) The hyperactive vestibular response. Acta Otolaryngol (Stockh) 70: 153

Torok N (1972) Standardauswertung des reaktiven Nystagmus. Arch Otolaryngol 96: 448

Torres F, Shapiro S (1961) Elektroencephalograms in whiplash injury. Arch Neurol 5: 28

Trede M, Laubach K (1974) Zur Rekonstruktion chronischer Verschlußprozesse der Arteria vertebralis. Folia Angiol 22: 187

Trevino RJ (1970) Thyrocervical steal syndrome. Arch Otolaryngol 92: 177

Tsai FY, Mahon J, Woodruff JV, Roach JF (1975) Congenital absence of bilateral vertebral arteries with occipital-basilar anastomosis. AJR 124: 281

Ulrich J (1969) Das Zervikalsyndrom und seine Bedeutung für den Hals-, Nasen- und Ohrenarzt. Hippokrates 40: 467

Unger E, Ehrig J, Eger H (1973) Die basiläre Impression als Ursache kochleovestibulärer Störungen. Z Laryngol Rhinol 52: 114

Unger E, Ehrig J, Eger H (1974) Die basiläre Impression als Ursache cochleo-vestibulärer Störungen. HNO 22: 231

Unterharnscheidt F (1956) Das synkopale cervicale Vertebralissyndrom. Nervenarzt 27: 481

Ushio N, Hinoki M (1974) Zwei Phasen der propriozeptiven Reflexe lumbalen Ursprungs vom Standpunkt des Körpergleichgewichtes mit besonderer Brücksichtigung der Kleinhirnfunktion. Agressologie 15: 213

Vines FS (1969) The significance of ‚occult' fractures of the cervical spine. AJR 107: 493

Vogelsang H (1975) Die zervikale Diskographie. Nervenarzt 46: 337

Vogelsang H, Zeidler H, Wittenberg A, Weidner A (1973) Rheumatoid cervical luxations with fatal neurological complications. Neuroradiology 6: 87

Voigt K, Chrást B (1971) Möglichkeiten und Kriterien zur unblutigen Diagnose der zerebrovaskulären Insuffizienz durch extrakranielle Arterienveränderungen. Fortschr Neurol Psychiatr 39: 525

Wackenheim A (1971) Functional atlanto-occipital block. Neuroradiology 3: 80

Wanke R, Bues E (1953) Operative Behandlung der schweren Okzipitalneuralgien. Chirurg 24: 306

Warwick P, Willians PL (1973) Gray's anatomy, 35. edv. Logman, London

Weber E (1960) Zur Problematik der Trigeminusneuralgie. Nervenarzt 31: 88

Weigl E, Wruck E (1970) Veränderungen der Halswirbelsäule bei der rheumatoiden Arthritis. Radiol Diagn (Berl) 10: 655

Weil UH (1968) Betrachtungen zur Schleuderverletzung der Halswirbelsäule. Verh Dtsch Orthop Ges 54: 318

Werne S (1957) Studies in spontaneous atlas dislocation. Acta Radiol [Suppl] 23: 1

Wersäll J, Bagger-Sjöbäck D (1974) Morphology of the vestibular sense organ. In: Kornhuber HH (ed) Vestibular system. Springer, Berlin Heidelberg New York (Handbook of sensory physiology, vol VI, part 1)

Wertenbaker C, Henkind P, Keltner JL et al. (1981) Nach unten gerichteter Nystagmus. Surv Ophthalmol 25: 263

Westernhagen v B (1969) Über die klinische Bedeutung des Spontan- und Provokationsnystagmus mit vertikaler Schlagrichtungskomponente. HNO 17: 269

Wieck HH (1974) Kopfschmerz, Diagnose und Therapie in der Praxis. Fortschr Med 92: 715

Wieck HH (1977) Zerebrovaskuläre Insuffizienz in der Praxis. Ärztl Prax 29: 1428

Wiesner H, Mumenthaler M (1974) Schleuderverletzungen der Halswirbelsäule, Mechanismus, Diagnostik, Therapie und Begutachtung. Ther Umsch 31: 640

Wiesner H, Mumenthaler M (1975) Schleuderverletzungen der Halswirbelsäule; eine katamnestische Studie. Arch Orthop Unfallchir 81: 13

Wildervanck LS (1960) Ein Zerviko-Okulo-Akustikussyndrom. Ned Tijdschr Geneeskd 104: 2600

Wildhagen F (1951) Menière-Syndrom bei Affektionen der oberen Halswirbelsäule. Arch Klin Exp Ohr Nasen Kehlkopfheilkd 159: 242

Wildhagen F (1952) Octavuskrisen vertebraler Genese. HNO 3: 139

Wildhagen F (1956) Der vertebrale Lokalisationseffekt bei Innenohrerkrankungen. HNO 6: 343

Wilson VJ, Maeda M (1974) Connections between semicircular canals and neck motoneurones in the cat. J Neurophysiol 37: 346

Wilson VJ, Kato M, Peterson BW (1966a) Convergence of inputs on Deiters neurones. Nature 211: 1409

Wilson VJ, Kato M, Thomas RC, Peterson BW (1966b) Excitation of lateral vestibular neurones by peripheral afferent fibres. J Neurophysiol 29: 508

Wilson VJ, Kato M, Peterson BW, Wylie RM (1967) A single-unit analysis of the organization of Deiters' nucleus. J Neurophysiol 30: 603

Wilson VJ, Maeda M, Franck JI, Shimazu H (1976) Mossy fiber neck and second-order labyrinthine projections to cat flocculus. J Neurophysiol 39: 301

Winzenried M (1960) Psychiatrisch-neurologische Gesichtspunkte bei Kranken mit Wurzelreizzuständen. In: Zukschwerdt L, Emminger E, Biedermann F, Zettel H (Hrsg) Wirbelgelenk und Bandscheibe. Hippokrates, Stuttgart

Wirsching M (1972) Über die Beziehungen der Form, Schwere und Lokalisation von Halswirbelsäulenverletzungen zur Verletzungsmechanik. Arch Orthop Unfallchir 74: 63

Wolff HD (1963) Studien an der mittleren HWS. In: Junghanns H (Hrsg) Die Wirbelsäule in Forschung und Praxis, Bd 26. Hippokrates, Stuttgart, S 78

Wolff HD (1970) Das untere Zervikalsyndrom in der Praxis. Phys Med Rehabil 11: 137

Wolff HD (1972a) Hinweise zur derzeitigen Situation und zur weiteren Entwicklung der Manuellen Medizin insbesondere der Chirotherapie in der Bundesrepublik Deutschland. Dtsch Ges Man Med

Wolff HD (1972b) Über Schmerzentstehung an der Wirbelsäule. Wirbelblockierung und ihre manuelle Therapie. Z Rheumaforsch 31: 215
Wolff HD (1976) Vorschlag zur Änderung der anatomischen Namen der tiefen, dorsalen Muskel-Schicht im Subokzipital-Bereich. Man Med 5: 92
Wolff HD (1983) Neurophysiologische Aspekte der Manuellen Medizin, 2. Aufl. Springer, Berlin Heidelberg New York
Wolter M (1972) Neurologische Aspekte des Schleudertraumas der Halswirbelsäule. Dtsch Med Wochenschr 20: 279
Zee DS, Friendlich AR, Robinson DA (1974) Der Mechanismus des abwärtsschlägigen Nystagmus. Arch Neurol 30: 227
Zelenka J (1970) Beitrag zur Frage des Einflusses der Halswirbelsäule auf die vestibulären Reaktionen. Z Laryngol Rhinol 49: 509
Zelenka J (1971) Einige seltenere Cervicalsyndrome in der Otolaryngologie. Csl Otolaryngol 20: 71
Zelenka J (1972) Vestibular findings in Wallenberg syndrom. Csl Otolaryngol 21: 187
Zelenka J (1974) The symptom of central vestibular hyperreflexia. Csl Otolaryngol 23: 185
Zülch KJ (1974) Leitsymptom ‚Migräne'. Therapiewoche 24: 4872
Zukschwerdt L (1962) Das Schleudertrauma der HWS. Schweiz Med Wochenschr 92: 534
Zukschwerdt L, Emminger E, Biedermann F, Zettel H (1960) Wirbelgelenk und Bandscheibe. Hippokrates, Stuttgart

6 Sachverzeichnis

M. Eder, H. Tilscher
Die Rehabilitation von Wirbelsäulengestörten

2. Auflage 1983. 74 Abbildungen.
Etwa 168 Seiten. (Manuelle Medizin)
DM 48,-. ISBN 3-540-12515-9

H. Frisch
Programmierte Untersuchung des Bewegungsapparates

Chirodiagnostik

1983. 335 Abbildungen in 630 Einzeldarstel-
lungen, 11 Tabellen. Etwa 590 Seiten
Gebunden DM 148,-
Vorbestellpreis DM 118,- (gültig bis 31.12.1983)
ISBN 3-540-11276-6

H.-D. Wolff
Neurophysiologische Aspekte der manuellen Medizin (Chirotherapie)

2. überarbeitete und ergänzte Auflage. 1982.
Etwa 18 Abbildungen, etwa 2 Tabellen.
Etwa 90 Seiten. (Manuelle Medizin)
DM 29,80. ISBN 3-540-11267-7

H.-D. Neumann
Manuelle Medizin

Eine Einführung in Theorie, Diagnostik und Therapie

1983. 11 Abbildungen. Etwa 64 Seiten.
(Manuelle Medizin)
DM 19,80. ISBN 3-540-12806-9

Springer-Verlag
Berlin
Heidelberg
New York
Tokyo

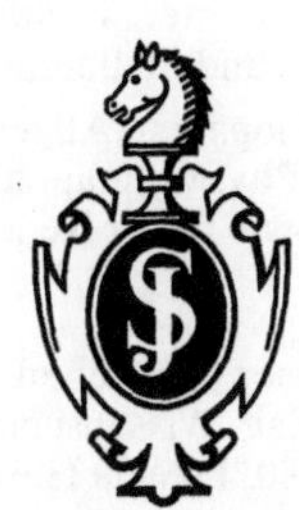

D. Grob
Orthopädie und Traumatologie des Bewegungsapparates

Eine Einführung für Operationspersonal, Pflegepersonal und Physiotherapeuten

1982. 100 Abbildungen. IX, 106 Seiten
DM 28,-. Mengenpreis: Ab 20 Exemplaren
20% Nachlaß pro Exemplar
ISBN 3-540-11407-6

W. Heipertz, E. Schmitt
Wirbelsäulenerkrankungen

Diagnostik und Therapie

Unter Mitarbeit von D. Rückelshausen
1978. 121 Abbildungen. X, 196 Seiten
(Kliniktaschenbücher)
DM 27,-. ISBN 3-540-08787-7

H. J. Fichtner
Berufliche Rehabilitation bei Erkrankungen des Haltungs- und Bewegungsapparates

1977. 5 Abbildungen, 64 Tabellen.
VIII, 65 Seiten. (Rehabilitation und Prävention, Band 3)
DM 32,-. Mengenpreis: Ab 20 Exemplaren
20% Nachlaß pro Exemplar
ISBN 3-540-08233-6

R. Günther, H. Jantsch
Physikalische Medizin

1982. 177 Abbildungen, 66 Tabellen.
XIV, 402 Seiten
DM 78,-. ISBN 3-540-11130-1

Kneipptherapie

Ein Lehrbuch

Herausgeber: **W. Brüggemann**
Mit Beiträgen von zahlreichen Fachwissen-
schaftlern
1980. 150 Abbildungen, 8 Farbtafeln.
X, 467 Seiten
Gebunden DM 74,-. ISBN 3-540-10153-5

G. Glogowski
Lehrbuch für Masseure und medizinische Bademeister

Bearbeitet von U. Gantner
2. überarbeitete Auflage. 1981. 144 Abbildungen.
XV. 338 Seiten
DM 69,-. ISBN 3-540-10600-6

Manuelle Medizin

ISSN 0025-2514   Titel Nr. 337

Herausgeber:
Deutsche Gesellschaft für Manuelle Medizin e.V.

In Zusammenarbeit mit: Associazione Medica Italiana di Chiroterapia, Belgische Ärztegesellschaft für Manuelle Medizin, Dänische Vereinigung für Manuelle Medizin, Finnische Vereinigung für Manuelle Medizin, Kommission für manuelle und Reflextherapie innerhalb der Sektion für Rehabilitation der ärztlichen Gesellschaft J.E.Purkinje (Prag), Société Luxembourgeoise de Médecine Manuelle a.s.b.l., Nederlandse Vereniging van Artsen voor Manuelle Geneeskunde, Norwegische Vereinigung für Manuelle Medizin, Österreichische Ärztegesellschaft für Manuelle Medizin e.V., Svensk Förening för Ortopedisk Medicin, Schweizerische Ärztegesellschaft für Manuelle Medizin

Hauptschriftleiter: H.Baumgartner, Zürich; H.-D.Wolff, Trier

Schriftleiter: F.Biedermann, Stuttgart; H.Biermann, Ibbenbüren; H.Brodin, Stockholm; M.Eder, Graz; H.Frisch, Duisburg; E.W.S.Hartweger, Saarlouis; K.Lewit, Prag; U.Moritz, Lund; H.-D.Neumann, Bühl; N.Palgen, Luxemburg; J.Roex, Genk; B.Schuler, Neunkirchen; E.Schwarz, Novaggio; B.J.Vortman, Son/Eindhoven

Die Zeitschrift **Manuelle Medizin** dient den Bedürfnissen des niedergelassenen und des klinisch-tätigen Kollegen.
Sie fördert den praxisnahen Erfahrungsaustausch und den interdisziplinären Kontakt.
In der **Manuellen Medizin** erscheinen:

● Beiträge aus dem Gebiet der praktischen manuellen Medizin
● Arbeiten aus der wissenschaftlichen Grundlagenforschung
● Gesellschaftsnachrichten, berufspolitische Mitteilungen
● Kongreßkalender und Stellenmarkt

Interessenten: Orthopäden, Allgemeinmediziner, Chirotherapeuten, Osteopathen, Physiotherapeuten, Internisten, Gynäkologen, Traumatologen, sowie in der Rehabilitation tätige Krankengymnasten.

Fragen Sie nach einem Probeheft bei Ihrem Buchhändler oder beim Springer-Verlag, Wissenschaftliche Information Zeitschriften, Postfach 105280, D-6900 Heidelberg

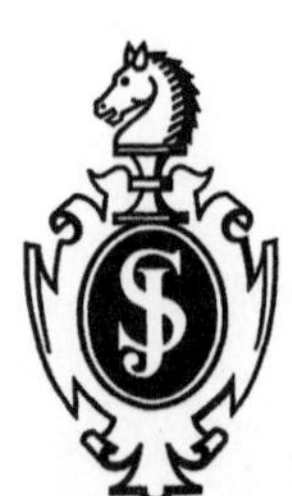

Springer-Verlag
Berlin
Heidelberg
NewYork
Tokyo